全国护士执业资格考试推荐辅导用书

护士执业资格考试同步练习及解析

编　写　护士执业资格考试研究专家组
编　者　（以姓氏笔画为序）

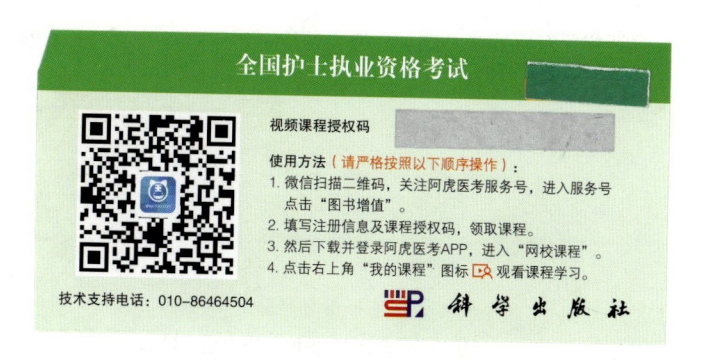

王　佩	王　浩	王雪丽	王清明	韦毅华
卢瑞华	吕　丹	刘　涛	刘　强	齐彩芝
李　洋	李　娟	杨　刚	杨　珍	杨秀芳
杨晓琴	吴苗君	吴春虎	何康敏	谷兴坤
谷玥晨	宋丽丽	宋俊霞	张丽洁	陈　玮
陈　翠	陈世君	陈聪意	姜　英	姜　海
顾连强	黄　丹	董浩磊	覃月平	薛志峰

科学出版社
北　京

内 容 简 介

本书是全国护士执业资格考试推荐辅导用书。全书紧扣考试大纲，在深入总结历年考试命题规律的基础上精心编写而成。全书共分21章，遵循科学、客观、严谨的命题要求，在全面分析2011~2017年考试题的基础上，按新大纲顺序精选试题约1700道。考点选择和病例题表述形式均紧扣考试的新特点，针对性强，题型全面，题量丰富，重点增加了大纲新增内容对应的试题，具有较高的考试指导价值。通过考题同步练习，帮助考生掌握考试要求的易考知识点，准确把握考试的命题方向。考生可以通过同步练习，透彻理解考试重点，举一反三。

本书可作为复习应考的必备辅导书，适合参加护士执业资格考试的考生复习使用。

图书在版编目(CIP)数据

护士执业资格考试同步练习及解析 / 护士执业资格考试研究专家组编写. —北京：科学出版社，2018.1
全国护士执业资格考试推荐辅导用书
ISBN 978-7-03-055961-6

Ⅰ. 护… Ⅱ. 护… Ⅲ. 护士－资格考试－题解 Ⅳ. R192.6-44

中国版本图书馆 CIP 数据核字（2017）第 312171 号

责任编辑：纳　琨 / 责任校对：张小霞
责任印制：赵　博 / 封面设计：吴朝洪

版权所有，违者必究。未经本社许可，数字图书馆不得使用

科 学 出 版 社 出版
北京东黄城根北街16号
邮政编码：100717
http://www.sciencep.com

三河市骏展印务有限公司 印刷
科学出版社发行　各地新华书店经销

*

2018年1月第　二　版　　开本：787×1092　1/16
2018年9月第二次印刷　　印张：20
字数：476 000
定价：68.00元
（如有印装质量问题，我社负责调换）

出版说明

《护士执业资格考试办法》（以下简称《考试办法》）经卫生部、人力资源和社会保障部联合审议通过，自 2010 年 7 月 1 日起施行。《考试办法》是现行护士执业资格考试重要的政策依据，对护士执业资格考试做出了以下规定：

国家护士执业资格考试是评价申请护士执业资格者是否具备执业所必需的护理专业知识与工作能力的考试。

护士执业资格考试实行国家统一考试制度。统一考试大纲，统一命题，统一合格标准。考试成绩合格者，可申请护士执业注册。

护士执业资格考试原则上每年举行一次，具体考试日期在举行考试 3 个月前向社会公布。

在中等职业学校、高等学校完成国务院教育主管部门和国务院卫生主管部门规定的普通全日制 3 年以上的护理、助产专业课程学习，包括在教学、综合医院完成 8 个月以上护理临床实习，并取得相应学历证书的，可以申请参加护士执业资格考试。

申请人为在校应届毕业生的，应当持有所在学校出具的应届毕业生毕业证明，到学校所在地的考点报名。学校可以为本校应届毕业生办理集体报名手续。申请人为非应届毕业生的，可以选择到人事档案所在地报名。

护士执业资格考试包括专业实务和实践能力两个科目，一次考试通过两个科目为考试成绩合格。

护士执业资格考试成绩于考试结束后 45 个工作日内公布。

考生成绩单由报名考点发给考生。

军队有关部门负责军队人员参加全国护士执业资格考试的报名、成绩发布等工作。

为了让考生扎实掌握护士执业资格考试大纲要求的知识，顺利通过考试，我社出版了系列护士执业资格考试辅导图书，供考生根据自身情况选择。

1. 护士执业资格考试科学护考急救包
2. 护士执业资格考试应试指导与历年考点串讲
3. 护士执业资格考试同步练习及解析
4. 护士执业资格考试记忆掌中宝
5. 护士执业资格考试模拟试卷及解析
6. 护士执业资格考试考前冲刺必做

科学出版社医学考试中心团队由原人民军医出版社医学考试中心的骨干核心力量组成。经过十余年的努力，我们在全国护士执业资格考试、全国卫生专业技术资格考试、国家医师资格考试、国家执业药师资格考试等医学考试用书的策划、出版及培训方面积累了宝贵的理论和实践经验，取得了较好的成绩，得到了考生的一致好评。我们将秉承"军医版"图书一贯的优良传统和优良作风，并将科学出版社"高层次、高水平、高质量"和"严肃、严密、严格"的"三高三严"的要求贯彻到图书的编写、出版过程，继续为考生提供更好、更高标准的服务。

《护士执业资格考试科学护考急救包》是护考培训权威教材，是原"军医版"图书的延续与升华。通过对考点的精准分析、讲解，结合应试指导教材与同步练习试题、模拟试卷及网络培训课程，帮助考生透彻理解考试重点，助力考生顺利通过护士考试。

该系列护考图书对知识点的把握非常准，众多考生参加考试之后对图书的质量给予了高度认可；考生通过考试之后的无比欣喜和对我们出版工作的由衷感谢、支持，是鼓励我们不断努力把考试产品做得更好的不竭动力。

由于编写时间紧、难度大，书中的不足之处，恳请读者批评指正。

关注微信公众号，更多免费题库

目 录

第1章 基础护理知识和技能 ... 1
- 一、护理程序 ... 1
- 二、护士的职业防护 ... 3
- 三、医院和住院环境 ... 3
- 四、入院和出院患者的护理 ... 5
- 五、卧位和安全的护理 ... 8
- 六、医院内感染的预防和控制 ... 10
- 七、患者的清洁护理 ... 14
- 八、生命体征的评估 ... 18
- 九、患者饮食的护理 ... 22
- 十、冷热疗法 ... 24
- 十一、排泄护理 ... 26
- 十二、药物疗法和过敏试验法 ... 31
- 十三、静脉输液和输血法 ... 36
- 十四、标本采集 ... 41
- 十五、病情观察和危重患者的抢救 ... 43
- 十六、水、电解质、酸碱平衡失调患者的护理 ... 45
- 十七、临终患者的护理 ... 46
- 十八、医疗和护理文件的书写 ... 48

第2章 循环系统疾病患者的护理 ... 52
- 一、循环系统解剖生理 ... 52
- 二、心功能不全患者的护理 ... 53
- 三、心律失常患者的护理 ... 56
- 四、先天性心脏病患者的护理 ... 58
- 五、高血压患者的护理 ... 61
- 六、冠状动脉粥样硬化性心脏病患者的护理 ... 65
- 七、心脏瓣膜病患者的护理 ... 69
- 八、感染性心内膜炎患者的护理 ... 71

· iii ·

九、心肌疾病患者的护理 72

十、心包疾病患者的护理 74

十一、周围血管疾病患者的护理 75

十二、心搏骤停患者的护理 78

第3章 消化系统疾病患者的护理 81

一、消化系统解剖生理 81

二、口炎患者的护理 81

三、慢性胃炎患者的护理 82

四、消化性溃疡患者的护理 83

五、溃疡性结肠炎患者的护理 88

六、小儿腹泻的护理 88

七、肠梗阻患者的护理 91

八、急性阑尾炎患者的护理 92

九、腹外疝患者的护理 93

十、痔患者的护理 95

十一、肛瘘患者的护理 96

十二、直肠肛管周围脓肿患者的护理 96

十三、肝硬化患者的护理 98

十四、细菌性肝脓肿患者的护理 100

十五、肝性脑病患者的护理 101

十六、胆道感染患者的护理 103

十七、胆道蛔虫病患者的护理 104

十八、胆石症患者的护理 105

十九、急性胰腺炎患者的护理 106

二十、上消化道大量出血患者的护理 109

二十一、慢性便秘患者的护理 109

二十二、急腹症患者的护理 110

第4章 呼吸系统疾病患者的护理 112

一、呼吸系统的解剖生理 112

二、急性感染性喉炎患者的护理 113

三、急性支气管炎患者的护理 114

四、肺炎患者的护理 115

五、支气管扩张症患者的护理 118

六、慢性阻塞性肺疾病患者的护理 120

- 七、支气管哮喘患者的护理 ... 123
- 八、慢性肺源性心脏病患者的护理 ... 128
- 九、血气胸患者的护理 ... 131
- 十、呼吸衰竭患者的护理 ... 133
- 十一、急性呼吸窘迫综合征患者的护理 ... 135

第5章 传染病患者的护理 ... 137
- 一、传染病概述 ... 137
- 二、流行性感冒患者的护理 ... 138
- 三、麻疹患者的护理 ... 138
- 四、水痘患者的护理 ... 139
- 五、流行性腮腺炎患者的护理 ... 139
- 六、病毒性肝炎患者的护理 ... 140
- 七、艾滋病患者的护理 ... 140
- 八、流行性乙型脑炎患者的护理 ... 142
- 九、猩红热患者的护理 ... 143
- 十、中毒性细菌性痢疾患者的护理 ... 144
- 十一、流行性脑脊髓膜炎患者的护理 ... 144
- 十二、结核病患者的护理 ... 145

第6章 皮肤及皮下组织疾病患者的护理 ... 150
- 一、皮肤及皮下组织化脓性感染患者的护理 ... 150
- 二、手部急性化脓性感染患者的护理 ... 152

第7章 妊娠分娩和产褥期疾病患者的护理 ... 153
- 一、女性生殖系统解剖生理 ... 153
- 二、妊娠期妇女的护理 ... 153
- 三、分娩期妇女的护理 ... 155
- 四、产褥期妇女的护理 ... 157
- 五、流产患者的护理 ... 158
- 六、早产患者的护理 ... 159
- 七、过期妊娠患者的护理 ... 159
- 八、妊娠期高血压疾病患者的护理 ... 159
- 九、异位妊娠患者的护理 ... 161
- 十、胎盘早期剥离患者的护理 ... 161

十一、前置胎盘患者的护理 ... 162
十二、羊水量异常患者的护理 ... 163
十三、多胎妊娠及巨大胎儿患者的护理 ... 163
十四、胎儿窘迫患者的护理 ... 163
十五、胎膜早破患者的护理 ... 164
十六、妊娠期合并症患者的护理 ... 165
十七、产力异常患者的护理 ... 167
十八、产道异常患者的护理 ... 167
十九、胎位异常患者的护理 ... 167
二十、产后出血患者的护理 ... 168
二十一、羊水栓塞患者的护理 ... 168
二十二、子宫破裂患者的护理 ... 169
二十三、产褥感染患者的护理 ... 169

第8章 新生儿和新生儿疾病的护理 ... 170

一、正常新生儿的护理 ... 170
二、早产儿的护理 ... 171
三、新生儿窒息的护理 ... 172
四、新生儿缺氧缺血性脑病的护理 ... 174
五、新生儿颅内出血的护理 ... 174
六、新生儿黄疸的护理 ... 174
七、新生儿寒冷损伤综合征的护理 ... 176
八、新生儿脐炎的护理 ... 177
九、新生儿低血糖的护理 ... 177
十、新生儿低钙血症的护理 ... 177

第9章 泌尿生殖系统疾病患者的护理 ... 178

一、泌尿系统的解剖生理 ... 178
二、肾小球肾炎患者的护理 ... 178
三、肾病综合征患者的护理 ... 179
四、慢性肾衰竭患者的护理 ... 180
五、急性肾衰竭患者的护理 ... 182
六、尿石症患者的护理 ... 183
七、泌尿系统损伤患者的护理 ... 183
八、尿路感染患者的护理 ... 184
九、前列腺增生患者的护理 ... 184

十、外阴炎患者的护理 186
十一、阴道炎患者的护理 186
十二、宫颈炎和盆腔炎患者的护理 187
十三、功能失调性子宫出血患者的护理 187
十四、痛经患者的护理 188
十五、围绝经期综合征患者的护理 188
十六、子宫内膜异位症患者的护理 189
十七、子宫脱垂患者的护理 190
十八、急性乳腺炎患者的护理 190

第10章 精神障碍患者的护理 191
一、精神障碍症状学 191
二、精神分裂症患者的护理 191
三、抑郁症患者的护理 192
四、焦虑症患者的护理 195
五、强迫症患者的护理 196
六、分离（转换）性障碍患者的护理 197
七、睡眠障碍患者的护理 197
八、阿尔茨海默病患者的护理 198

第11章 损伤、中毒患者的护理 201
一、创伤患者的护理 201
二、烧伤患者的护理 202
三、咬伤患者的护理 204
四、腹部损伤患者的护理 205
五、一氧化碳中毒患者的护理 206
六、有机磷中毒患者的护理 206
七、镇静、催眠药中毒患者的护理 207
八、酒精中毒患者的护理 208
九、中暑患者的护理 208
十、淹溺患者的护理 209
十一、细菌性食物中毒患者的护理 209
十二、小儿气管异物的护理 210
十三、破伤风患者的护理 210
十四、肋骨骨折患者的护理 211
十五、常见四肢骨折患者的护理 212

十六、骨盆骨折患者的护理...............................213
　　十七、颅骨骨折患者的护理...............................214

第12章　肌肉骨骼系统和结缔组织疾病患者的护理...............................215
　　一、腰腿痛和颈肩痛患者的护理...............................215
　　二、骨和关节化脓性感染患者的护理...............................216
　　三、脊柱及脊髓损伤患者的护理...............................216
　　四、关节脱位患者的护理...............................217
　　五、风湿热患者的护理...............................217
　　六、类风湿关节炎患者的护理...............................218
　　七、系统性红斑狼疮患者的护理...............................219
　　八、骨质疏松症患者的护理...............................220

第13章　肿瘤患者的护理...............................221
　　一、食管癌患者的护理...............................221
　　二、胃癌患者的护理...............................221
　　三、原发性肝癌患者的护理...............................223
　　四、胰腺癌患者的护理...............................225
　　五、大肠癌患者的护理...............................226
　　六、肾癌患者的护理...............................227
　　七、膀胱癌患者的护理...............................227
　　八、宫颈癌患者的护理...............................228
　　九、子宫肌瘤患者的护理...............................229
　　十、卵巢癌患者的护理...............................229
　　十一、绒毛膜癌患者的护理...............................230
　　十二、葡萄胎及侵蚀性葡萄胎患者的护理...............................230
　　十三、白血病患者的护理...............................231
　　十四、骨肉瘤患者的护理...............................234
　　十五、颅内肿瘤患者的护理...............................234
　　十六、乳腺癌患者的护理...............................234
　　十七、子宫内膜癌患者的护理...............................236
　　十八、原发性支气管肺癌患者的护理...............................236

第14章　血液、造血器官及免疫疾病患者的护理...............................239
　　一、血液及造血系统的解剖生理...............................239
　　二、缺铁性贫血患者的护理...............................239

三、营养性巨幼细胞贫血患者的护理 ... 240

四、再生障碍性贫血患者的护理 ... 240

五、血友病患者的护理 ... 241

六、特发性血小板减少性紫癜患者的护理 ... 241

七、过敏性紫癜患者的护理 ... 242

八、弥散性血管内凝血患者的护理 ... 242

第15章 内分泌营养及代谢疾病患者的护理 ... 243

一、内分泌系统的解剖生理 ... 243

二、单纯性甲状腺肿患者的护理 ... 243

三、甲状腺功能亢进症患者的护理 ... 243

四、甲状腺功能减退症患者的护理 ... 245

五、库欣综合征患者的护理 ... 245

六、糖尿病患者的护理 ... 246

七、痛风患者的护理 ... 249

八、营养不良患者的护理 ... 250

九、小儿维生素D缺乏性佝偻病患者的护理 ... 251

十、小儿维生素D缺乏性手足搐搦症患者的护理 ... 252

第16章 神经系统疾病患者的护理 ... 254

一、神经系统解剖生理 ... 254

二、颅内压增高与脑疝患者的护理 ... 254

三、头皮损伤患者的护理 ... 255

四、脑损伤患者的护理 ... 256

五、脑血管疾病患者的护理 ... 257

六、三叉神经痛患者的护理 ... 260

七、急性脱髓鞘性多发性神经炎患者的护理 ... 260

八、帕金森病患者的护理 ... 260

九、癫痫患者的护理 ... 260

十、化脓性脑膜炎患者的护理 ... 261

十一、病毒性脑膜脑炎患者的护理 ... 262

十二、小儿惊厥的护理 ... 263

第17章 生命发展保健 ... 265

一、计划生育 ... 265

二、孕期保健 ... 266

三、生长发育 267
　　四、小儿保健 268
　　五、青春期保健 273
　　六、妇女保健 274
　　七、老年保健 275

第18章　中医基础知识 277

第19章　法规与护理管理 279
　　一、与护士执业注册相关的法律法规 279
　　二、与临床护理工作相关的法律法规 281
　　三、医院护理管理的组织原则 287
　　四、临床护理工作组织结构 287
　　五、医院常用的护理质量标准 288
　　六、医院护理质量缺陷及管理 289

第20章　护理伦理 290
　　一、护士执业中的伦理具体原则 290
　　二、护士的权利与义务 290
　　三、患者的权利与义务 293

第21章　人际沟通 295
　　一、概述 295
　　二、护理工作中的人际关系 295
　　三、护理工作中的语言沟通 299
　　四、护理工作中的非语言沟通 304
　　五、护理工作中礼仪要求 305

第1章 基础护理知识和技能

一、护理程序

1. 采集老年人健康史时，正确的是
A. 交谈一般从既往史开始
B. 不宜提问简单的开放性问题
C. 一定要耐心倾听，不要催促
D. 不宜触摸老年人
E. 当老年人主诉远离主题时，不要打断

2. 患者资料最主要的来源是
A. 患者本人
B. 患者病历
C. 患者家属
D. 患者的营养师
E. 患者的主管医师

3. 下列信息中，属于客观资料的是
A. 头痛2天
B. 感到恶心
C. 体温39.1℃
D. 不易入睡
E. 常有咳嗽

4. 对患者进行健康教育属于
A. 独立性护理措施
B. 非独立性护理措施
C. 协作性护理措施
D. 依赖性护理措施
E. 辅助性护理措施

5. 属于健康性护理诊断的是
A. 语言沟通障碍
B. 清理呼吸道无效
C. 有窒息的危险
D. 母乳喂养有效
E. 活动无耐力

6. 患者，女性，35岁。1个月来出现外阴瘙痒，检查见外阴充血、肿胀，阴道分泌物无异常，评估诱因时应重点询问
A. 饮食习惯
B. 卫生习惯
C. 睡眠习惯
D. 活动习惯
E. 职业情况

7. 患者，男性，25岁。因"颅脑外伤"入院，护士对处于昏迷状态的患者评估后，确认患者存在以下健康问题，其中应优先解决的问题是
A. 大便失禁
B. 沟通障碍
C. 活动无耐力
D. 皮肤完整性受损
E. 清理呼吸道无效

8. 患者，男性，58岁。冠状动脉粥样硬化性心脏病史6年，因心绞痛急诊入院。患者情绪紧张，主诉乏力，食欲缺乏。医嘱：药物治疗，绝对卧床休息。护士评估患者存在的健康问题，需要首先解决的是
A. 焦虑
B. 生活自理缺陷
C. 疲乏
D. 疼痛
E. 便秘

9. 某急性白血病患者，因"乏力、食欲缺乏、消瘦1个月余，伴发热1周"收入院。

行化疗后出现恶心,但无呕吐。血常规检查:白细胞计数 $2×10^9$/L,血小板计数 $150×10^9$/L。该患者的护理问题**不包括**
A. 潜在的感染
B. 营养失调:低于机体需要量
C. 活动无耐力
D. 舒适的改变:发热、恶心
E. 潜在的颅内出血

10. 患者,男性,27岁。因转移性右下腹痛4小时,伴恶心、呕吐、发热入院,诊断为急性阑尾炎。7小时前行阑尾切除术,现患者主诉下腹胀痛,观察可见其下腹膀胱区隆起,该患者最主要的护理问题是
A. 便秘
B. 有感染的危险
C. 疼痛
D. 尿潴留
E. 体液过多

(11～12题共用题干)

患者,男性,40岁。汉族,教师。以"心悸、气短、疲乏"为主诉入院。护士入院评估:脉搏120次/分,血压70/46mmHg,脉搏细弱,口唇发绀,呼吸急促,患者自制力差,便秘。此外,还收集了患者的既往病史、家庭关系、排泄情况等资料。

11. 以下属于患者主观资料的是
A. 脉搏120次/分,心悸、气短
B. 心悸、气短、脉搏细弱
C. 脉搏每分钟120次,血压70/46mmHg(1mmHg=0.133kPa),脉搏细弱
D. 心悸、疲乏、口唇发绀
E. 心悸、气短、疲乏

12. 患者应该优先解决的问题是
A. 低效性呼吸形态:发绀、呼吸急促
B. 语言沟通障碍
C. 便秘
D. 营养失调
E. 潜在并发症:心律失常

答案与解析

1. C。采集老年人健康史时,首先提问既往史会引起老年人的情绪抵触,A错误;应从简单开放的问题开始,让老年人打开话题,B错误;沟通时须耐心倾听方能不给老年人压力,以便顺利沟通,C正确;适当的肢体触摸能让老年人感到亲切并与老年人建立良好的关系,D错误;沟通时应适当打断老年人的远离主题内容,以便有效沟通,E错误。

2. A。患者资料最主要、最直接、最方便的来源是患者本人,其次是家庭成员、医务人员、健康记录或病历。

3. C。主观资料,即患者的主诉,包括患者所感觉的、所经历的,以及看到的、听到的、想到的内容描述,是通过与患者及有关人员交谈获得的资料;客观资料是经观察、体检、借助其他仪器检查或实验室检查等所获得的患者的健康资料,C选项中,体温39.1℃为借助体温计所得出的结果,属于客观资料。

4. A。护理措施可分为依赖性护理措施、独立性护理措施和协作性护理措施。所谓依赖性护理措施,指的是护士遵医嘱执行的具体措施;独立性护理措施,是指护士在职责范围内,根据收集的资料,经过独立思考、判断所决定的措施;协作性护理措施,即护士与其他医务人员之间合作完成的护理活动。故健康教育属于独立性护理措施。

5. D。健康的护理诊断:是对个体、家庭或社区服务对象具有的达到更高健康水平潜能的描述,如"……有效"。

6. B。若不注意皮肤清洁,阴道分泌物、月经血、产后恶露、尿液、粪便等刺激均可引起外阴不同程度的炎症。所以,在评估诱因时应重点询问卫生习惯。

7．E。应优先解决对患者生命威胁最大的护理问题，A、B、C、D选项均不会对患者的生命造成较大威胁，而清理呼吸道无效则有可能引起患者窒息。

8．D。应优先解决对患者生命威胁最大的护理问题，患者心绞痛明显，应遵医嘱首先让其绝对卧床休息，缓解疼痛，以免引起心力衰竭等并发症的发生；A、B、C、E选项不会对患者生命造成较大威胁。

9．E。患者白细胞低于正常值，存在发生感染的风险，A正确。患者乏力、食欲缺乏、消瘦可见处于营养失调状态，因此B、C两项正确。由于发热、恶心导致舒适的改变，D也正确。白细胞计数低于正常范围，血小板计数在正常范围内，因此，目前不会发生颅内出血。

10．D。大量尿液存留在膀胱内不能排出，称为尿潴留，患者主诉下腹部胀痛，排尿困难。体检见耻骨上膨隆、可扪及囊性包块，叩诊呈实音，有压痛。

11．E。主观资料同客观资料相对应，多是患者的主观感受、经历、体验等。脉搏、心率、血压等均为客观资料，心悸、气短、疲乏才是患者的主观感受，是主观资料。

12．A。护理诊断中，首优问题往往是最严重的，对患者威胁最大的问题，应该优先解决。低效性呼吸型态提示患者呼吸困难，若不及时处理可能导致窒息，危及生命，故应优先解决。

二、护士的职业防护

1．某护士在抽吸药液的过程中，不慎被掰开的安瓿划伤了手指，**不妥**的处理方法是
A．用0.5%碘伏消毒伤口，并包扎
B．用75%乙醇消毒伤口，并包扎
C．从伤口的远心端向近心端挤压
D．及时填写锐器伤登记表
E．用肥皂水彻底清洗伤口

2．乙型肝炎患者的血液溅入护士眼睛造成的损伤属于
A．物理性损伤
B．机械性损伤
C．心理性损伤
D．生物性损伤
E．化学性损伤

3．某护士在给患者进行肌内注射后不小心被沾有患者血液的针头刺伤，伤口的即刻处理方法**不妥**的是
A．伤口局部按压止血
B．用肥皂液和流动水冲洗
C．尽可能挤出损伤处的血液
D．消毒后包扎伤口
E．用75%乙醇或0.5%碘伏消毒

答案与解析

1．C。锐器划伤后护士要立即用手从伤口的近心端向远心端挤出伤口的血液，但禁止在伤口局部挤压或按压，以免产生虹吸现象，再将污染血液吸入血管，增加感染机会，因此C选项的做法是错误的。

2．D。护士职业损伤的生物性因素主要是指细菌、病毒、支原体等微生物对机体的伤害。乙肝患者的血液中可能含有乙肝病毒，溅入护士眼中可引起生物性损伤。

3．A。发生针刺伤时，受伤护士要保持镇静，立即用手从伤口的近心端向远心端挤压，挤出伤口的血液，禁止进行伤口局部挤压或按压，以免产生虹吸现象，再将污染血液吸入血管，增加感染机会。

三、医院和住院环境

1．手术室的室内温度应控制在
A．16～18℃
B．18～22℃
C．22～24℃

D．24～26℃
E．26～28℃

2．为达到置换病室内空气的目的，一般每次通风的时间是
A．10 分钟
B．20 分钟
C．30 分钟
D．60 分钟
E．90 分钟

3．在铺暂空床的操作中，符合节力原则的是
A．操作前备齐用物按顺序放置
B．操作中使用腕部力量
C．铺床角时两足并列站齐
D．塞中单时身体保持站立位
E．铺大单时身体尽量远离床边

4．患者，男性，因右下肢开放性骨折于 9：00am 进入手术室，病区护士为其准备麻醉床，以下操作**不符合**要求的是
A．更换清洁被单
B．床头和床中部各铺中单及橡胶单
C．盖被纵向三折于门对侧床边
D．枕横立于床头开口背对门
E．椅子放于折叠被的同侧

5．某患者在门诊候诊时，出现剧烈腹痛，四肢冰凉，呼吸急促。门诊护士应
A．安慰患者
B．测量体温
C．催促医师
D．观察病情进展
E．安排提前就诊

6．患者，男性，48 岁。脑外伤，在全身麻醉下行颅内探查术。术后的床单位应是
A．麻醉床，床中部和床上部各铺一橡胶中单、中单
B．暂空床，床中部和床上部各铺一橡胶中单、中单
C．暂空床，床中部和床尾部各铺一橡胶中单、中单
D．麻醉床，床中部和床尾部各铺一橡胶中单、中单
E．备用床，床中部和床上部各铺一橡胶中单、中单

7．某患者 30 分钟前在硬膜外麻醉下行胃大部切除术，麻醉床的正确铺法是
A．橡胶中单和中单铺于床中部和床头
B．橡胶中单和中单铺于床中部和床尾
C．橡胶中单和中单铺于床头和床尾
D．橡胶中单和中单铺于床中部
E．橡胶中单和中单铺于床头

8．患者，男性，65 岁。护士在巡视候诊大厅时发现该患者独自就诊，持续咳嗽，呼吸急促，面色潮红，经询问患者主诉发热两天。护士首先应
A．立即扶患者坐下
B．将患者带至发热门诊
C．详细询问患者病史
D．向医务科汇报
E．通知患者家属来院

答案与解析

1．C。一般病室的温度是 18～22℃；婴儿室、手术室、产房等室温可调高至 22～24℃。室温过高时，机体散热受到影响，不利于体力的恢复，患者感到烦躁，呼吸、消化均受到干扰。室温过低时，冷的刺激可使患者肌肉紧张，容易着凉。

2．C。一般是 30 分钟便可达到置换空气的目的。

3．A。操作前用物按顺序放置可减少无效走动和翻找用物的时间，因此 A 正确。操作中应尽量使用肘部力量，因此 B 错误。铺床时，身体应尽量靠近床边，上身保持直立，两膝稍弯曲以降低重心，两足左右和前后分开以扩大支撑

面，因此 C 与 E 错误。塞中单时身体应弯曲，降低重心，D 也错误。

4．B。患者是下肢受伤，因此，橡胶中单和中单应铺在床中部和尾部。

5．E。患者为高热、剧痛、休克、出血、呼吸困难等，安排提前就诊或送诊。对年老体弱、危重患者可适当调整就诊顺序。

6．A。术后的床单位为麻醉床，排除 B、C、E 选项。准备麻醉床时应根据患者手术部位分别在床头、床中或床尾部铺橡胶中单、中单，避免术后渗出污染床单位，一般头、颈、胸、上腹部手术后在床的上、中部铺单，下腹部、会阴部、下肢手术在床的中、下部铺单，此患者为头部手术应铺中上部。

7．D。胃大部分位于左季肋区，小部分位于腹上区，患者硬膜外麻醉，因此，橡胶中单和中单铺在床中部即可。

8．B。患者已经发热两天，身体极度不适且独自来就诊，应立即带到发热门诊进行治疗，减轻患者痛苦。

四、入院和出院患者的护理

1．护士为一级护理的患者行晨、晚间护理的适宜时间分别是

A．诊疗开始前，晚饭后
B．诊疗开始后，晚饭前
C．诊疗开始后，晚饭后
D．诊疗开始前，下午 4 时后
E．诊疗开始前，临睡前

2．处理出院患者医疗护理文件的方法，**错误**的是

A．整理病历交病案室保存
B．出院病历的最后一页是体温单
C．诊断卡、治疗卡夹入病历内
D．注销床头卡、饮食卡
E．填写患者出院登记本

3．**不符合**特级护理内容的是

A．24 小时专人护理
B．严密观察病情及生命体征变化
C．做好基础护理，严防并发症
D．给予卫生保健指导
E．填写危重患者护理记录单

4．患儿，3 岁，高热惊厥。在急诊科经止惊、给氧等紧急处理后，情况稳定，欲送儿科病房做进一步治疗，运送过程中最适宜的供氧装置是

A．氧气筒
B．氧气枕
C．中心管道
D．人工呼吸机
E．简易呼吸器

5．患者，男性，45 岁。上呼吸道感染未痊愈，自动要求出院，护士需要做好的工作**不包括**

A．在出院医嘱上注明"自动出院"
B．根据出院医嘱，通知患者和其家属
C．征求患者及其家属对医院的工作意见
D．教其家属静脉输液技术，以便后续治疗
E．指导患者出院后在饮食、服药等方面的注意事项

6．患者，男性，25 岁。患肺炎入院治疗。患者进入病区后，护士的初步护理工作**不包括**

A．迎接新患者
B．通知病区医师
C．测量生命体征
D．准备急救物品
E．建立患者住院病历

7．患者，男性，78 岁。患下肢动脉硬化闭塞症住院。护士促使患者适应医院环境的护理措施**不包括**

A．增加患者的信任感
B．热情接待并介绍医院规定
C．关心患者并主动询问其需要
D．协调处理病友关系

E．帮助患者解决一切困难

8．患者，男性，36岁。因车祸致下肢瘫痪来诊，初步诊断为腰椎骨折。运送患者时最佳的方式是

A．轮椅运送法

B．平车挪动法

C．平车单人搬运法

D．平车两人搬运法

E．平车四人搬运法

9．患者，女性，22岁。以发热待查收入院。体格检查：体温39.8℃，脉搏每分钟122次，呼吸每分钟28次，血压108/70mmHg，神志清楚，急性面容。患者诉头痛剧烈。入院护理的首要步骤是

A．做好入院护理评估

B．向患者介绍病室环境

C．备好急救药品及物品

D．填写住院病历和有关护理表格

E．立即通知医师诊治患者，及时执行医嘱

10．患者，男性，68岁。脑出血急诊入院。医嘱：一级护理，给予心电监护。接诊护士在给患者女儿做入院介绍时，遭到了家属的强烈拒绝。最可能的原因是

A．正在对患者进行抢救

B．护士着装不整齐

C．护士介绍不到位

D．护士表情不自然

E．病房环境较嘈杂

11．年轻男性患者因车祸昏迷送来急诊。初步诊断颅骨骨折、骨盆骨折。医嘱：开放静脉通道，急行X线检查。护士护送患者时，不妥的做法是

A．选用平车运送

B．护士站在患者头侧

C．护送时注意保暖

D．检查时护士暂时离开照相室

E．运送期间暂时停止输液

12．患者，女性，30岁。妊娠35周，因阴道出血就诊，诊断为前置胎盘，拟急行剖宫产收入院。护士首先应为患者做的是

A．办理入院手续

B．进行沐浴更衣

C．检查阴道出血情况

D．进行会阴清洗

E．用平车送入病区

13．患者，女性，18岁。因失血性休克给予特级护理，不符合特级护理要求的是

A．严密观察病情变化

B．实施床旁交接班

C．每两小时监测生命体征1次

D．基础护理由护理人员完成

E．保持患者的舒适和功能体验

14．患者，女性，45岁。慢性心力衰竭伴全身水肿。经诊疗后需要入院观察，住院处办理入院手续的根据是

A．单位介绍信

B．门诊病历

C．以往病历

D．住院证

E．医保卡

15．患者，男性，56岁。Ⅲ度烧伤，面积大于60%，入院后的护理级别是

A．重症护理

B．特级护理

C．一级护理

D．二级护理

E．三级护理

16．患者，男性，62岁。因胃癌行根治性胃大部切除术，术后安全返回病房。责任护士遵医嘱给予患者

A．特级护理

B．一级护理

C．二级护理

D．三级护理

E．四级护理

（17～18题共用题干）

患者，男性，32岁。因出差劳累，发作性头晕、胸闷半月余，突发晕厥1小时，以"晕厥原因待查、梗阻性肥厚型心肌病待查"急诊收入院。有猝死家族史。

17．入院当晚，患者情绪较为紧张，迟迟无法入睡，多次呼叫值班护士，主诉"头晕、胸闷"，但每次床边检查生命体征时，除脉搏稍快外，其余均正常。其发生上述表现最主要的原因是

A．床铺不舒服

B．环境陌生

C．担心会突发死亡

D．不习惯熄灯睡觉

E．不习惯与陌生人同住

18．对其进行健康指导，<u>错误</u>的做法是

A．解释保持情绪稳定的重要性，必要时遵医嘱使用镇静药

B．避免屏气用力

C．若失眠可独自出去活动，以改善睡眠

D．如厕、沐浴时，要告知陪伴人或同室病友，门无须反锁

E．保持二便通畅

（19～20题共用题干）

患者，男性，25岁。从高处坠落，以"脾破裂"诊断入院，须立即手术。

19．住院处护士首先应

A．急速给予住院处置

B．通知负责医师

C．协助办理住院手续

D．确定患者的护理问题

E．护送患者入病房

20．病房护士首先应

A．急速给予卫生处置

B．通知负责医师，做术前准备

C．铺麻醉床

D．入院宣教

E．填写住院病历和有关护理表格

答案与解析

1．E。护士为一级护理的患者行晨、晚间护理的适宜时间分别是诊疗开始前、临睡前进行。

2．C。出院后病历排列顺序：住院病历首页、出院记录、入院记录、病史和体格检查单、病程记录、各种检查检验报告单、护理记录单、医嘱单、长期医嘱执行单、体温单，B正确。整理病历交档案室保存，A正确；填写出院患者登记本和出院护理记录，E正确；注销床头卡、饮食卡，D正确；诊断卡、治疗卡应与床头卡、饮食卡一起注销。

3．D。特级护理的内容：①专人24小时护理，严密观察病情及生命体征变化；②制订护理计划，严格执行各项诊疗及护理措施；③及时准确填写特级护理记录单；④备齐抢救物品和药品；⑤做好基础护理，防止并发症，确保患者安全。

4．B。氧气枕用于家庭氧疗、危重患者的抢救或转运途中；患儿需要转运，而转运过程中最适宜的供氧装置是氧气枕。

5．D。静脉输液必须由护理人员进行操作，不能让患者自己及其家属操作，防止发生意外。

6．D。肺炎患者在病情平稳期不需要准备急救物品，急救物品是为那些有生命危险、病情紧急的患者而准备的。

7．E。A、B、C、D选项皆可以帮助患者适应医院环境，E选项过于绝对，护士无法帮助患者解决一切困难。

8．E。四人搬运法适用于颈、腰部骨折，体重较重或病情较重者。

9．E。患者目前高热十分痛苦，需要及时进行治疗，因此，要立即通知医师诊治，及时执行医嘱退热以缓解患者痛苦。

10．A。根据患者突发脑出血来看，病情危险，

B、C、D、E 选项均不符合题意。

11．E。骨折患者须采用平车运送，故 A 选项正确；护士须站在患者头侧，以便于观察病情，因此 B 正确；C、D 两项均正确；运送期间不能停止输液、吸氧等重要的治疗。

12．C。患者阴道出血应先检查出血的量、颜色等情况，以便为下一步治疗做准备，若出血量大，需要进行剖宫产，因此 C 选项正确。A 选项一般是患者病情较轻时才首先进行的。

13．C。特级护理需要专人 24 小时护理，严密观察病情，监测生命体征，而不是每两小时监测 1 次生命体征。二级护理是每两小时巡视 1 次患者，三级护理是每三小时巡视 1 次患者，都是根据患者情况测量生命体征。

14．D。患者或家属持医师签发的住院证到住院处办理入院手续。

15．B。临床上一般将护理级别分为四级：特级护理、一级护理、二级护理、三级护理。目前患者属于大面积烧伤，应实行特级护理。

16．B。一级护理适用于：①病情趋向稳定的重症患者；②手术后或者治疗期间需要严格卧床的患者；③生活完全不能自理且病情不稳定的患者；④生活部分自理，病情随时可能发生变化的患者。患者行根治性胃大部切除术，术后须严格卧床休息，故应给予一级护理。

17．C。由于患者有猝死家族史，患者也精神紧张怕猝死，所以，患者才多次呼叫护士。而其他几项在题目中并未涉及。

18．C。由于患者曾经突发晕厥 1 小时，因此，患者不能单独出去，以免突然发病无人救治。

19．E。住院处的护理包括办理住院手续、进行卫生处置、护送患者入病区。当前患者脾破裂，情况紧急应赶紧送入病房，准备手术。

20．B。进入病房后立即通知医师，做术前准备，抢救患者。

五、卧位和安全的护理

1．患者，男性，因结核性脑膜炎须肌内注射链霉素，患者取侧卧位时，正确的体位是
A．下腿伸直，上腿稍弯曲
B．上腿伸直，下腿稍弯曲
C．双膝向腹部弯曲
D．两腿弯曲
E．两腿伸直

2．患者，男性，38 岁。因车祸受伤急诊入院，目前诊断为失血性休克。体格检查：血压 70/50mmHg。患者最适宜的体位是
A．中凹卧位
B．头高足低位
C．去枕仰卧位
D．侧卧位
E．头低足高位

3．患者，男性，68 岁，体重 60kg。胃癌术后第 2 天，患者卧床翻身时身体滑向床尾，护士将其移向床头，下列做法正确的是
A．尽快完成，不必向患者解释说明
B．移动之前应固定床轮，松开盖被
C．移动之前在患者头下垫一枕头
D．移动时患者双手放在胸腹前
E．手动时，不需要得到患者的协助

4．患者，女性，28 岁。停经 40 天，下腹隐痛 2 天、加重 1 天入院。体格检查：面色苍白，四肢湿冷，体温不升，脉搏每分钟 126 次，血压 75/50mmHg，此时最适宜的体位是
A．侧卧位
B．俯卧位
C．中凹卧位
D．半坐卧位
E．去枕仰卧位

5．患者，男性，38 岁。进行乙状结肠镜检查，应采取的体位是
A．头低足高位

· 8 ·

B. 头高足低位

C. 俯卧位

D. 膝胸卧位

E. 端坐位

6. 患者，女性，40岁。上午拟行子宫切除术，术前需留置导尿管。护士在导尿操作中应为患者安置的体位是

A. 去枕仰卧位

B. 头高足低位

C. 俯卧位

D. 屈膝仰卧位

E. 截石位

7. 患者，女性，32岁。因异位妊娠造成失血性休克入院。该患者的卧位应为

A. 头低足高位

B. 去枕仰卧位

C. 中凹卧位

D. 半坐卧位

E. 头高足低位

8. 患者，女性，25岁。车祸导致面部开放性伤口。经清创缝合后，暂时入院观察，应采取的体位是

A. 膝胸卧位

B. 俯卧位

C. 半坐卧位

D. 侧卧位

E. 仰卧位

9. 患者，女性，62岁。下肢瘫痪。长期卧床并用盖被保暖。为保护双足功能，可选用的保护用具是

A. 床档

B. 宽绷带

C. 肩部约束带

D. 支被架

E. 膝部约束带

10. 患者，男性，32岁。哮喘急性发作时，患者需要采取端坐卧位，该卧位属于

A. 主动卧位

B. 被动卧位

C. 被迫卧位

D. 稳定性卧位

E. 不稳定性卧位

(11~14题共用题干)

患者，男性，35岁。因"头部外伤"急诊入院。现浅昏迷，CT提示颅内血肿、脑挫裂伤，在全身麻醉下行颅内血肿清除术。

11. 患者术后返回病房，正确的体位是

A. 侧卧位

B. 去枕仰卧位，头偏向一侧

C. 头高足低位

D. 头低足高位

E. 中凹卧位

12. 术后第2天，患者应采取的体位是

A. 头高足低位

B. 半卧位

C. 头低足高位

D. 中凹卧位

E. 俯卧位

13. 术后第2天采取此卧位的目的是

A. 促进排痰

B. 利于呼吸

C. 便于观察瞳孔

D. 促进引流

E. 预防脑水肿

14. 【假设信息】患者出现躁动，使用约束带时护士需重点观察

A. 呼吸情况

B. 血压情况

C. 约束时间

D. 末梢血液循环

E. 伤口渗血情况

答案与解析

1．B。一般侧卧位时应下腿伸直，上腿弯曲。必要时在两膝间、胸腹部、后背部放置软枕。当进行臀部肌内注射时，上腿伸直，下腿弯曲，可使注射部位肌肉放松。

2．A。B 项头高足低位适用于颅脑手术后，颈椎骨折患者进行牵引；C 项适用于全身麻醉未清醒或昏迷患者、椎管内麻醉或脊髓腔穿刺后的患者；D 项适用于预防压疮患者翻身体位或喂食时等；E 项适用于十二指肠引流、肺部分泌物引流、产妇胎膜早破和骨折时作为反牵引力。

3．B。在操作前应向患者解释原因，取得配合，A 选项错误。患者仰卧屈膝，双手握住床头栏杆，因此 D 项错误。护士在托起患者的同时，患者也应两足蹬床面，挺身上移，积极配合，因此 E 项错误。移动之前应放平床头支架，并将枕头横立于床头，故 C 项也错误。

4．C。患者血压降低，脉搏加快，面色苍白，四肢湿冷，由此可判断患者已经进入休克状态，应取休克体位，即仰卧中凹位。

5．D。乙状结肠镜检查应采取膝胸卧位，此卧位视线清楚，便于操作及检查。

6．D。留置导尿管时，患者应取屈膝仰卧位。

7．C。患者失血性休克，应采取中凹卧位，抬高头胸部 10°～20°，抬高下肢 20°～30°。

8．C。面部及颈部手术后患者，取半坐卧位可减少局部出血。

9．D。支被架主要用于肢体瘫痪、极度虚弱的患者，可避免盖被压迫肢体所造成的不舒适或其他并发症。

10．C。患者意识清晰，有改变卧位的能力，由于疾病、治疗的原因，被迫采取的卧位称为被迫卧位，如支气管哮喘患者发作时，因呼吸困难而采取端坐卧位。

11．B。全身麻醉术后未清醒患者宜采取去枕仰卧位，头偏一侧，防止呕吐物流入气管引起窒息。

12．A。术后第 2 天患者清醒后适宜采取头高足低位，可减轻颅内压预防脑水肿。

13．E。头高足低位可以降低颅内压，预防脑水肿。

14．D。使用约束带时应注意观察末梢血液循环状况，以便于及时调节松紧，一般每 15～30 分钟观察 1 次。

六、医院内感染的预防和控制

1．长度为 16cm 的无菌镊子，存放于浸泡容器中时，适宜的消毒液深度为
A．4cm
B．5cm
C．6cm
D．7cm
E．8cm

2．在传染病区中属于污染区的是
A．走廊
B．病室
C．护士站
D．治疗室
E．值班室

3．在隔离病区工作护士的下列行为，正确的是
A．掀页撕取避污纸
B．把口罩挂在胸前
C．身着隔离衣进入治疗室
D．为患者翻身后用手整理口罩
E．护理结核患者后立即更换口罩

4．在行纤维胃镜消毒时，宜选择的化学消毒方法是
A．75%乙醇擦拭
B．2%戊二醛浸泡
C．3%过氧化氢浸泡
D．0.2%过氧乙酸熏蒸
E．含有效氯 0.2%的消毒液浸泡

5. 铺好的无菌盘在未污染的情况有效时间是
A. 1 小时
B. 4 小时
C. 8 小时
D. 12 小时
E. 24 小时

6. 护士为乙型肝炎患者采集血标本时，不慎将血液滴在患者的床头柜上，此时护士对该床头柜的处理方法，正确的是
A. 日光暴晒
B. 流动水刷洗
C. 卫生纸擦拭
D. 消毒液擦拭
E. 毛巾湿水擦拭

7. 某护士用下排气式高压蒸汽灭菌锅进行灭菌，8∶35am 锅内压力达到所需数值，其后一直维持在 103～137kPa，结束灭菌的正确时间是
A. 8∶45am
B. 8∶50am
C. 9∶05am
D. 9∶35am
E. 10∶00am

8. 在乡卫生院工作的护士准备用纯乳酸对换药室进行空气消毒，换药室长、宽、高分别为 4m、5m、3m。需要乳酸的量为
A. 3.6ml
B. 5.8ml
C. 7.2ml
D. 12.8ml
E. 17.4ml

9. 使用臭氧灭菌灯对病房进行空气消毒，一般在消毒结束后多久人员方可进入
A. 30 分钟
B. 45 分钟
C. 60 分钟
D. 75 分钟
E. 90 分钟

10. 患者，男性，39 岁。大面积Ⅲ度烧伤入院。对其所住的病室进行空气消毒的最佳方法是
A. 臭氧灭菌灯消毒
B. 消毒液喷雾
C. 开窗通风
D. 食醋熏蒸
E. 过滤除菌

11. 患者，男性，47 岁。肺癌术后化疗。护士在给其行 PICC 置管过程中发现手套破损。此时应
A. 用无菌纱布覆盖破损处
B. 用消毒液消毒破损处
C. 用胶布粘贴破损处
D. 加戴一副手套
E. 立即更换手套

12. 患者，男性，60 岁。因"慢性阻塞性肺疾病（COPD）并发自发性气胸"入院。住院期间出现体温 38.5℃，考虑合并细菌感染。最常见的致病菌是
A. 葡萄球菌
B. 结核分枝杆菌
C. 卡他莫拉菌
D. 肺炎链球菌
E. 流感嗜血杆菌

13. 患者，男性，62 岁。以霍乱收入院。护士在向患者及其家属做入院宣教时，**错误**的内容是
A. 患者不能走出病室
B. 双休日家属可探视
C. 剩饭须煮沸后倾倒
D. 排泄物须严格消毒
E. 通向走廊的门窗须关闭

14. 患者，男性，40 岁。不慎被烧伤。Ⅱ度

烧伤面积达 45%入院后应采用
A．严密隔离
B．接触隔离
C．呼吸道隔离
D．消化道隔离
E．保护性隔离

（15～17 题共用题干）

某护士在临床带教老师的指导下，正在进行无菌技术操作，其任务是铺无菌盘及戴消毒手套。

15．无菌包打开后，未用完的无菌物品，按原折痕包扎好，注明开包日期及时间，其有效期为
A．4 小时
B．8 小时
C．12 小时
D．24 小时
E．48 小时

16．铺好的无菌盘有效期<u>不得</u>超过
A．4 小时
B．8 小时
C．12 小时
D．24 小时
E．48 小时

17．戴无菌手套时，<u>错误</u>的一项是
A．洗手，剪指甲，戴口罩
B．核对手套号码、灭菌日期及包装
C．未戴手套的手，持手套的反折部取出手套
D．戴上手套的手，持手套的内面取出手套
E．戴好手套后，双手置于胸前

（18～22 题共用题干）

患者，男性，31 岁。因"近日高热、咳嗽伴有头痛、全身酸痛、不适、乏力等"就诊，经检查确诊为传染性非典型肺炎并收住院治疗。

18．应将患者安置于
A．隔离病房
B．手术室
C．普通病房
D．ICU 病房
E．抢救室

19．应对患者采取
A．接触隔离
B．保护性隔离
C．呼吸道隔离
D．消化道隔离
E．严密隔离

20．在隔离过程中，<u>错误</u>的护理措施是
A．住双人房间
B．护士进入病室穿隔离衣
C．排泄物须严格消毒处理
D．病室空气消毒每天 1 次
E．拒绝家属探视

21．患者病情进一步加重，对其行气管切开术，污染敷料应
A．紫外线照射
B．高压灭菌
C．焚烧
D．煮沸
E．浸泡

22．患者病情进一步恶化后死亡，护士应为其进行
A．一般消毒处理
B．保护性处理
C．院外消毒处理
D．终末消毒处理
E．太平间美容处理

（23～25 题共用题干）

患者，男性，43 岁。开放性肺结核，咳嗽、咳痰 1 周入院。

23．作为隔离病区的护士在护理该患者时，

应明确该病的传播途径是
A．直接接触传播
B．间接接触传播
C．消化道传播
D．共同媒介传播
E．空气传播

24．正确的隔离区域划分和方法是
A．走廊属于污染区
B．存放患者的各种标本处属于清洁区，患者不得进入
C．医护办公室属于清洁区，护理人员穿隔离衣可进入
D．医护人员值班室属于清洁区
E．护理人员离开病房等半污染区前要洗手

25．对于该患者的护理措施，正确的是
A．必须单间隔离
B．家属可以随意探视
C．患者离开病房应不受限制
D．注意开门、开窗使病室内空气流通
E．患者的呼吸道分泌物必须消毒后方可丢弃

答案与解析

1．E。无菌镊子存放于浸泡器中时，消毒液液面高度应浸没无菌镊子长度的1/2。

2．B。污染区指传染病患者和疑似传染病患者接受诊疗的区域，以及被其血液、体液、分泌物、排泄物污染的物品暂存和处理的场所；走廊、护士站、治疗室属于潜在污染区，值班室属于清洁区。

3．E。避污纸应用手捏取，A错误；摘口罩时，须先洗手，再取下口罩，不可将口罩挂在胸前，手勿接触口罩外面（污染面），B、D错误；进入隔离病区应穿隔离衣，离开隔离病区，脱下隔离衣，不能身着隔离衣进入治疗室，C错误。

4．B。2%戊二醛用于内镜及不耐热器械的消毒和灭菌，内镜连续使用，需每人次间隔消毒10分钟，每天使用前、后各消毒30分钟。

5．B。无菌盘是将无菌治疗巾铺在洁净干燥的治疗盘内，形成无菌区以供无菌操作用。在铺盘完成以后要注明铺盘日期和时间并签名，铺好的无菌盘在4小时内有效。

6．D。乙型肝炎病毒在65℃时10小时或煮沸10分钟或高压蒸汽灭菌均可被灭活。含氯制剂、环氧乙烷、戊二醛、过氧乙酸和碘伏等也有较好的灭活效果。

7．C。下排气时高压蒸汽灭菌锅灭菌压力为102.9kPa，所需灭菌最短时间为30分钟，8：35am锅内压力达到所需数值，30分钟后，即9：05am结束灭菌。

8．C。用纯乳酸进行空气消毒，每100m³的空间需用12ml乳酸，换药室空间体积为 $4m \times 5m \times 3m = 60m^3$，需要乳酸的量为 $60/100 \times 12ml = 7.2ml$。

9．A。臭氧灭菌灯在使用时应关闭门窗，人员离开房间，消毒结束后30分钟方可进入。

10．E。患者大面积深度烧伤，需要保护性隔离，应进行严格的空气消毒。

11．E。发现手套有破损或疑有污染，立即更换。

12．D。COPD容易发生细菌性感染，根据题意，该患者合并医院获得性肺炎，最常见致病菌为肺炎链球菌。

13．B。霍乱属于甲类传染病，应严密隔离，若有家属探视有可能造成传染，继而引发严重的后果，因此，在治愈之前应拒绝探视。

14．E。隔离分以下几种：严密隔离、一般隔离、保护性隔离、血液隔离。其中保护性隔离适用于抵抗力低下或者极易感染的患者，如白血病、早产儿、免疫功能缺陷、大面积烧伤患者等。

15．D。无菌包打开后，所剩物品24小时内可使用。

16．A。铺好的无菌盘，保持盘内无菌，4小时内有效。

17．D。已戴手套的手持手套的翻边内面（手

套外面)取出手套。

18．A。传染性非典型肺炎是乙类传染病，须安置于隔离病房。

19．E。霍乱、鼠疫、传染性非典型性肺炎（SARS）、禽流感等须严密隔离。

20．A。严密、保护性隔离，住单人间。接触、呼吸道、肠道、血液、体液和昆虫隔离，同病种患者可居一室。

21．C。焚烧灭菌适用于特殊敷料及病理标本的灭菌处理。

22．D。对出院、转科或死亡患者及其所住病室、用物、医疗器械等进行的消毒处理。

23．E。肺结核是由结核分枝杆菌引起的肺部慢性传染性疾病。患者在咳嗽、咳痰、打喷嚏或高声谈笑时，飞沫通过空气传播是肺结核的主要传播途径。

24．D。清洁区指未被病原微生物污染的区域，如更衣室、值班室等；半污染区指有可能被病原微生物污染的区域，如医护办公室、病区内走廊、检验室、消毒室等。污染区指患者直接或间接接触的区域，如病房、患者卫生间、存放标本的地方等。

25．E。肺结核患者因呼吸道分泌物经空气传播，住院治疗时须进行呼吸道隔离。最好给患者一间空气流通、阳光充足的房间，如无条件者，也可单独一床，注意经常开窗通风。患者应减少与他人接触，尤其是痰结核菌阳性和化疗初期（2个月内），减少与小孩及老年人接触。患者的痰液等都要消毒后倒去或吐在纸上后焚烧。

七、患者的清洁护理

1．压疮淤血红润期的主要特点是
A．局部皮肤变红、肿、热、痛
B．皮下产生硬结
C．表皮有水疱形成
D．局部组织见新鲜创面
E．浅表组织有脓液流出

2．压疮发生的原因**不包括**
A．局部组织长期受压
B．使用石膏绷带衬垫不当
C．全身营养缺乏
D．局部皮肤经常受排泄物刺激
E．肌肉软弱萎缩

3．为昏迷患者进行口腔护理时，**不需要**准备的用物是
A．手电筒
B．血管钳
C．开口器
D．棉球
E．吸水管

4．特殊口腔护理的适应证**不包括**
A．禁食
B．高热
C．鼻饲
D．昏迷
E．腹泻

5．护士进行晨间护理的内容**不包括**
A．协助患者进行口腔护理
B．整理床单位
C．必要时更换衣服
D．发放口服药物
E．必要时给予吸痰

6．护士为昏迷患者进行口腔护理前应将患者的义齿置于盛有什么溶液的杯子中
A．30%乙醇
B．75%乙醇
C．甘油
D．热水
E．冷水

7．患儿，男，6月龄。因间歇发热，咳嗽半个月，拟诊"支气管炎"，给予口服"头孢拉定"治疗，近2天发现口腔有白色点片状乳凝块样物，不易拭去。护士在为患儿进行

口腔护理时，宜选择的溶液是
A．甲酚皂溶液
B．0.9%氯化钠注射液（生理盐水）
C．0.1%依沙吖啶
D．2%碳酸氢钠
E．3%过氧化氢

8．患者，女性，32岁。因剖宫产后卧床多日造成长发打结且黏结成团，护士欲帮其湿润疏通头发宜选用
A．清水
B．油剂
C．百部酊
D．生理盐水
E．30%乙醇

9．患者，男性，29岁。因外伤致昏迷，须鼻饲。护士在晨、晚护理期间为其进行口腔护理的目的**不包括**
A．保持口腔清洁
B．清除口腔内一切细菌
C．清除口臭、口垢
D．观察口腔黏膜
E．预防并发症

10．患者，女性，60岁。因脑出血入院2周。目前患者意识不清，骶尾部皮肤发红，大小为3cm×3cm，未破损。患者的压疮处于
A．淤血红润期
B．炎性浸润期
C．浅度溃疡期
D．深度溃疡期
E．坏死溃疡期

11．患者，男性，89岁。因腹部隐痛来院就诊，门诊以腹痛待查收入院。患者身高160cm，体重40kg，意识清楚，生活基本不能自理。护士在晨间为其进行口腔护理时发现患者口腔黏膜充血糜烂、舌苔增厚、有假膜。此时护士应
A．要求患者每次饭后均要刷牙龈

B．要求家属加强照护，注意口腔清洁
C．允许患者在不适时，自行清除假膜
D．提供0.9%氯化钠注射液漱口
E．提供3%碳酸氢钠溶液漱口

12．患者，女性，72岁。患扩张型心肌病伴慢性右侧心力衰竭5年，长期卧床。皮肤护理时，应着重预防压疮发生的部位是
A．肩胛部
B．枕部
C．腰骶部
D．胫前部
E．足踝部

13．患者，男性，60岁。车祸致颅脑损伤，下肢粉碎性骨折，深昏迷，营养状况差，轻度水肿。评估见骶尾部皮肤紫红色，有皮下硬结，并有小水疱。患者目前皮肤状况处于
A．正常
B．压疮淤血红润期
C．压疮炎性浸润期
D．压疮浅度溃疡期
E．压疮坏死溃疡期

14．患者，男性，30岁。双下肢瘫痪，护士于7时30分为其翻身。该患者下一次翻身时间是
A．9时30分
B．11时30分
C．10时30分
D．11时00分
E．10时00分

（15～16题共用题干）

患者，男性，65岁。脑血栓致右侧肢体瘫痪，卧床2年，因骶尾部皮肤破损而入院，入院后检查：破损处组织发黑，有脓性分泌物与臭味，面积为5cm×6cm。

15．目前患者最主要的护理问题是
A．营养失调

B．活动无耐力
C．自理能力缺陷
D．吞咽功能障碍
E．皮肤完整性受损

16．护理措施中正确的是
A．按摩骶尾部
B．每4小时翻身1次
C．给予高脂低盐饮食
D．清创后用无菌敷料包扎
E．晨、晚间用60℃清水床上擦浴

（17～19题共用题干）

患者，女性，68岁。患大叶性肺炎，高热昏迷10天，10天内给予大量抗生素治疗，近日发现其口腔黏膜破溃，创面上附着白色膜状物，拭去附着物可见创面轻微出血。

17．该患者口腔病变原因可能是
A．病毒感染
B．真菌感染
C．维生素缺乏
D．凝血功能障碍
E．铜绿假单胞菌感染

18．为该患者口腔护理时，最适宜的漱口液是
A．生理盐水
B．0.1%醋酸
C．复方硼砂溶液
D．0.002%呋喃西林
E．1%～4%碳酸氢钠溶液

19．为该患者口腔护理时，下列操作**错误**的是
A．操作前后清点棉球个数
B．用弯止血钳夹紧棉球，每次1个
C．从磨牙到门齿纵向擦洗牙外侧面
D．由内向外擦洗舌面
E．擦洗毕，协助患者漱口

（20～23题共用题干）

患者，男性，63岁。因脑外伤昏迷入院，给予降颅压及抗生素治疗，患者2周后出现口腔颊部黏膜破溃。创面有白色膜状物，用棉签拭去附着物后创面有轻微出血。

20．该患者口腔病变的原因可能是
A．维生素缺乏
B．真菌感染
C．病毒感染
D．凝血功能障碍
E．铜绿假单胞菌感染

21．为该患者做口腔护理时，应选择的漱口液是
A．0.9%氯化钠注射液
B．1%～3%过氧化氢溶液
C．0.02%呋喃西林溶液
D．1%～4%碳酸氢钠溶液
E．复方硼酸溶液

22．口腔护理时开口器应从
A．门齿放入
B．舌下放入
C．尖牙处放入
D．磨牙处放入
E．侧切牙处放入

23．该患者有活动义齿，正确的处理方法是清洗后
A．放入冷水中
B．放入热水中
C．放入乙醇中
D．放入碘伏中
E．放入过氧乙酸中

答案与解析

1．A。淤血红润期为压疮初期：受压局部皮肤出现红、肿、热、痛，但皮肤表面无破损，呈可逆性改变，A正确。炎性浸润期：红肿部位继续受压后，局部皮肤静脉回流受阻，皮肤颜色转为紫红进而出现硬结，B错误。

表皮出现水疱，C错误。浅度溃疡期，水疱破裂后可见新鲜创面，感染后有脓液流出，D、E错误。

2．E。影响压疮发生的因素：①压力因素；②皮肤受潮湿或排泄物的刺激；③营养不良；④年龄；⑤体温升高；⑥矫形器械使用不当。

3．E。昏迷患者行口腔护理时无法使用吸水管，同时禁止漱口，在擦拭过程中应注意使用的棉球不能过湿，防止因水分过多引起误吸。

4．E。对于高热、昏迷、危重、禁食、鼻饲、口腔疾病、术后、生活不能自理者，护士应给予特殊口腔护理，一般每日2次或3次。

5．D。晨间护理内容：①协助患者排便、留取标本，更换引流管。②协助进行口腔护理、洗脸、洗手、梳头、翻身，检查皮肤受压情况，50%乙醇按摩。③整理床单位，需要及时更换床单。④注意观察病情，了解患者睡眠情况。⑤进行心理护理和卫生宣教，酌情开窗通风。⑥根据需要叩背，必要时给予吸痰。

6．E。进行特殊口腔护理时，活动义齿应取下并浸没于贴有标签的冷水杯中；擦拭过程中，应注意使用的棉球不能过湿，防止因水分过多造成误吸；注意勿将棉球遗留在口腔内。

7．D。患儿长期服用抗生素造成体内菌群失调，真菌乘虚而入，并大量繁殖，引起鹅口疮，宜使用1%~4%碳酸氢钠溶液进行口腔护理。

8．E。梳头时尽量使用圆钝齿的梳子，以防损伤头皮；遇长发或头发打结不易梳理时，可将头发绕在手指上，也可用30%乙醇湿润打结处，再慢慢梳理开；避免过度牵拉使患者感到疼痛。

9．B。口腔护理的目的：①保持口腔清洁、湿润，预防口腔感染等并发症；②预防或减轻口腔异味，清除牙垢，增进食欲，确保患者舒适；③观察口腔黏膜和舌苔的变化，提供病情变化的信息。

10．A。淤血红润期为压疮初期，此时患者骶尾部组织受压，血液循环障碍，皮肤出现红、肿、热、痛或麻木，皮肤完整性未破坏，为可逆性改变。

11．E。每次饭后均要刷牙而不是刷牙龈，A错误；患者为口腔念珠菌感染，仅口腔清洁不能治疗患者此时疾病，B错误；患者自行清除假膜易引起口腔黏膜出血，C错误；0.9%氯化钠注射液只能起到清洁口腔、预防感染的作用，D错误；2%~4%碳酸氢钠溶液是治疗本病的常用药物，E正确。

12．C。右侧心力衰竭严重时可引起全身水肿，最早出现在身体的下垂部位，患者长期卧床，骶尾部受到压力最大，最易发生压疮，应着重预防。

13．C。压疮分期：①淤血红润期。受压局部皮肤出现红、肿、热、痛，但皮肤表面无破损，呈可逆性改变。②炎性浸润期，红肿部位继续受压后，局部皮肤静脉回流受阻，皮肤颜色转为紫红进而出现硬结，表皮出现水疱。③浅度溃疡期。皮肤破坏可达皮下组织和深层组织。④坏死溃疡期。坏死组织可达真皮下层和肌肉层，感染可达骨面。

14．A。为避免局部组织长期受压，应定时翻身，一般每2小时翻身一次。使用气垫褥、水褥、羊皮或用软枕垫等保护骨隆突处和支持身体空隙处。

15．E。患者并没有出现营养失调的症状，A错误；患者因偏瘫导致的活动无耐力及自理能力缺陷，非护理措施能解决，B、C错误；题中未提及患者有吞咽功能障碍，D错误；患者皮肤处于压疮坏死溃疡期，疼痛加剧，严重者易引起败血症及全身感染，严重危害生命，E正确。

16．D。按摩已损伤的皮肤可造成深部组织的伤害，A错误；一般每2小时或必要时30分钟翻身1次可使骨隆突部轮流承受身体的重量，B错误；高蛋白质、高热量、高维生素饮食可促进创面愈合，C错误；创面有感染时，应清洗创面后给予无菌凡士林纱布及敷料包扎，D正确；床上擦浴温度为50~52℃，E错误。

17．B。长期使用抗生素的患者易引起体内的细菌失去平衡而出现念珠菌感染，症状有口腔干燥、黏膜灼痛，可伴有假膜、舌痛、口角糜烂。

18．E。生理盐水可清洁口腔，预防感染，A错误；醋酸溶液适用于铜绿假单胞菌感染，B错误；口臭时可使用复方硼砂溶液除臭，C错误；呋喃西林溶液只能起到清洁口腔的作用，属于广谱抗菌药物，D错误；碳酸氢钠为碱性溶液，适用于真菌感染，E正确。

19．E。行口腔护理时，对于昏迷患者禁止漱口，在擦拭过程中应注意使用的棉球不能过湿，防止因水分过多引起误吸。

20．B。患者长期使用抗生素易导致机体内正常菌群失衡而出现念珠菌感染，症状有口腔干燥、黏膜灼痛、舌痛、口角糜烂，可伴有假膜，去除假膜后可有轻微出血。

21．D。0.9%氯化钠注射液可清洁口腔，预防感染，A错误；过氧化氢溶液适用于口臭、口腔感染者，B错误；呋喃西林溶液只能起到清洁口腔的作用，属于广谱抗菌药物，C错误；碳酸氢钠为碱性溶液，适用于真菌感染，D正确；硼酸溶液有抑制细菌的作用，E错误。

22．D。昏迷患者开口器应从磨牙处放入，牙关紧闭者不可使用暴力使其张口，以免造成损伤。

23．A。为防止活动义齿丢失或损坏，应将取下的活动义齿浸没于贴有标签的冷水杯中，每日换水1次。

八、生命体征的评估

1．测量脉搏首选动脉是
A．颞动脉
B．桡动脉
C．颈动脉
D．肱动脉
E．足背动脉

2．成年人腋温的正常范围是
A．35.0～36.0℃
B．36.0～37.0℃
C．36.3～37.2℃
D．36.5～37.5℃
E．36.5～37.7℃

3．可以使用肛温测量患者体温的情况是
A．阿米巴痢疾
B．痔术后
C．肝性脑病
D．心肌梗死
E．直肠术后

4．测量血压的方法，**错误**的是
A．测量前安静休息20～30分钟
B．测量时将动脉、心脏处于同一水平
C．袖带松紧以1指为宜
D．打气至240mmHg
E．放气速度以每秒4mmHg为宜

5．患者，女性，患原发性高血压入院，目前左侧肢体偏瘫，医嘱测血压每日4次，执行该医嘱时，**错误**的是
A．固定血压计
B．测右上肢血压
C．卧位测量时肱动脉平腋中线
D．固定专人测量
E．每日固定时间测量血压

6．患者，男性，62岁。因心房颤动住院治疗，心率每分钟114次，心率脉搏不一致。此时护士测量脉搏与心率的方法是
A．同一人先测心率，后测脉搏
B．同一人先测脉率，后测心率
C．两人分别测脉率和心率，同时起止
D．两人分别测脉率和心率后求平均
E．一人测心率，然后另一人测脉率

7．患者，男性，58岁。诊断"风湿性心脏病"入院，突然出现胸闷、胸痛、心律极不规则，心率快慢不一，心音强弱不等，心率每分钟102次，脉搏每分钟78次，此脉搏属于

A．洪脉
B．奇脉
C．间歇脉
D．交替脉
E．脉搏短绌

8．患者，男性，60岁。因"风湿性心脏病"入院。住院期间患者曾出现心房颤动。护士为其测量脉搏时，**错误**的方法是
A．应由2名护士同时测量心率和脉搏
B．测量前使患者安静
C．患者手臂放于舒适位置
D．将手指指端按压在桡动脉搏动处
E．记数30秒，将所测得数值乘以2

9．患者，男性，65岁。以"原发性高血压"入院。患者右侧肢体偏瘫，测量血压操作正确的是
A．固定专人测量
B．测量左上肢血压
C．袖带下缘平肘窝
D．听诊器胸件置于袖带内
E．充气至汞柱刻度达150mmHg

10．患者，男性，29岁。以脑膜炎收入院。入院后体格检查：口唇发绀，呼吸呈周期性，由浅慢变为深快，再由深快变为浅慢，经过一段呼吸暂停后，重复上述过程。该患者的呼吸属于
A．潮式呼吸
B．间断呼吸
C．鼾声呼吸
D．蝉鸣样呼吸
E．呼吸困难

11．患儿，女，4月龄。肺炎入院。医嘱给予心电监护，安静状态下生命体征如下图所示。护士对检测结果判断正确的是
A．心率、呼吸均正常
B．心率增快，呼吸增快
C．心率正常，呼吸增快

D．心率减慢，呼吸正常
E．心率减慢，呼吸减慢

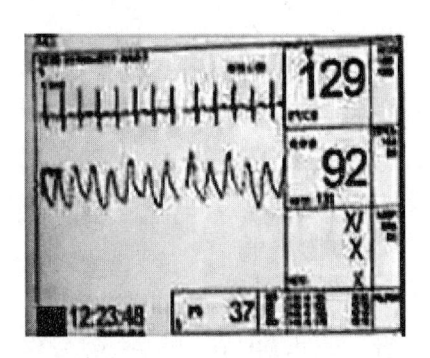

12．某患者因脑出血入院治疗，现意识模糊，左侧肢体瘫痪。护士为其测量体温、血压的正确方法是
A．测量口腔温度、右上肢血压
B．测量腋下温度、右上肢血压
C．测量腋下温度、左上肢血压
D．测量直肠温度、右上肢血压
E．测量直肠温度、左上肢血压

13．患者，女性，28岁。患者因近2年月经周期不规律就诊。医嘱：自测基础体温。患者来社区医院咨询自测体温的方法，患者下列哪项陈述说明**尚未**充分了解护士的指导
A．"我睡觉前先把体温计甩到36℃以下。"
B．"我把体温计放到床头柜上，一伸手就拿到了。"
C．"早上一睁眼就先测体温，测完再起床。"
D．"我用一个记事本来记体温，要是有什么特殊的情况也记在上面。"
E．"要坚持1个月,都记录完整了再去复诊。"

14．患者，女性，67岁。结肠癌入院2个月。近1周出现癌性发热，表现为发热无一定规律，持续时间不定，其热型为
A．稽留热
B．弛张热
C．间歇热
D．不规则热

E. 异常热

15. 患儿，女，6岁。诊断"喉头异物"入院，体格检查：面色发绀，呼吸费力，伴明显的三凹征，其呼吸类型属于
A. 深度呼吸
B. 潮式呼吸
C. 吸气性呼吸困难
D. 呼气性呼吸困难
E. 混合性呼吸困难

16. 患者，女性，48岁。哮喘持续发作，呼吸每分钟36次，吸气时脉搏明显减弱，此时该患者的脉搏属于
A. 奇脉
B. 细脉
C. 洪脉
D. 交替脉
E. 水冲脉

17. 患者，男性，57岁。因严重肝病导致昏迷，呼吸微弱、浅而慢，护士为其测量呼吸的正确方法是
A. 以1/4的脉搏计算
B. 测脉搏后观察胸腹起伏的次数
C. 计算所听到的呼吸音的次数
D. 用手感觉呼吸气流通过的次数
E. 用少许棉花置患者鼻孔前观察棉花飘动的次数

18. 患者，男性，26岁。以肺炎入院，给予抗生素治疗。1周以来体温一直维持在39～40℃，24小时波动范围不超过1℃，此热型属于
A. 稽留热
B. 弛张热
C. 间歇热
D. 不规则热
E. 药物热

（19～21题共用题干）

患者，男性，34岁。以"发热待查"入院。主诉寒战、咳嗽、胸痛，持续数日体温不退，体温单如图所示。

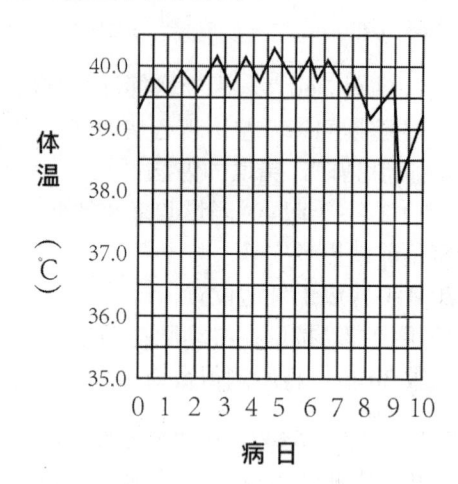

19. 该患者的热型属于
A. 回归热
B. 弛张热
C. 间歇热
D. 稽留热
E. 不规则热

20. 该热型常见于
A. 疟疾
B. 败血症
C. 风湿热
D. 流行性感冒
E. 肺炎球菌肺炎

21. 对该高热患者进行体温观察，正确的是
A. 每日测温4次
B. 每日测温2次
C. 每隔4小时测温1次
D. 每隔2小时测温1次
E. 每隔1小时测温1次

答案与解析

1．B。浅表、靠近骨骼的大动脉均可作为测量脉搏的部位，临床上最常选用的诊脉部位是桡动脉。

2．B。成年人腋温的正常范围：36.0～37.0℃；成年人口温的正常范围：36.0～37.2℃；成年人肛温的正常范围：36.5～37.7℃。

3．C。直肠或肛门手术、腹泻患者禁忌肛温测量；心肌梗死患者不宜测肛温，以免刺激肛门引起迷走神经反射，导致心动过缓；昏迷患者禁忌口温测量，但适合肛温测量。

4．D。测量血压时具体打气多少应该考虑患者的日常血压情况，不能一概而论，并且240mmHg过高，会给患者带来不适。

5．D。对于需要密切监测血压者，应做到四定：定时间、定部位、定体位、定血压计。无须固定专人测量。

6．C。若发现患者脉搏短绌，应由2名护士同时测量，一人听心率，另一人测脉搏，由听心率者发出"起"或"停"口令，计时1分钟。

7．E。在单位时间内脉率少于心率，称为脉搏短绌，简称绌脉，其特点是心律完全不规则，心率快慢不一，心音强弱不等，常见于心房颤动患者。

8．E。正常脉搏测30秒，将所测得数值乘以2，若发现患者脉搏短绌，应由2名护士同时测量，一人听心率，另一人测脉率，由听心率者发出"起"或"停"口令，计时1分钟。该患者心房颤动出现绌脉，应计时1分钟。

9．B。血压无须专人测量，A错误；测血压时避开患侧肢体，B正确；袖带下缘距肘窝2～3cm，C错误；避免听诊器胸件置于袖带下，以免局部受压较大和听诊器出现干扰声，D错误；充气至肱动脉搏动消失再升高20～30mmHg，E错误。

10．A。潮式呼吸，其形态为潮水起伏，周期可长达0.5～2分钟，多见于中枢神经系统疾病，A正确；间断呼吸即呼吸和呼吸暂停现象交替出现，常在临终前发生，B错误；鼾声呼吸表现为呼吸时发出一种粗大的鼾声，多见于昏迷患者，C错误；蝉鸣样呼吸，吸气时产生一种极高的似蝉鸣样音响，多见于喉头水肿，D错误；呼吸困难表现为呼吸费力，E错误。

11．A。正常婴儿呼吸、脉搏的频率随着年龄增长而变慢，正常新生儿心率为每分钟120～140次，呼吸约为每分钟44次，该患儿心率正常，呼吸频率正常。

12．B。婴幼儿、精神异常、昏迷、口腔疾病、口鼻手术、张口呼吸者禁忌口温测量，为偏瘫患者行血压测量时应避开患侧肢体。

13．A。测量体温前应检查体温计是否完好，测体温应事先把体温计甩到35℃以下，A错误；测体温前应避免被运动、进食、冷（热）敷、洗澡、坐浴、灌肠等因素影响，故早起测完体温再起床是正确的。

14．D。①稽留热：体温在39～40℃或以上水平持续数天或数周，24小时波动范围不超过1℃；②弛张热：体温在39℃以上，24小时体温差可达1℃以上，但都高于正常水平；③间歇热：体温骤然升高至39℃以上，持续数小时后又迅速降至正常，经过一天或数天间歇后体温又升高，反复发作；④不规则热：指发热无一定规律，且持续时间不定。

15．C。首先患者呼吸费力属于呼吸困难，吸气性呼吸困难特点是吸气时间延长，有明显的三凹征，常见于气管阻塞、气管异物、喉头水肿等，C正确；呼气性呼吸困难特点是呼气困难，呼气时间延长，常见于支气管哮喘、阻塞性肺气肿，D错误；混合性呼吸困难特点是呼吸频率增加，常见于重症肺炎、广泛性肺纤维化、大面积肺不张等，E错误。

16．A。吸气时脉搏明显减弱或消失称奇脉，

A 正确；在单位时间内脉率少于心率，称为脉搏短绌，简称绌脉，其特点是心律完全不规则，心率快慢不一，心音强弱不等，B 错误；脉搏强而大称为洪脉，C 错误；节律正常而强弱交替出现的脉搏称为交替脉，D 错误；脉搏骤起骤降，急促而有力称为水冲脉，E 错误。

17. E。对于呼吸微弱、浅而慢的患者，正确的测量方法应该是棉花置于鼻孔前，观察棉花飘动的次数，计时 1 分钟。

18. A。稽留热即体温升高达 39～40℃，持续数天或数周，24 小时波动范围不超过 1℃。弛张热是指体温在 39℃以上，但波动幅度大，24 小时内体温差达 1℃以上，最低体温超过正常水平。间歇热是指高热与正常体温交替出现，发热时体温骤升达 39℃以上，持续数小时或更长，然后很快降至正常，经数小时、数天的间歇后，又再次发作。

19. D。稽留热：体温持续在 39～40℃，达数天或数周，24 小时波动范围不超过 1℃。

20. E。根据患者体温单显示，患者属于稽留热，稽留热多见于肺炎球菌性肺炎、伤寒等。

21. C。新入院患者每日测量体温 4 次，连续测量 3 天，3 天后体温正常者改为每日测量 2 次；高热患者应每 4 小时测量 1 次，待体温恢复正常 3 天后，改为每日 1 次或 2 次。

九、患者饮食的护理

1. 甲状腺功能亢进症患者<u>不宜</u>进食的食物是
A．高糖的食物
B．高碘的食物
C．高钾的食物
D．高磷的食物
E．高蛋白质的食物

2. <u>禁止</u>食用肉类、肝类、含铁丰富的药物、绿色蔬菜的试验饮食为
A．隐血试验饮食
B．尿浓缩试验饮食
C．肌酐试验饮食
D．胆囊造影饮食
E．甲状腺^{131}I 试验

3. <u>不属于</u>医院基本饮食的是
A．普食
B．软食
C．半流食
D．流食
E．治疗饮食

4. 正确测量胃管插入长度的方法是
A．从鼻尖至剑突
B．从眉心至剑突
C．从眉心至胸骨柄
D．从前发际至剑突
E．从前发际至胸骨柄

5. 中国居民"平衡膳食宝塔"的最底层，即居民膳食中最基本的组成部分是
A．鱼、禽、肉、蛋
B．蔬菜、水果类
C．奶类及豆类
D．五谷类
E．油脂类

6. 人体的热能营养素是
A．糖类、维生素、矿物质
B．糖类、脂肪、蛋白质
C．脂肪、糖类、维生素
D．蛋白质、脂肪、维生素
E．蛋白质、糖类、微量元素

7. 应在婴儿饮食中添加米汤及稀粥的婴儿月龄是
A．1～3 月龄
B．4～6 月龄
C．7～9 月龄
D．10～12 月龄
E．14 月龄

8. 低盐饮食患者每日食盐量<u>不超过</u>
A. 3g
B. 0.5g
C. 1g
D. 2g
E. 5g

9. 患者，女性，32岁。医嘱：行 ^{131}I 甲状腺功能测定。护士指导该患者在试验期间应<u>忌食</u>的食物有
A. 花菜
B. 紫菜
C. 芹菜
D. 西红柿
E. 西蓝花

（10～11题共用题干）

患者，男性，50岁。急性胰腺炎住院。医嘱：立即插胃管进行胃肠减压。

10. 护士携物品到床边后，该患者拒绝插胃管，护士首先应
A. 接受该患者的拒绝
B. 把患者的拒绝转告给医师
C. 告诉护士长并请家属做患者的思想工作
D. 告诉家属并请护士长做患者的思想工作
E. 给该患者耐心解释插胃管的目的，并教他如何配合

11. 如果在插管过程中，该患者出现恶心、呕吐，护士首先应
A. 立即拔出胃管以减轻反应
B. 嘱患者头向后仰
C. 加快插管速度以减轻反应
D. 暂停插管并嘱患者深呼吸
E. 继续插管并嘱患者做吞咽动作

（12～14题共用题干）

患者，男性，45岁。脑外伤昏迷2周，为其插鼻饲管协助进食，以满足营养需要。

12. 在为患者行鼻饲插管时，为提高插管成功率，应重点采取的措施是
A. 患者取平卧位，利于胃管插入
B. 先稍向上而后平行再向后下缓慢轻轻地插入
C. 插管时动作要准确，让胃管快速通过咽部
D. 插入15cm时，托起患者头部使下颌靠近胸骨柄
E. 边插边用注射器抽吸有无胃液，检验胃管是否在胃内

13. 每次为患者注入鼻饲液的量和间隔时间要求分别是
A. ≤200ml，≥2 小时
B. ≤200ml，≥4 小时
C. >200ml，<4 小时
D. >200ml，≥4 小时
E. >200ml，≥2 小时

14. 通过鼻饲注入流食后，再注少量温开水的目的是
A. 使患者温暖舒适
B. 准确记录出入量
C. 防止患者呕吐
D. 冲净胃管，避免鼻饲液积存
E. 保证足够的水分摄入

答案与解析

1. B。碘是合成甲状腺激素的一个重要元素，在一定量的限度内，甲状腺激素的合成量随碘的剂量的增加而增加，如果剂量超过限度，则暂时性抑制甲状腺激素的合成和释放，使患者症状暂时性迅速缓解，如果长期服用高碘食物或药物，则甲状腺对碘的"抑制"作用产生"适应"，甲状腺激素的合成重新加速，引起甲状腺功能亢进症复发或加重。

2. A。隐血试验饮食需要试验前3天起禁止食用易造成隐血试验假阳性结果的食物，如

· 23 ·

肉类、肝类、动物血、含铁丰富的药物或食物、绿色蔬菜等，可进食牛奶、豆制品、土豆、白菜、米饭、面条、馒头等，第4天开始留取粪便做隐血试验。

3．E。医院基本饮食不包括治疗饮食，治疗饮食是指在基本饮食的基础上，适量调节热能和营养素，以达到治疗或辅助治疗的目的，从而促进患者的康复，如高热量饮食、高蛋白质饮食等。

4．D。插入长度一般为前额发际至胸骨剑突处或由鼻尖经耳垂至胸骨剑突处的距离。

5．D。居民膳食宝塔是呈三角形分布，膳食宝塔各层位置和面积不同，这反映出各类食物在膳食中的地位和应占的比重，最底层是五谷类，特别强调要多吃五谷杂粮类。

6．B。热能是一切生物维持生命和生长发育及从事各类活动所必需的能量，由食物内的化学潜能转化而来；人体的主要热能来源是糖类，其次是脂肪、蛋白质，因此这些物质又称为热能营养素。

7．C。婴儿6月龄内应纯母乳喂养，6月龄后，随着生长发育的逐渐成熟，纯乳类喂养不能满足其需要，故需向固体食物转换，以保障婴儿的健康。此期为婴儿食物的过渡期，又称换乳期。一般在7～9月龄时婴儿乳牙已萌出，可引进末状食物，如稀粥、烂面、肝泥、饼干等。

8．D。急慢性胃炎、肝硬化腹水、心脏病（心力衰竭）、重度高血压但水肿较轻患者应采用低盐饮食，每日食盐量<2g，不包括食物内自然存在的氯化钠。禁食腌制食品，如咸菜、皮蛋、咸肉、虾米等。

9．B。甲状腺功能测定试验期为2周，试验期间禁用含碘食物，如海带、海蜇、紫菜、海参、虾、鱼、加碘食盐等；禁用碘做局部消毒；2周后做 ^{131}I 功能测定。

10．E。当患者拒绝治疗时，护士首先应给患者解释只有胃肠减压后才能继续下一步治疗，这样做也是为了减轻患者痛苦，取

得患者理解，并教患者配合做吞咽动作以便顺利插管；当患者继续不配合时再请家属做患者的思想工作，必要时通知护士长和医师。

11．D。若在插管过程中，患者出现恶心、呕吐，可暂停插管，并嘱患者做深呼吸，深呼吸可分散患者注意力，缓解紧张，以便继续插管进行治疗。

12．D。插入胃管至10～15cm（咽喉部）时，若为清醒患者，嘱其做吞咽动作；若为昏迷患者，则用左手将其头部托起，使下颌靠近胸骨柄，以利于插管，平卧位不是提高插管成功率的重点措施。

13．A。每次鼻饲量不超过200ml，间隔时间大于2小时，每次注入前应先用水温计测试温度，以38～40℃为宜。

14．D。流食也可使患者温暖舒适，A错误；注入少量温开水目的与记出入量无关，B错误；少量温开水不会防止患者呕吐，C错误；温开水可润滑管腔，防止鼻饲液黏附于管壁，D正确；流食就可保证水分的摄入。

十、冷热疗法

1．热疗的目的**不包括**
A．促进炎症的消散或局限
B．减轻深部组织充血
C．缓解疼痛
D．减慢炎症扩散或化脓
E．保暖

2．使用冰槽时，为防止冻伤需保护的部位是
A．前额
B．颞部
C．头顶
D．耳部
E．面颊

3．患者，女性，81岁。生活无法自理，护士对患者进行按摩时使用了50%的乙醇，其目

的是

A. 消毒皮肤
B. 促进血液循环
C. 润滑皮肤
D. 去除污垢
E. 降低局部温度

4. 患者，男性，55岁。因关节疼痛需每日红外线照射1次，在照射过程中观察皮肤出现紫红色，此时护士应该

A. 停止照射，改用热敷
B. 立即停止照射，涂抹凡士林保护皮肤
C. 适当降低温度，继续照射
D. 改用小功率灯，继续照射
E. 改用大功率灯，继续照射

5. 患者，女性，30岁。高热39℃，医嘱给予冰袋物理降温，冰袋正确放置的位置是

A. 枕部
B. 足底
C. 颈前颌下
D. 前额
E. 胸部

6. 患者，男性，65岁。脑梗死入院，意识模糊2天，身体虚弱，生命体征尚平稳，四肢发凉。护士用热水袋为其进行保暖，正确的方法是

A. 热水袋内水温为60℃
B. 热水袋外裹毛巾
C. 热水袋置于腹部
D. 热水袋内水温与室温相同后撤走热水袋
E. 叮嘱家属随时更换热水袋内热水

7. 患者，男性，50岁。因高热急诊入院，体温39.9℃。正确的物理降温措施是

A. 嘱患者多饮冰水
B. 前额、头顶部置冰袋
C. 全身冷水擦浴
D. 心前区乙醇擦浴
E. 冰敷60分钟后测体温

8. 患者，男性，40岁。发热38.3℃，行物理降温。下图所示的哪个部位**不适合**放置冰袋

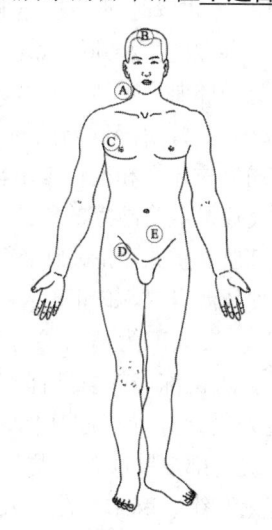

A. A
B. B
C. C
D. D
E. E

9. 患者，男性，22岁。手术后麻醉未清醒，手足厥冷，全身发抖，欲用热水袋保暖，下列操作方法**不恰当**的是

A. 热水袋内水温应控制在60℃以内
B. 热水袋套外再包裹大毛巾
C. 密切观察局部皮肤颜色
D. 及时更换热水
E. 交接班时应着重交代

10. 患者，男性，65岁。行痔手术后给予热水坐浴，**不正确**的是

A. 具有消炎、镇痛作用
B. 盆浴和溶液要求无菌
C. 坐浴前须排空膀胱
D. 坐浴后更换敷料
E. 坐浴时间30~45分钟

答案与解析

1．D。热疗使局部血管扩张，加速血液循环，增加白细胞的吞噬能力和新陈代谢，A正确；热疗可使全身循环血量重新分布，减轻深部组织充血，B正确；热疗可降低痛觉神经兴奋性，又可加速致痛物质排出和炎性渗出物吸收，C正确；控制炎症扩散为冷疗的目的，D错误；热疗可使局部血管扩张，促进血液循环，将热带至全身，使体温升高，E正确。

2．D。前额、头顶部为适合冷疗部位，30分钟内不需要防止冻伤的特殊保护，枕后、耳郭、阴囊处用冷疗易引起冻伤，应每10分钟查看一次局部皮肤颜色，尤其注意患者耳郭部位有无发绀、麻木及冻伤发生。

3．B。75%乙醇溶液用于灭菌消毒，此浓度杀菌力最强，A错误；40%～50%乙醇用于防压疮，局部受压皮肤用乙醇按摩可改善该部位的血液循环，促进静脉回流，起到预防压疮的作用，B正确；多次使用乙醇的皮肤会越发干燥，C错误；50%乙醇擦拭可减少污垢，按摩起不到去除污垢的作用，D错误；20%～30%乙醇擦拭皮肤可降温，E错误。

4．B。红外线多次治疗后，治疗部位皮肤可出现网状红斑，停止照射不久红斑即消失，大剂量红外线多次照射皮肤时，可产生褐色大理石样的色素沉着，这与热作用加强了血管壁基底细胞层中黑色素细胞的色素形成有关，皮肤出现紫红色为照射过度，应立即停止照射，并涂凡士林以保护皮肤。

5．D。枕后、耳郭、阴囊处用冷疗易引起冻伤，A错误；足底用冷可导致反射性末梢血管收缩影响散热或引起一过性冠状动脉收缩，B错误；扁桃体摘除术后将冰囊置于颈前颌下，C错误；高热降温冰袋置于前额、头顶部和体表大血管经流处（颈部两侧、腋窝、腹股沟等），D正确；心前区用冷疗可导致反射性心率减慢、心房颤动或心室颤动等，E错误。

6．B。成年人用热水袋时温度为60～70℃，昏迷、老年人、婴幼儿、感觉迟钝、循环不良等患者，温度应低于50℃，A错误；热水袋外裹毛巾可避免热水袋与患者皮肤直接接触，增进舒适感的同时防止烫伤，B正确；腹部不是患者所需热水袋位置，C错误；热水袋放置时间不应超过30分钟，D错误；叮嘱家属不要自行更换热水袋内热水，以防烫伤，E错误。

7．B。腹部用冷疗易引起腹泻，A错误；高热降温置冰袋于前额、头顶部和体表大血管流经处（颈部两侧、腋窝、腹股沟等），B正确；高热患者适合温水擦浴，C错误；心前区用乙醇擦浴可导致反射性心率减慢、心房颤动或心室颤动等，D错误；冰敷30分钟后测体温，当体温降至39℃以下，应取下冰袋，并在体温单上做好记录，E错误。

8．E。冷疗的禁忌部位包括枕后、耳郭、阴囊处、心前区、腹部、足底。

9．A。使用热水袋时一般把水温调节至60～70℃，对意识不清、老年人、婴幼儿、麻痹未清醒、末梢循环不良等患者，水温应调至50℃，以防发生烫伤，A错误；特殊患者使用热水袋时热水袋套外再包裹毛巾，可避免烫伤，B正确；对意识不清的患者要定时检查局部皮肤情况，以防烫伤，C正确；热水袋内水温降低后及时更换热水，并严格执行交接班制度，D、E正确。

10．E。热水坐浴可减轻盆腔、直肠器官的充血，达到消炎、消肿、镇痛和局部清洁、舒适的作用，常用于会阴、肛门疾病及手术前后等患者。一般坐浴时间为15～20分钟，坐浴时间太长会引起继发效应。

十一、排泄护理

1．便秘患者应用液体石蜡导泻的原理是

A．刺激肠蠕动

B．润滑肠壁，软化粪便

C. 阻止肠道吸收水分
D. 使肠内形成高渗透压
E. 解除肠痉挛

2. 患者，男性，68岁。便秘5天。医嘱：0.2%肥皂水大量不保留灌肠。护士选用的灌肠液的温度应为
A. 4~8℃
B. 15~20℃
C. 28~32℃
D. 39~41℃
E. 45~50℃

3. 患者，男性，56岁。因脑血栓处于昏迷状态。医嘱进行留置导尿术。留置导尿15天后，护士在观察尿液情况时，发现尿液浑浊、沉淀。应给予处理为
A. 拔除导尿管
B. 清洗尿道口
C. 膀胱内滴药
D. 给予膀胱冲洗
E. 定时更换卧位

4. 某68岁社区居民主诉经常发生便秘。社区护士对其进行的健康指导中，**不恰当**的是
A. "您应该给自己定一个有规律的活动计划，增加活动量。"
B. "每天应当多吃一点粗纤维素食物，像麦片、芹菜等。"
C. "每天排便要有规律，在一段固定时间内排便。"
D. "经常做腹部环形按摩，促进肠蠕动。"
E. "您应当常备开塞露，排便不畅时随时使用。"

5. 患者，男性，29岁。初步诊断为阿米巴痢疾收入院。医嘱：留取粪便做阿米巴原虫检查。护士应为患者准备的标本容器是
A. 无菌容器
B. 清洁容器
C. 干燥容器
D. 装有培养基的容器
E. 加温的清洁容器

6. 患者，男性，50岁。术前医嘱：清洁灌肠。在灌肠过程中出现面色苍白、出冷汗、心悸气促，此时护士应采取的措施是
A. 边灌肠边通知医师
B. 转移患者的注意力
C. 立即停止灌肠并通知医师
D. 边灌肠边指导患者深呼吸
E. 降低灌肠筒高度，减轻压力

7. 患者，女性，78岁。在全身麻醉下行膝关节置换术，术后当晚排稀便于床上。值班护士正确的做法是
A. 让家属更换床单
B. 让患者自行更换病号服
C. 用75%乙醇擦洗局部皮肤
D. 告诉患者以后不能再发生类似的事
E. 评估后再进行擦洗处理

8. 患者，女性，38岁。剖宫产术后第2天，导尿管拔除后5小时，患者主诉下腹部腹痛，有尿意但排不出。护士检查发现耻骨上膨隆，应首先进行的处理措施是
A. 肌内注射卡巴胆碱（卡巴可）
B. 用力按压膀胱，帮助患者排尿
C. 重新插导尿管，将尿液排出
D. 让患者听流水声诱导其排尿
E. 让患者尝试去厕所蹲位排尿

9. 67岁慢性便秘患者来院咨询，护士提出下列改善便秘的处理措施，其中**错误**的是
A. 腹部环形按摩
B. 坚持长期服用缓泻药
C. 增加饮水量
D. 提供隐蔽的排便环境
E. 高纤维素饮食

10. 患者，男性，18岁。因车祸外伤收入院行手术治疗。7日晚18：00至8日18：00，

护士记录患者尿袋中尿量：7 日 18:00，170ml；21:00，210ml。8 日 8:00，380ml。护士清空尿袋：12:00，70ml；18:00，150ml。经询问确认家属未自行清空尿袋后，护士应判断患者为
A. 无尿
B. 少尿
C. 尿量正常
D. 尿潴留
E. 多尿

11. 患者，女性，45 岁。行宫颈癌根治术后第 12 天。护士在拔尿管前开始夹闭尿管，定期开放，以训练膀胱功能，开放尿管的时间为
A. 每 1 小时 1 次
B. 每 2 小时 1 次
C. 每 3 小时 1 次
D. 每 4 小时 1 次
E. 每 5 小时 1 次

12. 患者，男性，76 岁。因"前列腺增生，尿潴留"来院就诊，遵医嘱行留置导尿术。正确的操作方法是
A. 导尿管插入尿道长度为 4～6cm
B. 插尿管时见尿后再插入 2cm
C. 插尿管遇到阻力时应用力快速插入
D. 第 1 次放尿量不可超过 1000ml
E. 集尿袋放置应高于耻骨联合

(13～14 题共用题干)

患者，女性，62 岁。肺癌晚期，骨转移。化疗后食欲极差，腹胀痛，夜间不能入睡。近 3 天常有少量粪水从肛门排出，有排便冲动，但不能排出粪便。

13. 患者最可能出现的护理问题是
A. 腹泻
B. 粪便嵌塞
C. 肠胀气
D. 便秘

E. 便失禁

14. 最恰当的护理措施是
A. 指导患者进行排便控制训练
B. 增加静脉输液量，防止水、电解质紊乱
C. 可适当减少饮食量，避免腹胀
D. 可给予口服缓泻药通便
E. 可给予小量不保留灌肠，必要时人工取便

(15～16 题共用题干)

患者，男性，56 岁。患胃癌入院，术前遵医嘱行清洁灌肠。

15. 灌肠时，患者应采取的体位是
A. 仰卧位
B. 俯卧位
C. 头高足低位
D. 左侧卧位
E. 右侧卧位

16. 灌肠结束后，护士应嘱患者尽量保留灌肠溶液多久后再排便
A. 20～30 分钟
B. 15～20 分钟
C. 10～15 分钟
D. 5～10 分钟
E. 灌肠后立即排便

(17～20 题共用题干)

患儿，女，5 岁。因肺炎入院。体温 39.6℃，医嘱为该患儿灌肠降温。

17. 灌肠液的温度是
A. 4℃
B. 29℃
C. 38℃
D. 40℃
E. 42℃

18. 灌肠时应为患儿安置的体位为
A. 平卧位
B. 俯卧位

C．中凹卧位
D．左侧卧位
E．右侧卧位

19．灌肠时插入肛管的深度是
A．2.5～3cm
B．4～7cm
C．7～10cm
D．10～15cm
E．15～18cm

20．拔除灌肠管后，护士嘱患儿及其家长，保留灌肠液的时间为
A．5分钟
B．10分钟
C．20分钟
D．30分钟
E．60分钟

（21～24题共用题干）

患者，女性，56岁。卵巢癌术后，拔出尿管后7小时未能自行排尿。体格检查：耻骨上部膨隆，叩诊呈实音，有压痛，考虑尿潴留。

21．为患者提供的护理措施中，维护其自尊的是
A．教育其养成良好的排尿习惯
B．耐心解释并提供隐蔽的排尿环境
C．调整体位以协助排尿
D．按摩其下腹部，使尿液排出
E．温水冲洗会阴以诱导排尿

22．为患者实施导尿时，第2次消毒的顺序是
A．自上而下，由外向内
B．自下而上，由外向内
C．自下而上，由内向外
D．自上而下，由内向外
E．自上而下，由内向外再向内

23．首次导出尿液**不应**超过
A．1000ml
B．1200ml
C．1500ml
D．1700ml
E．2000ml

24．如果首次导尿过多，将会发生
A．膀胱挛缩
B．加重不舒适感
C．血尿和虚脱
D．诱发膀胱感染
E．膀胱反射功能恢复减慢

答案与解析

1．B。液体石蜡导泻的原理是软化粪便，润滑肠壁，减少水分吸收而导泻。

2．D。灌肠溶液常用0.1%～0.2%的肥皂液或生理盐水；成年人每次用量500～1000ml，小儿200～500ml；溶液温度一般为39～41℃，降温时用28～32℃，中暑用4℃。

3．D。昏迷患者不可贸然拔除导尿管，以免尿失禁时尿液污染会阴部皮肤及再次插管困难，A错误；清洗消毒尿道口为每日常规护理工作，B错误；当确诊患有膀胱疾病时应遵医嘱膀胱内滴药，而该患者没有确诊膀胱疾病，C错误；当发现尿液浑浊、沉淀时应遵医嘱膀胱冲洗，D正确；更换卧位不能解决患者尿液浑浊的问题，E错误。

4．E。开塞露属于刺激性泻药，很可能会导致患者依赖。如果经常使用，直肠被刺激的次数越多，它的敏感性就越差，形成没有强烈刺激就不肯排便的习惯；粪便干结且量少的患者，长期依赖开塞露，排便会更加困难，开塞露中的甘油吸水性强，容易造成肠壁干燥，经常使用反而会引起习惯性便秘。

5．E。检查阿米巴原虫应将便器加热至接近人体的体温，排便后标本连同便器立即送检，以免阿米巴原虫失活。

6．C。灌肠过程中应随时注意观察患者的病情变化，如发现脉速、面色苍白、出冷汗、

剧烈腹痛、心悸气急时,应立即停止灌肠并及时与医师联系,采取急救措施。

7．E。A、B 选项不符合优质服务的要求,错误;保持皮肤清洁,应使用温水擦拭皮肤,C 错误;患者行膝关节置换术,术后当天不能下床活动,便失禁也非患者能控制,D 错误;值班护士正确的做法是先评估后再进行擦洗处理。

8．D。尿潴留患者可以听流水声或用温水冲洗会阴来诱导排尿,也可以用手按压膀胱协助排尿,必要时遵医嘱肌内注射卡巴胆碱,以上措施仍不能解除尿潴留时,可采用导尿术。该患者剖宫产术后第 2 天,按压膀胱和肌内注射卡巴胆碱均不合适;如厕用力排尿可能使切口裂开。故首选措施是让患者听流水声诱导其排尿。

9．B。便秘患者护理:①提供适当排便环境;②腹部环形按摩;③口服缓泻药;④使用开塞露等简易通便药;⑤合理膳食等。以上方法仍无效时,可遵医嘱给予灌肠。长期使用缓泻药会使结肠失去正常排便反射,只对缓泻药刺激做出反应,产生对缓泻药的生理依赖,失去正常排便功能。

10．B。正常人 24 小时尿量 1000～2000ml,多尿指 24 小时尿量超过 2500ml,无尿指 24 小时尿量少于 100ml 或 12 小时内无尿液产生,少尿指 24 小时尿量少于 400ml 或每小时尿量少于 17ml,该患者 24 小时尿量为 380-170+150=360ml,为少尿。

11．B。宫颈癌根治术后患者,可间歇性夹闭导尿管,每 2 小时开放 1 次,使膀胱定时充盈和排空,促进膀胱功能的恢复。

12．D。留置导尿术中,男性插入尿道长度 20～22cm,女性为 4～6cm,插尿管时见尿后再插 7～10cm,集尿袋不可高于耻骨联合高度,以防尿液反流。插尿管时如遇阻力不应用力快速插入,以免尿道损伤。尿潴留患者第 1 次放尿不可超过 1000ml。

13．B。该患者出现化疗不良反应,如消化系统损害。腹泻指排便形态改变,频繁排出稀薄便或水样便。肠胀气指肠道气体多不能排出。便秘指排便形状、次数改变,排便困难。便失禁指不受意识控制而不自主的排便。粪便嵌塞指粪便久积肠内不能排出,但患者有排便冲动,腹部胀痛,肛门处有少量液化的粪便排出,但不能排出粪便。

14．E。粪便嵌顿患者早期可使用栓剂、口服缓泻药通便;时间稍长者可给予灌肠,必要时进行人工取便来缓解症状。该患者出现症状已近 3 天,可给予小量不保留灌肠,必要时人工取便。

15．D。左侧卧位使乙状结肠、降结肠处于下方,利用重力作用使灌肠液顺利流入乙状结肠和降结肠,起到稀释作用。

16．D。保留 5～10 分钟使灌肠液在肠中有足够的作用时间,以使粪便充分软化容易排出。

17．B。大量不保留灌肠溶液温度一般为 39～41℃,降温时用 28～32℃,中暑用 4℃。

18．D。左侧卧位使乙状结肠、降结肠处于下方,利用重力作用使灌肠液顺利流入乙状结肠和降结肠,更好起到降温作用。

19．B。大量不保留灌肠时成年人插入肛管深度为 7～10cm,小儿插入深度为 4～7cm。

20．D。大量不保留灌肠保留 5～10 分钟,降温灌肠保留 30 分钟,排便后 30 分钟复测体温并记录。

21．B。尿潴留患者可以通过关闭门窗,屏风遮挡,请无关人员回避等方法来提供一个隐秘的环境,以保护患者隐私,维护其自尊。A、C、D、E 均不符合题干要求。

22．E。导尿操作时第 1 次消毒顺序是由外向内,自上而下。第 2 次消毒顺序是由内向外再向内(尿道口—小阴唇—尿道口),自上而下。

23．A。对膀胱高度膨胀且极度虚弱的患者,第 1 次放尿不得超过 1000ml,以免出现虚脱和血尿。

24．C。大量放尿可使腹腔内压急剧下降,血液大量滞留在腹腔内，导致血压下降出现虚脱；另外膀胱内压突然降低，还可导致膀胱黏膜急剧充血，发生血尿。

十二、药物疗法和过敏试验法

1. 臀大肌注射部位为
   A. 髂前上棘与尾骨连线外上 1/2 处
   B. 髂前上棘与尾骨连线内上 1/2 处
   C. 髂前上棘与尾骨连线外上 1/3 处
   D. 髂前上棘与尾骨连线内上 1/3 处
   E. 髂前上棘与尾骨连线内下 1/3 处

2. 下列外文缩写正确的是
   A. 每日 1 次，qod
   B. 隔日 1 次，qd
   C. 每晚 1 次，biw
   D. 每晨 1 次，qm
   E. 每周 1 次，qn

3. 破伤风抗毒素（TAT）皮试液的标准是每 1ml 皮试液含破伤风抗毒素
   A. 50U
   B. 100U
   C. 150U
   D. 1500U
   E. 15 000U

4. 需避光使用的药物是
   A. 垂体后叶素
   B. 尼可刹米
   C. 硝普钠
   D. 脂肪乳
   E. 复方氨基酸

5. 下图所示肌内注射定位法最合适的人是
   A. 孕妇
   B. 老年人
   C. 成年男性
   D. 成年女性
   E. 2 岁以内婴幼儿

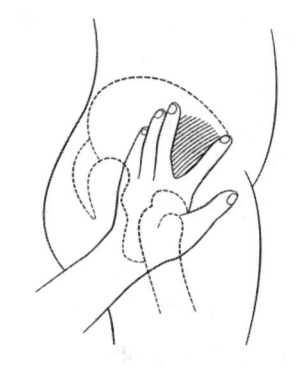

6. 口服液状铁剂的正确方法是
   A. 饭前服
   B. 饭前测心率
   C. 吸管吸入
   D. 茶水送服
   E. 服后不宜立即饮水

7. 宜餐前服用的药物是
   A. 阿奇霉素
   B. 氨茶碱
   C. 阿司匹林
   D. 维生素 C
   E. 西咪替丁

8. 做碘过敏试验的时间应在碘化物造影检查前
   A. 2 周
   B. 1 周
   C. 3~5 天
   D. 2~3 天
   E. 1~2 天

9. 护士为患者分发口服药后将一次性药杯收回，正确的处理方法是
   A. 直接丢弃
   B. 消毒后销毁
   C. 清洗后销毁
   D. 消毒后备用
   E. 清洗后备用

10. 护士为某患者发口服药时恰逢其外出，此时正确的做法是

A. 等候患者
B. 将药交给陪护
C. 将药置于床头柜上
D. 暂缓发药
E. 交给患者同室病友

11. 下列药物过敏试验的皮试液浓度，正确的是
A. 青霉素：500U/0.1ml
B. 链霉素：2500U/0.11ml
C. 普鲁卡因：0.25mg/0.1ml
D. 细胞色素C：0.75mg/0.1ml
E. 破伤风抗毒：150U/0.1ml

12. 磺胺类药物服用后应多饮水，主要目的是
A. 维持血液pH
B. 减少对胃的刺激
C. 减少对肾损害
D. 提高疗效
E. 减少对肝损害

13. 患者，男性，65岁。10:00行磁共振检查，护士分发口服药时患者未回，此时正确的处理是
A. 交给病友
B. 暂缓发药
C. 置于床头柜
D. 交给患者家属
E. 将药品送回药房

14. 患者，男性，40岁。因足部外伤30分钟就诊，清创缝合后遵医嘱TAT肌内注射，注射前需要做TAT过敏试验，皮试液的浓度
A. 15U/ml
B. 150U/ml
C. 1500U/ml
D. 15万U/ml
E. 150万U/ml

15. 患者，男性，同时口服下列药物时，宜最后服用的是
A. 地高辛
B. 止咳糖浆
C. 维生素C
D. 维生素B_1
E. 复方阿司匹林

16. 患者，女性，50岁。确认为特发性血小板减少性紫癜1年，全身多处瘀斑3天入院。医嘱：浓缩血小板悬液15U静脉滴注（ivgtt）。以下输浓缩血小板悬液的做法**错误**的是
A. 从血库取血回来后应尽早输注
B. 注前需2位护士进行"三查八对"
C. 注前后均需输入少量生理盐水
D. 注速度调节至每分钟20~30滴
E. 注过程中应加强巡视患者

17. 患者，女性，65岁。因2型糖尿病需要注射胰岛素，出院时护士对其进行健康教育，对患者自行注射胰岛素的指导中，**不正确**的是
A. 行皮下注射，进针角度90°
B. 不可在发炎、有瘢痕、硬结处注射
C. 进针后不能有回血
D. 应在上臂三角肌下缘处注射
E. 注射区皮肤要消毒

18. 患者，男性，29岁。因高热、畏寒、咳嗽、流涕而住院治疗。医师开出以下口服药，护士在指导用药时嘱咐患者宜最后服用的是
A. 止咳糖浆
B. 利巴韦林
C. 维C银翘片
D. 对乙酰氨基酚
E. 阿莫西林胶囊

19. 患者，女性，64岁。患有多种慢性病，同时服用下列几种药物，宜饭前服用的药物是
A. 红霉素
B. 布洛芬
C. 健胃消食片

D. 氨茶碱
E. 阿司匹林

20．护士遵医嘱为患者行 10%葡萄糖酸钙 10ml 缓慢静脉注射，注射约 5ml 后护士发现推注稍有阻力，局部略肿胀，抽无回血。发生上述情况的原因可能是
A. 静脉痉挛
B. 针刺入过深，穿破对侧血管壁
C. 针头斜面一半在血管外
D. 针头斜面紧贴血管内壁
E. 针头刺入皮下

21．患者，女性，17 岁。行破伤风抗毒素过敏试验。20 分钟后结果示局部皮丘红肿，硬结大于 1.5cm，红晕大于 4cm，自述有痒感。应采取的处理措施是
A. 将抗毒素分成 4 等份，分次注射
B. 在对侧前臂做对照试验后再注射
C. 将抗毒素稀释，分 2 次注射
D. 待患者痒感消失后再全量注射
E. 将抗毒素分 4 次逐渐增加剂量注射

22．患者，男性，38 岁。因肺部感染来院。医嘱：青霉素皮试。皮试 3 分钟后患者突然出现呼吸困难，脉搏细弱，面色苍白，意识丧失。护士应立即采取的措施是
A. 通知家属
B. 报告医师
C. 行心肺复苏术
D. 将患者送入抢救室
E. 皮下注射盐酸肾上腺素

23．患者，女性，28 岁。有习惯性流产史。现妊娠 8 周，遵医嘱给予黄体酮肌内注射。正确的操作是
A. 乙醇消毒皮肤
B. 消毒范围 3cm
C. 选择粗长针头注射
D. 进针角度成 45°
E. 见回血后方可推药

24．患者，男性，29 岁。体温 39.3℃，咽痛，诊断为化脓性扁桃体炎。医嘱：头孢曲松钠皮试。护士进行皮试时，正确的操作是
A. 选择前臂掌侧下段为注射部位
B. 用安尔碘消毒皮肤
C. 注射时，针尖斜面向下
D. 针尖与皮肤成 15°刺入皮内
E. 注射完毕，迅速拔出针头，用棉签按压针眼

25．某冠心病患者将其每日服用的氨氯地平、阿司匹林、辛伐他汀（舒降之）、硝酸甘油、普萘洛尔（心得安）放置于透明的塑料分药盒中，责任护士发现后立即告知患者有一种药物**不宜**放入此药盒中，这种药物是
A. 氨氯地平
B. 阿司匹林
C. 辛伐他汀（舒降之）
D. 硝酸甘油
E. 普萘洛尔（心得安）

26．患者，女性，28 岁。咽炎。医嘱：复方新诺明 1.0g，po，bid。护士指导患者服药时间，正确的是
A. 8：00am
B. 8：00pm
C. 8：00am－4：00pm
D. 8：00am－12：00n－4：00pm
E. 8：00am－12：00n－4：00pm－8：00pm

27．患儿，女，1 岁。因淋巴结核住院，医嘱肌内注射数种药物。护士为该患儿肌内注射时，**不恰当**的操作是
A. 宜选用肌肉肥厚的臀大肌
B. 注射时应固定好肢体，防止折针
C. 注意药物的配伍禁忌
D. 注意经常更换注射部位
E. 切勿将针梗全部刺入

28．患者，男性，30 岁。阿米巴痢疾，医嘱：硫酸巴龙霉素 40 万～60 万 U，po，qid。患

者正确的服药时间是
A. 每日 4 次
B. 每日 3 次
C. 每日 2 次
D. 每日 1 次
E. 每 4 小时 1 次

29. 患者,男性,45 岁。因"足底被生锈的铁钉刺伤"就诊,医嘱注射破伤风抗毒素,进行皮试试验,结果阳性,遵医嘱给予脱敏注射法。引起该患者发生过敏的特异性抗体是
A. IgA
B. IgC
C. IgG
D. IgE
E. IgM

(30～31 题共用题干)
患者,男性,65 岁。因"直肠癌"拟行手术治疗。医嘱:青霉素过敏试验,护士配制好青霉素皮试液后给患者注射。

30. 注射的剂量应是
A. 1500U
B. 200U
C. 150U
D. 20U
E. 15U

31. 注射前应询问患者的情况**不包括**
A. 既往是否使用过青霉素
B. 最后一次使用青霉素的时间
C. 有无其他药物或食物过敏
D. 是否对海鲜、花粉过敏
E. 家属有无青霉素过敏

(32～34 题共用题干)
患者,男性,68 岁。2 型糖尿病 8 年。胰岛素 6U 治疗,餐前 30 分钟,H,tid。

32. "H"译成中文的正确含义是

A. 皮内注射
B. 皮下注射
C. 肌内注射
D. 静脉注射
E. 静脉滴注

33. 每日给药次数
A. 每日 1 次
B. 每日 2 次
C. 每日 3 次
D. 每日 4 次
E. 每晚 1 次

34. 合适的注射部位是
A. 腹部
B. 臀小肌
C. 臀中肌
D. 臀大肌
E. 前臂外肌

(35～36 题共用题干)
患儿,男,8 岁。跌倒时右手掌撑地,少量出血。当时除手掌擦伤外右腕剧痛。逐渐肿胀,活动障碍,诊断为桡骨下端骨折,骨折部位行石膏固定。

35. 该患儿最重要的健康教育要点是
A. 不需要换石膏
B. 患侧前臂抬高,注意血液循环
C. 随时进行腕关节活动
D. 随时进行肩关节活动
E. 饮食教育

36. 给予患儿破伤风抗毒素注射治疗,皮试(+)。对于其破伤风抗毒注射的最佳方法是
A. 停止注射,改换其他药物
B. 将药液分 2 次肌内注射,每次间隔 20 分钟
C. 将药液分 4 次肌内注射,每次间隔 20 分钟
D. 将药液稀释,分 2 次肌内注射,小剂量并逐渐增加,每次间隔 20 分钟
E. 将药液稀释,分 4 次肌内注射,小剂量

并逐渐增加，每次间隔20分钟

答案与解析

1．C。臀大肌注射定位法：①十字法从臀裂顶点向左或右画一水平线，然后从髂嵴最高点做一垂线，将一侧臀部分为4个象限，其外上象限（避开内角）为注射部位。②连线法取髂前上棘和尾骨联线的外上1/3处为注射部位。

2．D。qd为每日1次，qod为隔日1次，biw为每周2次，qm为每晨1次，qn为每晚1次。

3．C。TAT皮试液配制是用1ml注射器吸取TAT药液（1500U/ml）0.1ml，加生理盐水稀释至1ml（1ml内含TAT150U），即可供皮试使用。

4．C。对易氧化和遇光易变质的药物应装在有色密闭瓶中或放在黑色遮光的纸盒内，放阴凉处，如维生素C、硝普钠、氨茶碱、盐酸肾上腺素等。

5．E。臀中肌、臀小肌注射定位法是以示指尖和中指尖分别置于髂前上棘和髂嵴下缘处，在髂嵴、示指、中指之间构成的一个三角形区域，其示指与中指构成的内角为注射区，适用于2岁以内婴幼儿。

6．C。对牙有腐蚀作用的药物，如酸类和铁剂，应用吸管吸服后漱口以保护牙。

7．E。一般情况下，健胃药在饭前服，助消化药及对胃黏膜有刺激性的药物宜在饭后服，催眠药在睡前服，驱虫药在空腹或半空腹时服用。替丁类药物属于健胃药应餐前服用。

8．E。临床上常用碘化物造影剂对肾、胆囊等器官造影，此类药物也可发生过敏反应，凡首次用药者应在碘造影前1~2天做过敏试验，结果为阴性时方可做碘造影检查。

9．B。为了防止传染病，一次性医疗用品使用后，统一回收，集中消毒、毁形，由卫生行政部门指定机构回收，做无害化处理，严禁重复使用和流回市场。

10．D。发药时若患者不在或因故暂不能服药，应将药物带回保管，适时再发或交班。

11．C。各种药物皮试液浓度：青霉素20~50U/0.1ml，链霉素250U/0.1ml，普鲁卡因0.25mg/0.1ml，细胞色素C0.075mg/0.1ml，破伤风抗毒15U/0.1ml。答案选C。

12．C。磺胺类药物经肾排出，尿少时易析出结晶堵塞肾小管，引起肾损害。因此，该类药在服药后要多饮水。

13．B。发药时若患者不在或因故暂不能服药，应将药物带回保管，适时再发或交班。

14．B。TAT皮试液配制是用1ml注射器吸取TAT药液（1500U/ml）0.1ml，加生理盐水稀释至1ml（1ml内含TAT150U），即可供皮试使用。

15．B。服用对呼吸道黏膜起安抚作用的药物后不宜立即饮水，如止咳糖浆。其他药物服用后需要温水送服，若同时服用多种药物，应最后服用止咳糖浆，以免冲淡药液，使药效降低。

16．A。库存血取出后勿剧烈振荡，也不能加温，需要在室温下放置15~20分钟复温后再输入。

17．A。皮下注射进针角度为30°~40°，皮内进针角度为5°，肌内注射进针角度为90°，静脉注射进针角度为15°~30°。

18．A。服用对呼吸道黏膜起安抚作用的药物后不宜立即饮水，如止咳糖浆。其他药物服用后需要温水送服，若同时服用多种药物，应最后服用止咳糖浆，以免冲淡药液，使药效降低。

19．C。一般情况下，健胃药在饭前服，助消化药及对胃黏膜有刺激性的药物宜在饭后服，催眠药在睡前服，驱虫药在空腹或半空腹时服用。

20．C。针刺入过深，穿破对侧血管壁，抽吸无回血局部无隆起；针头斜面一半在血管外，抽吸虽有回血，但推药时药液溢至皮下，局部隆起并有痛感；针头斜面紧贴血管内壁，抽吸无回血，局部无隆起；针头刺入皮下，抽吸无回血，局部肿胀疼痛。

21．E。TAT脱敏注射法是将所需要的TAT剂量分次少量注入体内，分4次逐步增加剂量注射，每隔20分钟肌内注射TAT1次，直至完成总剂量注射。

22．E。该患者出现青霉素过敏性休克，应立即停药，协助患者平卧，皮下注射0.1%盐酸肾上腺素1ml为首选，并报告医师，就地抢救。

23．C。肌内注射时可采用碘酊消毒，乙醇脱碘或碘伏消毒，消毒直径应在5cm以上，进针角度为90°，回抽无回血方可注入药液，刺激性弱的药液（如黄体酮）采用粗长针头，刺激性强的药液采用细长针头、进针深。

24．A。皮内注射进行皮试时用75%乙醇消毒皮肤，一手绷紧局部皮肤，一手持注射器，针头斜面向上，与皮肤成5°刺入皮内，注射完毕后，迅速拔出针头，勿按压针眼，利用排除法。

25．D。对易氧化和遇光易变质的药物应装在有色密闭瓶中或放在黑色遮光的纸盒内，放阴凉处，如维生素C、硝普钠、硝酸甘油、氨茶碱、盐酸肾上腺素等。

26．C。po指口服，bid指每日2次，给药时常安排在8：00am与4：00pm。

27．A。2岁以下婴幼儿易选择臀中肌、臀小肌进行注射，以示指尖和中指尖分别置于髂前上棘和髂嵴下缘处，在髂嵴、示指、中指之间构成的一个三角形区域，其示指与中指构成的内角为注射区。其余选项均为正确操作。

28．A。qid及quarter in die/four times a day即每日4次，tid为每日3次，bid为每日2次，qd为每日1次。

29．D。TAT引起机体过敏的特异性抗体是IgE。短时间内连续多次药物注射可以逐渐消耗体内已经产生的IgE，最终可以全部注入所需药量而不致发病。但这种脱敏只是暂时的，日后如再用TAT，还需重做皮内试验。

30．D。青霉素皮试液配制以每1ml含青霉素200～500U的皮内试验液为标准，注入剂量为20～50U（0.1ml）。

31．D。使用青霉素前应询问患者有无青霉素过敏史及其他药物过敏史、家族过敏史；凡初次用药、停药3天后再用，以及在应用中更换青霉素批号时，均须按常规做过敏试验。

32．B。皮内注射为intradermic injection（id）；皮下注射为hypodermic injection（H）；肌内注射为intramuscular injection（im）；静脉注射为intravenous injection（iv）；静脉滴注为intravenous infusion（ivgtt/drip）。

33．C。qid表示每日4次；tid表示每日3次；bid表示每日2次；qd表示每日1次；qn表示每晚1次。

34．A。腹部是胰岛素注射的首选部位，其吸收速度较快且皮下组织较肥厚，能减少注射至肌肉层的风险，故常选腹部注射，注意不要在距脐部5cm的范围内注射胰岛素。

35．B。抬高患肢，有利于患肢血液回流，减轻水肿，B正确；水肿消退后要改为中立位固定，A错误；石膏去除外固定后方可进行腕关节活动，C错误；固定早期为保持患肢抬高，肩关节不可随意运动，D错误；骨折患者饮食不具有特殊性，E错误。

36．E。破伤风抗毒素过敏试验阳性者须采用脱敏注射法，即将所需要的TAT剂量分4次少量注入体内，逐步增加剂量注射，每隔20分钟肌内注射TAT1次,直至完成总剂量注射。

十三、静脉输液和输血法

1．护士在巡回过程中发现某患者输液器茂菲滴管内液体不断自行下降，最可能的原因是
A．针头滑出血管外
B．输液瓶位置过高
C．患者静脉痉挛
D．输液管有漏气
E．患者静脉扩张

2. 护士在巡回过程中发现某患者静脉输液突然发生溶液不滴，该护士首选应采取的措施为

A．调整针头斜面

B．抬高输液瓶

C．穿刺部位热敷

D．挤压输液管

E．观察穿刺部位有无红肿及疼痛

3. 对于需要静脉输液的成年人，使用头皮针进行静脉穿刺时，优先选择的血管是

A．贵要静脉

B．头静脉

C．桡静脉

D．手背静脉网

E．肘正中静脉

4. 为婴儿进行静脉注射时，最常采用的静脉是

A．肘正中静脉

B．颞浅静脉

C．大隐静脉

D．贵要静脉

E．手背浅静脉

5. 关于输血的叙述，**错误**的是

A．输血前须2人进行查对

B．输血前先输入少量生理盐水

C．输血后输入少量生理盐水

D．在输血卡上记录输血时间、滴速、患者状况等

E．输血完毕后及时将输血器、血袋等物品进行消毒、分类弃置

6. 凝血因子缺乏患者最适合输入的血液制品是

A．新鲜血浆

B．冰冻血浆

C．干燥血浆

D．红细胞悬液

E．血小板浓缩悬液

7. 患者，女性，20岁。因腹泻到门诊输液，输液的溶液含有氯化钾。患者诉穿刺局部疼痛，护士检查发现输液管内回血良好，局部无肿胀。此时正确的处理方法是

A．拔针后另选静脉穿刺

B．将针头再插入少许

C．给予局部镇痛

D．提高输液袋

E．减慢输液速度

8. 患者，男性，35岁。诊断：急性肠炎，按医嘱给予静脉输液1000ml，计划4小时滴完（点滴系数为20），护士应调节输液速度约为

A．每分钟42滴

B．每分钟63滴

C．每分钟83滴

D．每分钟90滴

E．每分钟95滴

9. 患者，女性，20岁。诊断为再生障碍性贫血。医嘱：输注浓缩红细胞。护士巡房时发现输血速度变慢，穿刺点局部无肿胀、无压痛，挤捏输液器无阻力，局部皮温正常。护士首先应

A．用生理盐水冲管

B．热敷患者穿刺局部

C．更换输血器后继续输血

D．使用恒温器加热血液

E．拔针后另行穿刺

10. 某使用静脉留置针的患者，输液完毕已使用肝素液封管，但第2天仍然发生血液反流堵塞导管。**不是**导致堵塞的可能原因是

A．封管的肝素液量不够

B．推注封管液速度过快

C．患者穿刺侧肢体活动过度

D．患者静脉压过高

E．封管的肝素液浓度过大

11. 患者，男性，50岁。重症肺炎并发感染

性休克入院。护士配合抢救时实施静脉输液的过程中**错误**的是

A．尽快建立两条静脉通道
B．妥善安排输液顺序
C．输液量宜先少后多
D．输入血管活性药物时应根据血压随时调整滴速
E．保持输液通畅，防止药液外渗

12．医嘱 0.9%氯化钠溶液 500ml，ivgtt。患者从上午 8 时 20 分开始输液，输液器点滴系数为 20。护士根据情况把输液速度调整至每分钟 40 滴。预计输液完成的时间为

A．上午 9 时 56 分
B．上午 11 时 40 分
C．中午 12 时 30 分
D．下午 1 时 20 分
E．下午 2 时 15 分

13．患者，女性，43 岁。因重型再生障碍性贫血收入院，拟对其进行输血治疗。护士在进行输血前的准备时，**不正确**的操作是

A．进行血型鉴定和交叉配血试验
B．提血时，和血库人员共同做好"三查八对"
C．库存血取出后，如紧急需要，可低温加热
D．输血前，需与另一名护士再次核对
E．输血前应先征得患者同意并签署知情同意书

14．患者，男性，60 岁。由于严重恶心、呕吐导致急性消化液大量丢失。医师开具以下医嘱，应首先为该患者输入的是

A．5%碳酸氢钠（NaHCO₃）溶液
B．平衡盐溶液
C．3%氯化钠溶液
D．5%葡萄糖溶液
E．10%葡萄糖溶液

15．患者，女性，45 岁。因静脉高压症大出血入院，医嘱输血 1000ml，静脉注射 10%葡萄糖酸钙 10ml。补钙的目的是

A．降低血钾
B．使钾离子从细胞外向细胞内转移
C．纠正酸中毒
D．降低神经肌肉的应激性
E．对抗钾离子对心肌的抑制作用

16．某患者因消化性溃疡多年入院，今突然呕血约 700ml。医嘱：全血 200ml，ivgtt。输血过程中护士注意到其眼睑、口唇出现水肿，患者自诉面部皮肤发痒。该患者最可能发生了

A．过敏反应
B．空气栓塞
C．血管内溶血
D．血管外溶血
E．枸橼酸钠中毒

17．某手术后化疗患者，一般状况较差。患者存在肺部感染和尿潴留。护士进行以下哪项操作前需要充分告知病情

A．晨间护理
B．静脉输液
C．皮试
D．留置导尿
E．锁骨下静脉穿刺置管

（18～20 题共用题干）

患者，男性，67 岁。因冠心病入院。在静脉输液过程中出现胸闷、呼吸困难、咳嗽、咳粉红色泡沫痰。

18．该患者发生了

A．发热反应
B．急性肺水肿
C．静脉炎
D．空气栓塞
E．过敏反应

19．此时，护士应为患者采取的卧位是

A．去枕仰卧位

B．左侧卧位
C．端坐位，两腿下垂
D．休克卧位
E．头低足高位

20．给氧时，护士应选择的吸氧流量为
A．1～2L/min
B．3～4L/min
C．5～6L/min
D．6～8L/min
E．9～10L/min

（21～23题共用题干）

患者，女性，36岁。急性淋巴细胞白血病。医嘱浓缩红细胞1U和血小板1U静脉滴注。在首先静脉滴注浓缩红细胞过程中患者出现全身皮肤瘙痒伴颈部、前胸出现荨麻疹。

21．首先考虑该患者发生了
A．发热反应
B．溶血反应
C．过敏反应
D．超敏反应
E．急性肺水肿

22．针对上述患者发生的情况，护士应该首先采取的处理是
A．密切观察体温，局部涂抹止痒药膏
B．减慢输血速度并按医嘱给予抗过敏药等
C．停止静脉滴注浓缩红细胞并保留血袋、余血及输血器送检
D．停止静脉滴注浓缩红细胞并重新采集血标本进行交叉配血
E．停止静脉滴注浓缩红细胞并待患者情况好转后重新输血

23．护士在执行静脉滴注血小板的过程中，<u>错误</u>的是
A．采用2人核对法
B．静脉滴注前轻摇血袋
C．直接缓慢注输血小板

D．血液内不能加入其他药物
E．记录静脉滴注时间及血型、血量

答案与解析

1．D。输液过程中，如果茂菲滴管内液面自行下降，应检查滴管上端输液管与滴管的衔接是否松动，滴管有无漏气或裂隙，必要时更换输液器。

2．E。发现溶液不滴，应查找原因，如是否有针头堵塞、压力过低、针头斜面紧贴血管壁、静脉痉挛等，穿刺部位有无红肿对病因辨别十分重要，应先观察。

3．D。上肢常用的输液浅静脉有肘正中静脉、头静脉、贵要静脉、手背静脉网，手背静脉网是成年人患者输液时的首选部位。

4．B。由于头皮静脉分布较多，表浅易见，不易滑动，便于固定，因此，常用于小儿的静脉输液。较大的头皮静脉有颞浅静脉、额静脉、枕静脉和耳后静脉。

5．E。输血前2名护士进行三查八对；输血前后用生理盐水冲管且输血速度不宜过快，以防发生不良反应；输血过程中加强巡视，在输血卡上记录输血时间、滴速、患者情况等；输完血的血袋要保留，以备出现输血反应时查找原因。

6．A。新鲜血浆含所有凝血因子，适用于凝血因子缺乏的患者；冷冻血浆用于贫血、失血多的手术或疾病，也可用于心力衰竭的患者补充红细胞，以避免心脏负荷过重；干燥血浆是将冷冻血浆放在真空装置下加以干燥制成，可延长保存期限；红细胞悬液适用于战地急救及中小手术者；血小板浓缩悬液用于血小板减少或功能障碍性出血的患者。

7．E。输血管回血良好，局部无肿胀，可知不是静脉输液失败所致的疼痛；又因为氯化钾为刺激性药物，对血管有刺激性，可知是氯化钾引起的疼痛。故可以通过减慢输液速度来降低对血管刺激性。

8．C。每分钟滴数等于液体总量乘点滴系数除以输液时间（分钟）。
1000×20÷（4×60）=83滴/分

9．A。患者穿刺部位无肿胀、无压痛，应考虑其他因素导致输液速度减慢，因患者输入的是浓缩红细胞，此时可采取的护理措施是用生理盐水冲管，保持输液管路通畅。

10．E。肝素具有抗凝作用，可保证静脉通道的通畅，肝素浓度越大，抗凝作用越强，血液更不容易凝结而堵塞管道。肝素液不足时抗凝效果差；推注过快，无法确保正压封管；活动过度与静脉压升高会使管道正压不足而让血液进入。

11．C。休克患者需要迅速建立两条以上静脉输液通道，大量快速补液（除心源性休克外），首先快速输入扩容迅速的平衡盐溶液，再输入扩容作用持久的胶体液。输入血管活性药液时应根据血压随时调节滴速，以防血压过高或过低。

12．C。已知每分钟滴数与输液总量，计算输液所需用的时间的公式为：输液时间（h）=液体总量（ml）×点滴数÷[每分钟滴数×60（min）]，将数值代入计算可得输液时间为4小时10分钟。

13．C。库存血自血库取出后，勿剧烈振荡，以免红细胞破坏而引起溶血。库存血不能加温，以免血浆蛋白凝固变性而引起不良反应。如为库存血，需要在室温下放置15～20分钟后再输入。

14．B。补液遵循的原则是"先晶后胶、先盐后糖、宁酸勿碱和宁少勿多"，且平衡盐溶液属于晶体溶液，故应首选平衡盐溶液。

15．E。大量输血使枸橼酸钠大量进入体内，如果患者的肝功能受损，枸橼酸钠不能完全氧化和排出，而与血中的游离钙结合使血钙浓度下降，患者出现手足抽搐、血压下降、心率缓慢，甚至心搏骤停。故常规每输库存血1000ml，静脉注射10%葡萄糖酸钙10ml，预防发生低钙血症。

16．A。轻度过敏反应可出现皮肤瘙痒，局部或全身出现荨麻疹；中度过敏反应出现血管神经性水肿，多见于颜面部，表现为眼睑、口唇高度水肿，也可发生喉头水肿，表现为呼吸困难，两肺可闻及哮鸣音；重度过敏反应可发生休克。

17．E。锁骨下静脉穿刺置管常用于需要较长时间接受治疗的患者（输入刺激性较强的化疗药物），由于穿刺时要通过胸锁筋膜进入静脉，且常可因进针方向向外偏移而刺破胸膜产生气胸。已知患者存在肺部感染，因此，在操作前应充分告知患者可能的不良后果并签署知情同意书。

18．B。患者原有心肺功能不良或输液过多、过快可导致肺水肿，表现为突然出现的呼吸困难、胸闷、咳嗽、咳粉红色泡沫样痰。根据患者患冠心病史及表现可知患者发生了急性肺水肿。

19．C。急性肺水肿体位是端坐位，双腿下垂，以减少静脉回流，减轻心脏负担。

20．D。急性肺水肿患者应保持呼吸道通畅，立即给予高流量（6～8L/min）氧气吸入，湿化瓶中加入20%～30%乙醇湿化，使肺泡内泡沫的表面张力减低而破裂，以利于改善肺泡通气。

21．C。输血的过敏反应大多发生在输血后期或即将结束输血时。轻度过敏反应为输血后出现皮肤瘙痒，局部或全身出现荨麻疹。中度过敏反应为出现血管神经性水肿，多见于颜面部，表现为眼睑、口唇高度水肿；也可发生喉头水肿，表现为呼吸困难，两肺可闻及哮鸣音。重度过敏反应为发生过敏性休克。患者表现属于轻度过敏反应。

22．B。轻度过敏反应应减慢输血速度，给予抗过敏药物，如苯海拉明、异丙嗪或地塞米松，用药后症状可缓解；中、重度过敏反应，应立即停止输血，通知医师，根据医嘱皮下注射1∶1000肾上腺素0.5～1ml或静脉滴注氢化可的松或地塞米松等抗过敏药物；

呼吸困难者给予氧吸入，严重喉头水肿者行气管切开；循环衰竭者给予抗休克治疗；监测生命体征变化。

23．C。输血滴速开始输入时速度宜慢，观察 15 分钟左右，如无不良反应后再根据病情及年龄调节滴速每分钟 40~60 滴为宜。

十四、标本采集

1．亚急性心内膜炎血培养标本采血量应为

A．1~3ml

B．4~6ml

C．7~9ml

D．10~15ml

E．16~18ml

2．采集 24 小时尿标本时，其正确的采集时间是

A．早 7：00 至次晨 7：00

B．早 9：00 至次晨 9：00

C．早 11：00 至次日 9：00

D．晚 7：00 至次日晚 7：00

E．晚 11：00 至次日晚 11：00

3．尿常规检查时，留取尿标本的时间是

A．饭前半小时

B．全天尿液

C．早晨第 1 次尿

D．有时收集尿液

E．饭后半小时

4．检测红细胞沉降率应使用的容器是

A．干燥试管

B．抗凝试管

C．血培养瓶

D．乳酸钠试管

E．液状石蜡试管

5．24 小时尿标本检查需要加入甲醛作为防腐剂的检查项目是

A．艾迪计数

B．17-酮类固醇

C．尿糖定量

D．尿蛋白定量

E．肌酐定量

6．采集血气分析标本时，**错误**的操作是

A．使用 2ml 无菌干燥注射器

B．抽取经过稀释的肝素溶液，充盈注射器后弃去

C．无菌操作下抽取动脉血 1ml

D．将血迅速注入无菌试管内并用软木塞塞住

E．立即送检

7．对某高热患者采集血培养标本，其目的是

A．测定白细胞含量

B．测定血清酶

C．测定尿素氮

D．查找血液中的致病菌

E．测定电解质

8．患者，男性，56 岁。需要做粪便隐血试验，护士指导其在标本采集前 3 天内，可食用的食物为

A．肉类

B．动物肝

C．绿叶蔬菜

D．豆制品

E．动物血

9．患者，男性，45 岁。因高热、牙龈出血及有多处皮肤瘀点 5 天入院。医嘱开具下列检验单。护士采血时，应优先采取的标本是

A．血常规

B．血生化组合

C．凝血四项

D．ABO 血型

E．血培养

10．患者，男性，80 岁。原发性高血压 10 年。长期服用排钾利尿药控制血压，现因低

钾血症收入院,护士在患者右手背进行静脉穿刺滴入含钾溶液,4小时后遵医嘱抽血复查血钾。**不宜**选择的采血部位是

A. 右肘正中静脉
B. 右股静脉
C. 左手背静脉
D. 左肘正中静脉
E. 左股静脉

11. 患者,女性,30岁。外伤后昏迷伴尿路感染。医嘱:尿培养。留取尿标本的正确的方法是

A. 导尿术留取
B. 留取前段尿
C. 留取晨尿
D. 采集24小时尿
E. 留取12小时尿

(12~14题共用题干)

患者,男性,55岁。1周来体温持续39~40℃,护理体格检查:面色潮红,呼吸急促,口唇轻度发绀,意识清楚。

12. 该患者发热的热型是

A. 弛张热
B. 回归热
C. 稽留热
D. 间歇热
E. 不规则热

13. 为明确诊断,需要查心肌酶、红细胞沉降率及血培养。应选用的红细胞沉降率标本容器是

A. 血培养瓶
B. 无菌试管
C. 干燥试管
D. 抗凝试管
E. 液状石蜡试管

14. 采集上述血标本后,注入容器的先后顺序是

A. 抗凝试管、干燥试管、培养瓶
B. 干燥试管、血培养瓶、抗凝试管
C. 干燥试管、抗凝试管、血培养瓶
D. 血培养瓶、干燥试管、抗凝试管
E. 血培养瓶、抗凝试管、干燥试管

答案与解析

1. D。一般血培养取血5ml,对亚急性细菌性心内膜炎患者,为提高培养阳性率,采血10~15ml。

2. A。取12小时尿标本,嘱患者于7:00pm膀胱排空后开始留取尿液,至次晨7:00am留取最后1次尿液;若留取24小时尿标本,嘱患者于7:00am膀胱排空后,开始留取尿液,至次晨7:00am留取最后1次尿液。

3. C。留取尿常规标本时嘱患者将其晨起第1次尿留于容器内,除测定尿比重需留100ml以外,其余检验留取30~50ml尿。

4. B。测定红细胞沉降率应采集全血标本,将血液注入盛有抗凝剂的试管内,并轻轻摇动,使血液与抗凝剂完全混匀,避免血液凝固,从而影响检查结果。

5. A。艾迪计数时应在每30ml尿液+40%甲醛1滴以防腐和固定尿中有机成分。

6. D。血气分析可以用2ml或5ml注射器或动脉血气针,A正确;穿刺前先抽吸肝素0.5ml,湿润注射器管腔后弃去余液,以防血液凝固,B正确;血气分析采血量一般为0.1~1ml,C正确;针头拔出后立即刺入软木塞或橡胶塞,以隔绝空气,并不需要注入无菌试管,D错误;标本立即送检,延迟将影响检验结果,E正确。

7. D。采集全血标本可用于测定红细胞沉降率、血常规及血液中某些物质,如血糖、尿素氮、肌酐、尿酸、肌酸、血氨的含量。血清标本可测定肝功能、血清酶、脂类、电解质等。血培养标本可用于培养检测血液中的病原菌。

8．D。采集粪便隐血标本时，患者检查前3天禁食肉类、动物肝、血和含铁丰富的药物、食物，3天后采集标本，以免造成假阳性。

9．E。同时抽取不同种类的血标本，应先将血液注入血培养瓶，然后注入抗凝管，最后注入干燥试管；高热、牙龈出血及有多处皮肤瘀点者不会抽配血。

10．A。在输液的肢体抽取血标本将会影响检查结果。患者右手背输液，应避免在右手采血。

11．A。尿培养标本常用于细菌培养或细菌敏感试验，以了解病情，协助临床诊断和治疗。临床上常用的采集方法为中段尿留取法和导尿术留取法，留取标本时要注意严格遵循无菌操作原则。

12．C。稽留热的表现是体温持续在39~40℃，达数天或数周，24小时波动范围不超过1℃，常见于肺炎球菌肺炎、伤寒等。根据患者表现可知为稽留热。

13．D。血沉就是红细胞沉降率，是指红细胞静止状态下每小时下降的速度，需要采集全血标本，选用盛有抗凝试剂的试管，以防血液成分发生改变。

14．E。同时抽取不同种类的血标本，应先将血液注入血培养瓶，然后注入抗凝管，最后注入干燥试管。

十五、病情观察和危重患者的抢救

1．吸氧时流量为3L/min，其氧浓度为

A．29%
B．33%
C．37%
D．41%
E．45%

2．抢救时间记录**不包括**

A．患者到达的时间
B．医师到达的时间
C．抢救措施落实的时间
D．病情变化的时间
E．家属到达的时间

3．为敌百虫中毒患者进行洗胃时，**禁用**的洗胃液是

A．温开水
B．生理盐水
C．蛋清水
D．高锰酸钾液
E．碳酸氢钠溶液

4．护理工作中，护士观察患者病情的最佳方法是

A．多倾听交班护士的汇报
B．经常与患者交谈，增加日常接触
C．经常与家属交谈，了解患者需要
D．多加强医护间的沟通
E．经常查看护理记录

5．意识完全丧失，对各种刺激均无反应及生命体征不稳定属于意识状态的

A．嗜睡
B．意识模糊
C．昏睡
D．浅昏迷
E．深昏迷

6．患者，男性，56岁。因肺心源性心脏病需要吸氧，**错误**的操作是

A．插管前用湿棉签清洁鼻孔
B．插管前检查导管是否通畅
C．先调节好流量再插管
D．给氧期间不可直接调节氧流量
E．停用氧气时先关流量开关

7．患者，女性，53岁。因突然出现意识障碍伴右侧肢体瘫痪入院。体格检查：呼之不应，压眶有痛苦表情，角膜反射及瞳孔对光反射存在，护士判断该患者意识状态为

A．嗜睡
B．昏睡
C．意识模糊

D．浅昏迷

E．重昏迷

8．患者，男性，50岁。以外伤入院治疗，在用氧过程中，家属私自将鼻导管氧流量调至 10L/min，15 分钟后患者出现烦躁不安、面色苍白、进行性呼吸困难等表现。该患者最可能出现了

A．肺水肿

B．肺不张

C．肺气肿

D．氧中毒

E．心力衰竭

9．患者，男性，60岁。肝硬化 10 年。近 2 天嗜睡，今晨测体温时呼之不应，但压迫其眶上神经有痛苦表情。该患者的意识状态是

A．深昏迷

B．昏睡

C．嗜睡

D．浅昏迷

E．意识模糊

10．患者，男性，29岁。因车祸急诊入院。患者意识丧失，无自主动作，压迫眼眶有躲避反应，此时患者的意识障碍属于

A．深昏迷

B．浅昏迷

C．嗜睡

D．昏睡

E．谵妄

11．护士为使用呼吸机的患者吸痰，发现痰液黏稠不易吸出，**错误**的处理措施是

A．叩拍胸背部

B．增加负压吸引力

C．滴入化痰药物

D．滴入生理盐水

E．雾化吸入

12．患者，女性，34岁。车祸后送来医院。体格检查：出现刺痛后睁眼，回答问题正确，能遵命令动作，其格拉斯哥昏迷评分是

A．9 分

B．10 分

C．11 分

D．12 分

E．13 分

13．患儿，女，1 岁。细菌性肺炎入院，目前患儿烦躁不安、呼吸困难。医嘱：吸氧。适宜该患儿的吸氧方式为

A．单侧鼻导管法

B．面罩法

C．鼻塞法

D．漏斗法

E．头罩法

14．患者，男性，70岁。因呼吸衰竭行呼吸机辅助呼吸。提示患者出现了过度通气的体征是

A．烦躁不安

B．抽搐、昏迷

C．皮肤潮红、多汗

D．表浅静脉充盈消失

E．血压升高、脉搏加快

15．患者，男性，19岁。因高考失利轻生，服药自尽（药名不详）。急诊护士为其洗胃前应先

A．立即灌入 25~38℃洗胃液

B．灌入温开水或生理盐水

C．抽取毒物立即送检

D．向家属、患者询问病史

E．灌入牛奶或蛋清水

16．患者，女性，26岁。夜间急诊入院，患者表情很痛苦，呼吸急促，伴有鼻翼扇动，口唇有疱疹，面色潮红，测体温39℃，该患者属于

A．急性病容

B．慢性病容
C．病危病容
D．休克病容
E．恶性病容

答案与解析

1．B。吸氧浓度（%）=4×氧流量+21=4×3+21=33。

2．E。做好抢救记录时要记录患者和医师到达时间，抢救措施落实时间，医嘱内容和患者病情变化。记录应及时、准确、字迹清晰。

3．E。敌百虫遇碱性药物会分解出毒性更强的敌敌畏，其分解过程随碱性的增强和温度的升高而加速，故敌百虫中毒患者禁止用碱性溶液洗胃。

4．B。在对患者的病情进行观察时，护士可以运用各种感觉器官，以达到全面准确收集患者资料的目的。故应经常与患者交谈和接触，及时了解患者病情变化。

5．E。深昏迷是指意识完全丧失，对各种刺激均无反应。全身肌肉松弛，肢体呈弛缓状态，深、浅反射均消失，偶有深反射亢进及病理反射出现。

6．E。吸氧前应检查用湿棉签清洁患者双侧鼻腔并检查鼻腔有无分泌物堵塞及异常。鼻氧管前端放入小药杯凉开水中湿润，并检查鼻氧管是否通畅。使用氧气时，应先调节流量后应用；停用氧气时，应先拔出导管，再关闭氧气开关。中途改变流量，先分离鼻氧管与湿化瓶连接处，调节好流量再接上。

7．D。浅昏迷：意识大部分丧失，无自主运动，对声、光刺激无反应，对疼痛刺激（如压迫眶上缘）可有痛苦表情及躲避反应。瞳孔对光反应、角膜反射、眼球运动、吞咽反射、咳嗽反射等可存在。呼吸、心率、血压无明显改变，可有便、尿失禁或潴留。

8．B。吸入高浓度氧后容易出现肺不张，表现为烦躁，呼吸、心率增快，血压上升，继而出现呼吸困难、发绀、昏迷。

9．D。浅昏迷表现为意识大部分丧失，无自主运动，对声、光刺激无反应，对疼痛刺激（如压迫眶上缘）可有痛苦表情及躲避反应。根据患者表现可知为浅昏迷。

10．B。浅昏迷表现为意识大部分丧失，无自主运动，对声、光刺激无反应，对疼痛刺激（如压迫眶上缘）可有痛苦表情及躲避反应。根据患者表现可知为浅昏迷。

11．B。一般吸痰时负压，成年人40.0～53.3kPa（300～400mmHg），儿童<40.0kPa。吸痰压力过大会损伤呼吸道黏膜，故不能随意增加负压。

12．E。格拉斯哥昏迷评分中出现刺痛后睁眼为2分，回答问题正确为5分，能遵命令动作为6分，共13分。

13．E。氧气头罩法主要用于小儿，使用时头罩与颈部之间要保持适当的空隙，防止二氧化碳潴留及重复吸入。

14．B。通气量不足时患者烦躁不安、多汗、皮肤潮红、血压升高、脉搏加速；通气过度时患者可出现昏迷、抽搐等碱中毒症状；通气量适宜时患者安静，呼吸合拍，血压、脉搏正常，故排除A、C、D、E选项。

15．C。当中毒物质不明时，应先抽出胃内容物送检，以明确毒物性质，然后再进行洗胃。毒物性质未明确前洗胃溶液可选用温开水或0.9%氯化钠溶液。

16．A。急性面容的典型表现是面色潮红，兴奋不安，鼻翼扇动，口唇疱疹，表情痛苦，并常见于急性热病。

十六、水、电解质、酸碱平衡失调患者的护理

1．在静脉补钾时，200ml液体，最多可加入10%氯化钾的量是

A．12ml
B．10ml

C. 8ml
D. 6ml
E. 3ml

2．见尿补钾要求成年人每小时尿量**不少于**
A．20ml
B．40ml
C．50ml
D．70ml
E．90ml

3．某患者因腹泻、呕吐入院。心电图 ST 段水平压低、T 波倒置、U 波增高。最可能的病因是
A．高钾血症
B．低钾血症
C．高钙血症
D．洋地黄效应
E．洋地黄中毒

答案与解析

1．D。静脉滴注液含钾浓度不超过 0.3%，即 200ml 生理盐水中加入 10%氯化钾的量不超过 6ml。

2．C。静脉补钾前先了解肾功能，因肾功能不良可影响钾离子排除，每小时尿量大于 40ml 或每日尿量大于 500ml 方可补钾。

3．B。低钾血症的心电图是 QT 间期延长，ST 段下降，T 波低平、增宽、双向、倒置，U 波出现，故 B 对。高钾血症的心电图表现：ST 段缩短，T 波高尖，QRS 波增宽，P 波消失，窦室传导，故 A 错。高钙血症的心电图特征：ST 段缩短或消失，QRS 波群之后即继以 T 波，故 C 错。出现房室传导阻滞、室性期前收缩、非阵发性交界性心动过速、二度或三度房室传导阻滞肯定是洋地黄中毒，PR 间期延长往往提示已达到治疗量。

十七、临终患者的护理

1．进行尸体护理时，头下垫一软枕的目的是
A．防止面部淤血变色
B．用于安慰家属
C．便于家属识别
D．保持尸体整洁
E．保持尸体位置良好

2．临终患者通常最早出现的心理反应期是
A．否认期
B．协议期
C．愤怒期
D．接受期
E．忧郁期

3．目前医学界主张判断死亡的诊断标准是
A．瞳孔散大固定
B．各种反射消失
C．呼吸停止
D．心搏骤停
E．脑死亡

4．临终患者最后丧失的感觉是
A．视觉
B．嗅觉
C．味觉
D．听觉
E．触觉

5．某临终患者向护士叙述："我得病不怪别人，拜托你们尽力治疗，有什么新疗法，可以在我身上先试验，奇迹总是有的啊。"该患者处在心理反应的
A．否认期
B．愤怒期
C．协议期
D．忧郁期
E．接受期

6．患者，男性，28 岁。因车祸致颅脑损伤急诊入院，经医护人员全力抢救无效死亡。

其家属情绪激动,对医护人员说:"这么年轻的小伙子,进医院还能呼吸,怎么就死了!你们怎么治的?我家就这么一个孩子。"此时影响家属心理状态的主要因素是

A. 医院急救设备陈旧
B. 护士和家属交流受限
C. 家属对结果无法接受
D. 医护人员技术水平欠佳
E. 家属缺乏对护士的信任

7. 患者,男性,70岁。因脑出血急诊入院,目前患者各种反射消失,瞳孔散大,心搏停止,呼吸停止,脑电波平坦。目前该患者处于

A. 生物学死亡期
B. 深昏迷期
C. 濒死期
D. 临床死亡期
E. 临终状态

8. 患者,男性,62岁。吞咽困难1个月余,经检查后确诊为食管癌并肝转移。患者哭泣、烦躁,目前该患者的心理反应是

A. 否认期
B. 愤怒期
C. 协议期
D. 抑郁期
E. 接受期

(9~10题共用题干)

患者,男性,27岁。车祸伤及内脏出现循环衰竭症状,经抢救无效死亡。

9. 护士进行尸体护理的前提是

A. 患者的心搏、呼吸停止后
B. 患者的意识丧失之后
C. 抢救工作效果不显著时
D. 在家属的请求之后
E. 医师做出"死亡"诊断之后

10. 尸体护理时,为了防止面部淤血,易于辨认,护士应采取的护理措施是

A. 洗脸,闭合眼睑
B. 头下垫枕头
C. 擦洗身体,堵塞身体孔道
D. 第1张尸体识别卡系于右手腕部
E. 第2张尸体识别卡别在尸单外面的腰部

答案与解析

1. A。进行尸体护理时,应将床支架放平,使尸体仰卧,头下置一软枕,以防止面部淤血变色。

2. A。否认期是个体得知自己即将死亡后的第1个反应,是为了暂时逃避残酷现实对自己所产生的强烈压迫感,此反应是患者所采取的一种心理防御机制,旨在有较多的时间调整自己去面对死亡。

3. E。1968年,在世界第22次医学大会上,美国哈佛医学院特设委员会发表报道,提出了新的死亡概念,即脑死亡,指出不可逆的脑死亡是生命活动结束的象征,是目前医学界主张判断死亡的标准。

4. D。临终患者的知觉改变表现为视觉逐渐减退,由视觉模糊发展到只有光感,最后视力消失。眼睑干燥,分泌物增多。听觉常是人体最后消失的一个感觉。

5. C。在协议期,患者开始接受自己已患绝症的现实,已承认存在的事实,希望能发生奇迹。患者为了尽量延长生命,希望有好的治疗方法,并会做出许多承诺作为延长生命的交换条件。

6. C。如果患者死亡来得过快或突然死亡,家属会感到措手不及,完全没有心理准备,对结果无法接受,家属的内心会觉得愧疚,总感到还应为亲人多做些事情,此时可能会产生责怪或怀疑医护人员的疏忽,而产生复杂的心理反应和行为。

7. A。目前医学界逐步开始主张将脑死亡作为判断死亡的标准,认为脑死亡后,生命活动将无法逆转。而脑电波平直是脑死亡的重

要判断依据。故可知该患者脑死亡不可逆。生物学死亡期时中枢神经系统出现不可逆的变化，与患者表现符合。

8. B。愤怒期的患者通常会生气、愤怒、怨恨、嫉妒，产生"这不公平，为什么是我！"的心理反应。该患者有烦躁表现，应属于愤怒期。

9. E。尸体护理应在确认患者死亡，医师开具死亡诊断书后尽快进行，这样既可减少对其他患者的影响，也可防止尸体僵硬。

10. B。进行尸体护理时，应将床支架放平，使尸体仰卧，头下置一软枕，留一层大单遮盖尸体，防止面部淤血变色。

十八、医疗和护理文件的书写

1. 书写病室交班报告应先书写
A. 危重患者
B. 转入患者
C. 手术患者
D. 出院患者
E. 新入院患者

2. 护士在执行医嘱时**不能**
A. 根据需要自行调整医嘱
B. 严格遵守医嘱执行制度
C. 有疑问时重新核对医嘱
D. 患者有不良反应时复核医嘱
E. 抢救时执行医师的口头医嘱

3. 患者住院期间，病案中排列在最前面的是
A. 医嘱单
B. 体温单
C. 入院记录
D. 门诊病历
E. 住院病案首页

4. 在护理实践中，护士有权拒绝执行医嘱的情形是
A. 护理程序太烦琐
B. 医嘱中需要监测的生理指标太多

C. 需要额外的劳动和支出
D. 医嘱有错误
E. 费用太昂贵

5. 在下列患者中，护士在书写交班报告时首先应写
A. 4床，患者甲，上午10时转呼吸科
B. 18床，患者乙，上午9时入院
C. 21床，患者丙，上午8时手术
D. 25床，患者丁，下午行胸腔穿刺术
E. 41床，患者戊，医嘱特级护理

6. 体温单底栏的填写内容是
A. 体温
B. 脉搏
C. 呼吸
D. 住院天数
E. 胃液引流量

7. "地西泮5mg，po，sos"属于
A. 长期医嘱
B. 长期备用医嘱
C. 临时医嘱
D. 临时备用医嘱
E. 短期医嘱

8. 护士可以执行医师口头医嘱的情况是医师在
A. 抢救患者时
B. 手术开始前
C. 电话告知时
D. 外出会诊时
E. 换药期间

9. 护士在体温单上绘制肛温的符号为
A. ⊙（蓝色）
B. ○（蓝色）
C. ●（红色）
D. ×（蓝色）
E. ●（蓝色）

10. 属于长期医嘱的是
A. 地塞米松 5mg，iv，qd
B. 奎尼丁 0.2g，po，q2h×5
C. 超声
D. 地西泮（安定）5mg，po，sos
E. 呋塞米（速尿）5mg，im，st

11. <u>不需要</u>记录患者出入量的情况是
A. 心力衰竭伴下肢水肿
B. 大面积烧伤
C. 大叶性肺炎
D. 肝硬化伴腹水
E. 肾功能不全

12. 护士在处理医嘱时，应先执行
A. 新开的长期医嘱
B. 长期备用医嘱
C. 临时备用医嘱
D. 临时医嘱
E. 停止医嘱

13. 医师为某患者开具医嘱：青霉素肌内注射。护士在核对医嘱时，注意到该患者无青霉素用药史记录，医师也未开具青霉素皮试医嘱。此时，护士应首先
A. 拒绝转抄医嘱
B. 向护士长报告
C. 执行医嘱
D. 为患者行青霉素皮试
E. 向医师提出加开皮试医嘱

14. 某患者自行排便 1 次，灌肠后又排便 2 次，在体温单上正确的记录是
A. $3\frac{2}{E}$
B. $\frac{1}{2E}$
C. $\frac{2}{E}$
D. $\frac{1}{E}$
E. $1\frac{2}{E}$

15. 患者因心绞痛入院。患者疼痛剧烈。医嘱：吗啡 5mg，iv。护士认为医嘱存在错误，去找这位医师沟通，医师拒绝修改。护士的做法<u>不妥</u>的是
A. 报告护士长
B. 报告上级医师
C. 按医嘱执行
D. 暂缓执行医嘱
E. 报告科主任

16. 患者，女性，34 岁。今早主诉昨晚夜间多梦易醒，下午医师开出医嘱：地西泮 5mg，po，sos。当晚患者睡眠良好，该项医嘱未执行。值班护士应在次日上午，在该项医嘱栏内
A. 用红笔写上"失效"
B. 用蓝笔写上"失效"
C. 用红笔写上"未用"
D. 用蓝笔写上"未用"
E. 用红笔写上"作废"

（17～18 题共用题干）
患者，女性，55 岁。因急性有机磷农药中毒到急诊科进行抢救，经过洗胃等抢救，现患者病情稳定。

17. 护士在抢救结束后要及时据实补记抢救记录和护理病历，时间为
A. 2 小时内
B. 3 小时内
C. 6 小时内
D. 8 小时内
E. 9 小时内

18. 患者需要复印病历，<u>不能</u>复印的病历资料是
A. 体温单
B. 化验单
C. 门诊病历

D. 会诊记录
E. 医学影像资料

答案与解析

1. D。书写病室交班报告时先写离开病区的患者（出院、转出、死亡），再写新进入病区的患者（入院、转入），最后写本班重点患者（手术、分娩、危重及有异常情况的患者）。同一栏内的内容，按床号先后顺序书写报告。

2. A。医嘱是医师根据患者病情的需要，为达到诊治的目的而拟定的嘱咐，由医护人员共同执行。凡已写在医嘱单上而又不需执行的医嘱，不得贴盖、涂改，应由医师在该项医嘱的第2个字上重叠用红笔写"取消"字样，并在医嘱后用蓝（黑）钢笔签全名。护士不得擅自更改医嘱。

3. B。住院期间病历排列顺序依次：体温单（按时间先后倒排）、医嘱单（按时间先后倒排）、入院记录、病史及体格检查、病程记录（手术、分娩记录单等）、会诊记录、各种检验和检查报告、护理记录单、医疗与护理文件、长期医嘱执行单、住院病历首页、门诊和（或）急诊病历等。

4. D。护士执行医嘱时必须做到准确无误，对有疑问的医嘱，必须核对清楚后方可执行。发现违反法律法规或诊疗规定的医嘱，要及时向开具医嘱的医师提出，必要时向科室报告。

5. A。书面接班报告顺序：先写离开病区的患者（出院、转出、死亡），再写进入病区的患者（入院、转入），最后写本班重点患者（手术、分娩、危重及有异常情况的患者）。同一栏内的内容，按床号先后顺序书写报告。

6. E。底栏的内容包括血压、出入量、尿量、大便次数、体重、身高及其他等。数据以阿拉伯数字记录，免写计量单位，用蓝（黑）钢笔填写在相应栏内。胃液引流量属于出入量。

7. D。sos 指代临时备用医嘱，医师开写医嘱起12小时内有效，必要时用，过期未执行则失效。

8. A。护士在一般情况下不执行口头医嘱，只有在抢救或手术过程中医师下口头医嘱时才执行，执行护士应先复诵一遍，医师护士确认无误后方可执行，事后应及时据实补写医嘱。

9. B。体温符号中口温以蓝点"●"表示，腋温以蓝叉"×"表示，肛温以蓝圈"○"表示。

10. A。qd 为每日1次，长期医嘱；q2h×5 为口服每2小时1次，共5次，按临时医嘱处理；超声属于临时医嘱；sos 属于临时备用医嘱，12小时内有效；st 为立即执行，属于临时医嘱。

11. C。护理人员有必要掌握正确地测量和记录患者每日液体的摄入量和排出量，以作为了解病情、做出诊断、决定治疗方案的重要依据。常用于休克、大面积烧伤、大手术后或心脏病、肾病、肝硬化腹水等患者。

12. D。医嘱处理的原则是先临时后长期，需即刻执行临时医嘱，而临时备用医嘱是病情需要时才执行。

13. E。护士执行医嘱时必须做到准确无误，对有疑问的医嘱，必须核对清楚后方可执行。发现违反法律法规或诊疗规定的医嘱，要及时向开具医嘱的医师提出，必要时向科室报告。

14. E。大便符号：未解大便为"0"；大便失禁为"※"；人工肛门为"☆"；灌肠为"E"，灌肠后排便以E作分母、排便作分子表示，例如"$\frac{1}{E}$"表示灌肠后排便1次；"$1\frac{2}{E}$"表示自行排便1次，灌肠后又排便2次；"$\frac{4}{2E}$"表示灌肠2次后排便4次。

15. C。发现违反法律，法规或者诊疗技术的医嘱，要及时向开医嘱的医师提出，必要时向科室负责人或者医疗卫生机构的有关人员报告。执行错的医嘱，可能会导致患者严重损害。

16．C。由医师开写在临时医嘱单上，12小时内有效。如地西泮5mg，po，sos，过时未执行，则由护士用红笔在该项医嘱栏内写"未用"二字。

17．C。医疗与护理文件的书写原则要求书写应及时，如因抢救未能及时记录的文件，应在抢救结束后6小时内补记。

18．D。患者或其代理人有权复印或复制的病历资料有患者的门（急）诊病历、住院志、体温单、医嘱单、化验单（检验报告）、医学影像检查资料、同意书、手术及麻醉记录单、病理报告、护理记录、出院记录等，不包含会诊记录。

第 2 章 循环系统疾病患者的护理

一、循环系统解剖生理

1. 心脏自身的血液供应主要来自于
   A. 主动脉
   B. 锁骨下动脉
   C. 冠状动脉
   D. 肺动脉
   E. 肺静脉

2. 心脏正常窦性心律的起搏点是
   A. 心房
   B. 窦房结
   C. 房室结
   D. 希氏束
   E. 左心室

3. 下列具有自律性的心肌细胞为
   A. 心房肌细胞
   B. 心室肌细胞
   C. 乳头肌细胞
   D. 心内膜细胞
   E. 窦房结

4. 心包腔内液体的生理作用是
   A. 维持心包腔内压力
   B. 润滑作用
   C. 营养心肌
   D. 免疫作用
   E. 维持心肌张力

5. 正常情况下心室的除极方向是
   A. 由心内膜到心外膜
   B. 由心外膜到心内膜
   C. 由心底到心尖
   D. 由心尖到心底
   E. 由左到右

6. 二尖瓣的解剖位置是
   A. 左心房与左心室之间
   B. 右心房与右心室之间
   C. 右心室与肺动脉之间
   D. 左心室与主动脉之间
   E. 左心房与肺动脉之间

7. 三尖瓣的解剖位置在
   A. 左心室和主动脉之间
   B. 右心室和肺动脉之间
   C. 左心室和左心房之间
   D. 右心房和右心室之间
   E. 主动脉和肺动脉之间

答案与解析

1. C。心脏的血液供应来自左、右冠状动脉，灌流主要在心脏舒张期。
2. B。心脏正常窦性心律的起搏点是窦房结。
3. E。心脏传导系统的细胞均能发出冲动（自律性），但以窦房结的自律性最高，为正常人心脏的起搏点。
4. B。心脏外层为心外膜，即心包的脏层，紧贴于心脏表面，与心包壁层之间形成一个间隙称为心包腔，腔内含少量浆液，在心脏收缩和舒张时起润滑作用。
5. A。正常人心室除极从心内膜朝心外膜方向，而复极是从心外膜向心内膜；左心室基底部与右心室肺动脉圆锥部是心室最后除极部位。
6. A。左心房、左心室之间的瓣膜称二尖瓣，右心房、右心室之间的瓣膜称三尖瓣，两侧瓣膜均有腱索与心室乳头肌相连。

7. D。三尖瓣位于右心房和右心室间的瓣膜，A 选项为主动脉瓣，B 选项为肺动脉瓣，C 选项为二尖瓣，E 不存在瓣膜。

二、心功能不全患者的护理

1. 导致左心室压力负荷过重的病因是
   A．二尖瓣关闭不全
   B．主动脉瓣关闭不全
   C．甲状腺功能亢进症
   D．高血压
   E．肺动脉瓣狭窄

2. 临床治疗心力衰竭时，应用洋地黄的主要目的是
   A．增强心肌收缩力
   B．减慢心室率
   C．调节心肌耗氧量
   D．抑制心脏传导系统
   E．提高异位起搏点的自律性

3. 服用下列药物时，需常规测量脉搏或心率的是
   A．普萘洛尔（心得安）
   B．地西泮（安定）
   C．洋地黄
   D．泼尼松（强的松）
   E．氯丙嗪

4. 地高辛用于治疗心力衰竭的主要药理作用是
   A．扩张冠状动脉
   B．增强心肌收缩力
   C．减轻心脏前负荷
   D．减少心律失常的发生
   E．降低心脏的传导性

5. 右心功能不全主要临床症状出现的病理生理基础是
   A．肺循环淤血
   B．体循环淤血
   C．心肌损害
   D．心室重构
   E．血流动力学改变

6. 慢性左心功能不全患者最主要的临床表现是
   A．咳嗽
   B．心悸
   C．下肢水肿
   D．肝大
   E．呼吸困难

7. 长期服用呋塞米的心力衰竭患者护士应重点关注的不良反应是
   A．低钾血症
   B．低镁血症
   C．低钠血症
   D．脱水
   E．发热

8. 为慢性心力衰竭患者进行输液治疗时，输液速度宜控制在
   A．每分钟 10～20 滴
   B．每分钟 20～30 滴
   C．每分钟 30～40 滴
   D．每分钟 40～50 滴
   E．每分钟 50～60 滴

9. 提示左侧心力衰竭的临床表现是
   A．奇脉
   B．平脉
   C．水冲脉
   D．脉搏短绌
   E．交替脉

10. 关于硝普钠的主要药理作用，正确的叙述是
    A．利尿
    B．减慢心率

C. 心排血量增加
D. 增强心肌收缩力
E. 扩张动、静脉减轻心脏负荷

11. 慢性左心功能不全最早出现的症状是
A. 劳力性呼吸困难
B. 心源性哮喘
C. 水肿
D. 咳粉红色泡沫痰
E. 食欲缺乏

12. 患者，男性，55岁。因心力衰竭收入院，采用地高辛治疗，护士查房时，患者主诉食欲明显缺乏，视物模糊，护士测心率每分钟50次，心律失常，上述症状最可能的原因是
A. 心力衰竭加重
B. 颅内压增高
C. 心源性休克
D. 低钾血症
E. 洋地黄中毒

13. 患者，男性，55岁。大面积烧伤，半小时内输入500ml液体后突然出现气促、呼吸困难，咳粉红色泡沫样痰，为该患者吸氧时湿化瓶内放入的液体是
A. 乙醇溶液
B. 温开水
C. 蒸馏水
D. 矿泉水
E. 生理盐水

14. 患者，男性，69岁。以"肺源性心脏病"而入院治疗，护士对患者进行身体评估发现下列症状，其中提示其右心功能不全的是
A. 口唇发绀
B. 呼吸急促
C. 表情痛苦
D. 肝颈静脉回流征阳性
E. 双肺底可闻及散在湿啰音

15. 患者，男性，55岁。因心力衰竭使用洋地黄进行治疗。治疗期间的下列医嘱中，护士应提出质疑和核对的是
A. 氯化钾溶液静脉滴注
B. 生理盐水静脉滴注
C. 5%葡萄糖溶液静脉滴注
D. 葡萄糖酸钙溶液静脉滴注
E. 乳酸钠溶液静脉滴注

16. 患者，女性，50岁。因心力衰竭入院。诊断为心功能Ⅱ级。患者应表现为
A. 不能从事任何体力活动
B. 日常活动后出现呼吸困难，休息后缓解
C. 轻微活动后出现呼吸困难，休息后不易缓解
D. 一般活动不引起困乏、呼吸困难
E. 休息时即有呼吸困难

17. 慢性心力衰竭患者经非手术治疗，病情好转出院。以下陈述表明患者还没有充分了解出院指导的是
A. "如果我睡不好觉，只能坐起来才能睡着，我应当来复诊。"
B. "如果我呼吸越来越短，越来越急，我应当来复诊。"
C. "如果我饮食没变化，但体重越来越重，我应当来复诊。"
D. "如果我把开的药都吃完了，病情没什么变化，就来复诊继续开药。"
E. "如果我咳嗽、发热，应当先把剩下的抗生素吃掉，然后来复诊。"

18. 患儿，女，9岁。患有先天性心脏病，应用强心苷类药物治疗。护士对其家长进行有关饮食营养的健康教育时，应强调多给患儿进食
A. 富含钠的食物
B. 富含钾的食物
C. 富含钙的食物
D. 富含镁的食物
E. 富含铁的食物

19. 患者，女性，52岁。因慢性心力衰竭，长期低盐饮食，用利尿药、洋地黄类药物治疗后，近日出现疲乏、食欲缺乏、淡漠、嗜睡等，应首先考虑其发生了
A．左侧心力衰竭加重
B．洋地黄类药物中毒
C．电解质紊乱
D．继发感染
E．消化不良

20. 患者，女性，66岁。因心功能不全需采用洋地黄进行治疗，护士在给药前，应特别监护
A．血压
B．呼吸
C．心律
D．体温
E．瞳孔

（21～22题共用题干）

患者，男性，62岁。高血压10年。夜间睡眠中突然憋醒，大汗淋漓，被迫坐起，喘息，咳粉红色泡沫痰，双肺闻及广泛哮鸣音，给予乙醇湿化吸氧。

21. 采用乙醇湿化吸氧的目的是
A．湿化气道
B．净化气道
C．降低通气阻力
D．降低肺泡表面张力
E．降低肺泡内泡沫的表面张力

22. 乙醇的浓度是
A．20%～30%
B．30%～40%
C．40%～50%
D．50%～60%
E．60%～80%

答案与解析

1．D。左心室压力负荷增加常见于高血压、主动脉瓣狭窄。肺动脉瓣狭窄会造成右心室压力负荷增加；A、B、C均会导致心脏容量负荷增加。

2．A。洋地黄可增强心肌收缩力，抑制心脏传导系统。对迷走神经系统的直接兴奋作用是洋地黄的一个独特优点，长期应用地高辛，即使较少剂量也可对抗心力衰竭时交感神经兴奋的不利影响。

3．C。洋地黄类药物会引起心律失常，因此，服用洋地黄之前需监测脉搏或心率。

4．B。地高辛具有正性肌力作用；此药选择性地与心肌细胞膜 Na^+,K^+-ATP酶结合而抑制该酶活性，使心肌细胞膜内外 Na^+-K^+ 主动耦联转运受损，心肌细胞内 Na^+ 浓度升高，从而使肌膜上 Na^+-Ca^{2+} 交换趋于活跃，使细胞质内 Ca^{2+} 增多，肌浆网内 Ca^{2+} 储量亦增多，心肌兴奋时，有较多的 Ca^{2+} 释放；心肌细胞内 Ca^{2+} 浓度增高，激动心肌收缩蛋白从而增加心肌收缩力，是治疗心力衰竭的主要药理作用机制。

5．B。右心功能不全的主要表现是体循环淤血引起的。

6．E。呼吸困难是慢性左心功能不全最主要的临床表现，包括劳力性呼吸困难、阵发性夜间呼吸困难、端坐呼吸。

7．A。呋塞米是排钾利尿药，长期服用应注意低钾血症的发生。

8．B。慢性心力衰竭患者24小时输液量宜控制在1500ml内，输液速度每分钟20～30滴。

9．E。左侧心力衰竭可出现交替脉。

10．E。硝普钠为动静脉血管扩张药，主要在急性心力衰竭或急症高血压发生时用于快速降血压，减轻心脏前、后负荷。

11．A。程度不同的呼吸困难是左侧心力衰竭最主要的症状，表现为劳力型呼吸困难，

夜间阵发型呼吸困难等。

12．E。食欲缺乏、视物模糊、心律失常是洋地黄制剂中毒反应的临床表现。

13．A。患者咳粉红色泡沫痰，是急性肺水肿的表现，应给予高流量吸氧，氧气中加入20%～30%乙醇湿化，以降低肺泡内泡沫的表面张力，使泡沫破裂消散。

14．D。肝-颈静脉回流征阳性是右侧心力衰竭的体征，E是左侧心力衰竭的体征。

15．D。洋地黄与葡萄糖酸钙合用会加重洋地黄的毒性反应，导致心律失常。

16．B。心功能Ⅱ级的表现是日常活动后出现心悸、呼吸困难。

17．E。慢性心功能不全的患者出现咳嗽、发热时，应当立即复诊，不应擅自使用药物。

18．B。强心苷类药物属于正性肌力药物，具有增强心肌收缩力，改善心脏灌注功能的作用，常用于心功能不全和多种心律失常患者的治疗。但是用量不当时可引起中毒症状，而钾离子对这一中毒症状有拮抗作用。因此，饮食中注意补充钾盐可以有效预防强心苷中毒现象。

19．B。洋地黄中毒最重要的反应是各类心律失常，此外可表现为食欲缺乏、恶心、呕吐等胃肠道反应，以及头痛、倦怠、视物模糊等神经系统表现。该患者长期低盐饮食与使用利尿药，易造成低钾血症状态，增加洋地黄中毒的发生率，再结合该患者的临床表现，可判断患者很有可能发生了洋地黄中毒。

20．C。老年人、心肌缺血缺氧、重度心力衰竭、低钾及低镁血症、肾功能减退等情况对洋地黄较敏感，需注意其用量和严密观察患者用药后的反应。使用洋地黄前应监护患者的脉搏、心律，当患者脉搏低于60次/分或节律不规则应暂停给药并通知医师。

21．E。急性肺水肿患者用乙醇湿化给氧的目的是降低肺泡内泡沫的表面张力，使泡沫破裂消散。

22．A。乙醇湿化给氧时，浓度为20%～30%。

三、心律失常患者的护理

1．最危急的心律失常类型是
A．窦性心动过速
B．心房颤动
C．室上性心动过速
D．房室传导阻滞
E．心室颤动

2．下列因素中，可能引起窦性心动过缓的是
A．缺氧
B．发热
C．失血性贫血
D．甲状腺功能亢进症
E．高钾血症

3．心动过缓是指安静状态下成年人脉搏每分钟少于
A．40次
B．50次
C．60次
D．70次
E．80次

4．通过解除紧张情绪能缓解的心律失常是
A．窦性静止
B．房性期前收缩
C．心室颤动
D．室性期前收缩
E．三度房室传导阻滞

5．预防室性心律失常的最佳方法是
A．适宜的锻炼
B．保持情绪稳定
C．良好的饮食习惯
D．经常进行健康体检
E．控制器质性心脏病病情

6．心室颤动患者的脉搏特征是
A．快而规则
B．慢而规则
C．快而不规则

D. 慢而不规则

E. 摸不到

7. 窦性心动过速是指心率大于

A. 每分钟 80 次

B. 每分钟 100 次

C. 每分钟 120 次

D. 每分钟 160 次

E. 每分钟 180 次

8. 频发期前收缩的心律失常患者，不可饮用浓茶的目的主要是避免

A. 影响铁的摄入

B. 过多液体的摄入

C. 过多咖啡因的摄入

D. 过多 K^+ 的摄入

E. 过多 Ca^{2+} 的摄入

9. 诊断心律失常最有效的检查方法是

A. 心电图

B. 心电向量图

C. 心尖冲动图

D. 超声心动图

E. 心脏磁共振

10. 心律失常时选用利多卡因进行治疗，其主要作用机制是

A. 阻滞钾通道

B. 阻滞 β 受体

C. 阻滞钙通道

D. 阻滞 α 受体

E. 阻滞钠通道

11. 患者，女性，60 岁。因急性心肌梗死入院，病情不稳定。该患者出现哪项心律失常时需高度警惕心室颤动的发生

A. 房室传导阻滞

B. 窦性心动过缓

C. 室上性心动过速

D. 心房颤动

E. 室性心动过速

12. 患者，女性，28 岁。主诉心悸不适来诊，医嘱行心电图检查。护士在给该患者做心电图检查时单极胸导联 V_1 电极应放在

A. 胸骨右缘第 4 肋间

B. 胸骨左缘第 4 肋间

C. 左腋前线第 4 肋间

D. 左腋中线第 5 肋间

E. 左锁骨中线与第 5 肋间相交点

13. 患者，男性，70 岁。行 12 导联心电图检查，其中 V_1 导联电极的安放位置应为下图中的

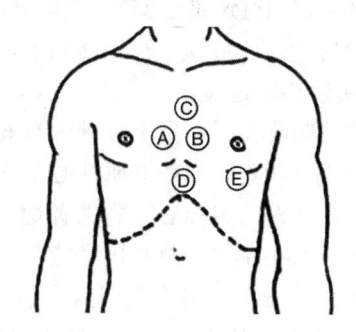

A. Ⓐ

B. Ⓑ

C. Ⓒ

D. Ⓓ

E. Ⓔ

14. 患者，男性，42 岁。码头搬运工人。安装永久性起搏器 10 天后出院。正确的出院指导是

A. 可以恢复正常工作

B. 可以行磁共振检查

C. 学会每天自测脉搏

D. 术侧上肢只能下垂，不能抬起

E. 1 年内无心律失常可取出永久性起搏器

答案与解析

1. E。心室颤动是最危急的心律失常类型，一旦出现应立即抢救。

2. E。睡眠、运动员、急性下壁心肌梗死、

颅内疾病、高钾血症都可引起窦性心动过缓。甲状腺功能亢进症、缺氧、发热、贫血会引起窦性心动过速。

3．C。安静状态下成年人脉搏每分钟少于60次称为心动过缓，超过100次称为心动过速。

4．D。药物中毒、电解质紊乱、精神不安、过量烟酒等亦能诱发室性期前收缩。

5．E。室性心律失常常发生于器质性心脏病患者，因此，预防室性心律失常最佳的方法是控制器质性心脏病病情。

6．E。心室颤动患者的脉搏是摸不到。

7．B。窦性心动过速是指安静状态下成年人心率每分钟超过100次，若心率低于每分钟60则为窦性心动过缓。

8．C。频发期前收缩是指1分钟内有6次以上的室性期前收缩，多在器质性心脏病基础上出现。正常人与各种心脏病患者均可发生期前收缩。浓茶中含有咖啡因，能使人体心搏加快、血压升高，易引发期前收缩。

9．A。①心电图是诊断心律失常的重要标准；②超声心动图是诊断心力衰竭的重要标准；③心电向量图是记录心脏各瞬间产生的电激动在立体的方向及大小的一种特殊检查，仅记录一个心电周期；④心尖冲动图是在心尖部位记录心尖冲动而引起的低频振动的曲线图形，测定心脏收缩和舒张功能；⑤心脏磁共振用来观察心脏的形态和运动功能，多用于诊断冠状动脉的疾病。

10．E。利多卡因是钠离子通道阻滞药物，是目前防治急性心肌梗死及各种心脏病并发快速室性心律失常药物，是急性心肌梗死的室性期前收缩、室性心动过速及心室颤动的首选药。

11．E。尖端扭转型室性心动过速可进展为心室颤动或猝死。

12．A。V_1导联应放在胸骨右缘第4肋间，反映右心室的电位变化。

13．A。V_1导联：胸骨右缘第4肋间，反映右心室的电位变化。

14．C。出院后教会患者每天自测脉搏2次，出现脉搏比设置频率低10%或再次出现安装起搏器前的症状应及时就医，C正确；告知患者应避免强磁场和高电压的场所，B错误；装有起搏器的一侧上肢应避免做用力过度或幅度过大的动作，并不是不能抬起，D错误；刚出院患肢还没恢复，肯定是不能正常工作的，A错误；术后要定期随访，E错误。

四、先天性心脏病患者的护理

1．属于发绀型先天性心脏病的是
A．法洛四联症
B．室间隔缺损
C．动脉导管未闭
D．房间隔缺损
E．主动脉缩窄

2．护理法洛四联症患儿时，给予充足水分的主要目的是
A．预防形成脑血栓
B．预防并发肺感染
C．预防并发亚急性细菌性心内膜炎
D．预防心力衰竭
E．预防中枢神经系统感染

3．先天性心脏病患儿出院时对家长的健康宣教，<u>错误</u>的是
A．避免患儿长时间剧烈哭闹
B．积极参加各种体育运动
C．避免受凉、防止感冒
D．少量多餐，给予高蛋白质、高热量、易消化的饮食
E．按免疫程序接种疫苗

4．关于先天性心脏病儿童的个性心理特征表现，<u>错误</u>的叙述是
A．性格内向
B．情绪不稳
C．依赖心理增强
D．明显的恐惧感

E. 记忆力强

5. 患儿，2岁。诊断为动脉导管未闭。对该患儿做健康指导时，**不妥**的是
A. 建立合理的生活制度
B. 充分运动，增强体质
C. 合理营养，促进生长
D. 预防呼吸道感染
E. 指导定期复诊

6. 患儿，男，3岁。诊断为法洛四联症。患儿缺氧发作时宜采取的体位是
A. 去枕平卧位
B. 取半坐位
C. 膝胸卧位
D. 患儿头肩抬高15°～30°
E. 侧卧位

7. 患儿，男，6岁。患轻度室间隔缺损，尚未治疗。现因龋齿须拔牙，医师在拔牙前给予抗生素，其目的是预防
A. 上呼吸道感染
B. 牙龈炎
C. 支气管炎
D. 充血性心力衰竭
E. 感染性心内膜炎

8. 法洛四联症患儿缺氧发作时，使用普萘洛尔（心得安）进行治疗的目的是
A. 控制惊厥
B. 减慢心率
C. 减少水、钠潴留
D. 抑制呼吸中枢
E. 纠正代谢性酸中毒

9. 患儿，5岁。在门诊诊断为"房间隔缺损"，拟择期手术治疗。门诊护士对家属的健康教育要点，**错误**的是
A. 本病为一种先天性心脏病
B. 经过治疗，大多数情况下预后良好
C. 治疗方案以手术为主
D. 术前最重要的是防止皮肤破损
E. 术前注意保暖，避免着凉、感冒

10. 患儿，3岁。出生4个月后出现发绀，剧烈哭闹时有抽搐史。发育比同龄儿童稍差，平时经常感冒。体格检查：槌状指，嘴唇发绀明显；心前区闻及Ⅲ级收缩期喷射样杂音。X线胸片提示肺血少，右心室增大。最可能的临床诊断是
A. 房间隔缺损
B. 室间隔缺损
C. 动脉导管未闭
D. 法洛四联症
E. 肺动脉狭窄

11. 患儿，女，6月龄。室间隔缺损，哭闹时常有口唇发绀。对其饮食护理正确的是
A. 勿边喂食、哺乳边吸氧
B. 每餐宜喂饱，以保证营养
C. 提供低蛋白质易消化食物
D. 喂食、哺乳后取仰卧位以利消化
E. 喂食、哺乳过程中可暂停，给予休息

12. 患儿，男，10岁。室间隔缺损，拟次日行室间隔缺损修补术。夜间护士巡视病房时发现患儿不肯入睡，哭诉不想手术。此时患儿主要护理问题是
A. 活动无耐力
B. 营养失调，低于机体需要量
C. 潜在并发症，心力衰竭
D. 有感染的危险
E. 焦虑/恐惧

13. 患儿，男，3岁。哭闹时出现口唇发绀，听诊闻及胸骨左缘收缩期杂音，考虑为先天性心脏病。最具有诊断价值的检查是
A. 心电图
B. X线检查
C. 超声心动图
D. 血常规检查
E. 心肌标志物检查

14. 患者，女性，27岁。患风湿性瓣膜病、二尖瓣狭窄伴关闭不全2年，1周前因感冒后病情加重入院治疗。**不正确**的护理措施是
A. 空腹服用阿司匹林
B. 定时测体温，注意热型
C. 卧床休息减少活动
D. 进食高热量、高蛋白质、清淡易消化饮食
E. 保持口腔清洁

15. 患儿，女，3岁。患法洛四联症，心功能Ⅳ级。护士对患儿家长建议患儿最合适的手术时机是
A. 立即
B. 择期
C. 学龄前
D. 成年后
E. 心功能改善后

16. 患儿，女，2岁。患法洛四联症，近日准备行手术治疗，下列护理措施**错误**的是
A. 进一步诊断检查
B. 预防感染
C. 保证睡眠与休息
D. 增加活动量
E. 吸氧

17. 患儿，男，3岁。生后即发现心脏有杂音，曾患肺炎3次，剧烈活动后气促，有时出现发绀。查体：生长发育落后，胸骨左缘3~4肋间闻及Ⅳ级粗糙收缩期杂音。对患儿家长进行健康教育时，**错误**的是
A. 保证绝对卧床休息
B. 供给充足的营养
C. 预防感冒，及时控制肺炎
D. 适时实施手术治疗
E. 做好保护性隔离，防止感染

答案与解析

1. A。发绀型先天性心脏病最严重，由于畸形的存在，致右心压力增高并超过左心而血液从右向左分流，引起全身持续性发绀。如法洛四联症。

2. A。法洛四联症患儿血液黏稠度高，发热、出汗、吐泻时，加重血液浓缩易形成血栓，因此，要注意供给充足液体。

3. B。先天性心脏病患儿心功能不好，不应参加剧烈体育活动，应保持劳逸结合，B错误；患儿长时间剧烈哭闹易造成缺氧，加重病情，A正确；患儿应避免受凉，防止呼吸道感染，C正确；给予少量多餐、高蛋白质、高热量、易消化饮食，保证营养需要，D正确；应按时接种疫苗，E正确。

4. E。先天性心脏病患儿常有生长发育落后，A、B、C、D均符合本病患儿的心理特征，只有E记忆力强不正确。

5. B。先天性心脏病患儿应保证充足的休息，根据病情适当安排活动量，减少心脏负担。

6. C。膝胸卧位时下肢屈曲，体循环阻力增加，使右心室分流减少，肺循环增加，同时下肢屈曲，使静脉回流量减少，减轻了右心室负荷，使右向左分流减少，从而缺氧症状暂时得以缓解。

7. E。室间隔缺损者，为预防感染性心内膜炎，应在拔牙、做扁桃体或其他咽部手术时预防性使用抗生素。

8. B。普萘洛尔有减慢心率、缩小脉压、减少心排血量的作用。法洛四联症患儿缺氧发作时，使用普萘洛尔可以缓解缺氧症状。

9. D。房间隔缺损是一种先天性心脏病，本病预后一般较好，A、B正确；治疗以介入治疗或手术为主，C正确；术前最重要的是防止感染，应避免着凉、感冒，E正确，D错误。

10. D。发绀、杵状指、右心室增大、心前区有收缩期喷射性杂音等均是法洛四联症的临床表现。

11. E。患儿的饮食护理应该注意给予充足营养蛋白质、能量和维生素，提倡少量多餐，避免呛咳和呼吸困难，因此，符合此要求的

只有喂哺过程中可暂停，从而保证患儿氧气吸入并避免呛咳。

12．E。室间隔缺损是最常见的先天性心脏病，可单独存在也可与其他心脏畸形同时存在。手术修补术适用于存在中型或大型缺损的患儿，对于此类患儿，焦虑是其常见的护理问题，多与疾病的威胁和对手术的担忧有关。联系题干中该患儿哭诉不想手术可知，目前该患儿存在的主要问题是焦虑/恐惧。

13．C。先天性心脏病最具有诊断价值的检查是超声心动图，其比X线更能够准确地提供各心腔的大小，以及心脏瓣膜结构与功能情况，C正确；心电图是诊断心律失常的重要标准，A错误；心肌标志物检查主要是心肌梗死的诊断标准，E错误；血常规检查对于先天性心脏病的诊断无意义，D错误。

14．A。心脏瓣膜病患者有发生栓塞的可能，因此，需要评估栓塞的危险程度，必要时遵医嘱服用阿司匹林等抑制血小板聚集的药物，预防附壁血栓形成和血栓。但是阿司匹林属于非甾体类消炎药，对胃黏膜有一定的刺激，因此，不宜在空腹时服用。

15．E。法洛四联症手术年龄一般在2岁以上。在体外循环下做心内直视手术，切除流出道肥厚部分，修补室间隔缺损，纠正主动脉骑跨。如肺血管发育较差不宜做根治手术，则以姑息分流手术为主，以增加肺血流量，待年长后一般情况改善时再做根治术。患儿心功能较差时，应在心功能改善后再进行手术。

16．D。先天性心脏病患儿应作息规律，保证充足的睡眠，根据病情安排适当的活动量。集中护理，避免引起患儿情绪激动和大哭大闹。术前为保证心功能，不可增加活动量，以免影响手术。

17．A。根据题干可知患儿为室间隔缺损，休息是恢复心脏功能的重要条件。休息可减少组织对氧的需要，减少心脏负担，使症状缓解。所以应安排好患儿的作息时间，保证休息和睡眠。但也应根据病情安排适当活动量，而非绝对卧床休息。

五、高血压患者的护理

1．通过利尿作用达到降血压效果的药物是
A．氯沙坦
B．硝苯地平
C．普萘洛尔
D．氢氯噻嗪
E．卡托普利

2．根据血压水平的定义和分类，血压130/88mmHg属于
A．正常血压
B．正常高值
C．1级高血压
D．2级高血压
E．3级高血压

3．利尿药降低血压的主要作用机制是
A．减少血容量
B．阻断β受体
C．阻断α受体
D．阻滞钙通道
E．扩张小动脉

4．原发性高血压的治疗药物卡托普利最常见的不良反应是
A．头痛
B．乏力
C．心率增快
D．心率减慢
E．刺激性干咳

5．3级高血压是指血压的范围为
A．收缩压160～180mmHg，舒张压90～100mmHg
B．收缩压160～180mmHg，舒张压100～110mmHg
C．收缩压≥180mmHg，舒张压90～

100mmHg

D. 收缩压≥180mmHg，舒张压100～110mmHg

E. 收缩压≥180mmHg，舒张压≥110mmHg

6. 患者，男性，42岁。诊断高血压3年。性情温和，体态匀称。平素面食为主，饮食清淡，喜食咸菜等腌制食品。目前对其最主要的饮食护理指导是

A. 低脂肪饮食
B. 低磷饮食
C. 低钠饮食
D. 低蛋白质饮食
E. 低纤维素饮食

7. 患者，男性，71岁。身高170cm，体重80kg。患高血压20年，为控制患者体重所采取的措施<u>不应包括</u>

A. 制订个体化膳食方案
B. 监测体重变化
C. 吃减肥药
D. 规律运动
E. 控制饮食

8. 患者，男性，50岁。高血压2年，体态肥胖，无烟酒嗜好，为减轻患者体重，适宜的运动是

A. 散步
B. 举重
C. 冬泳
D. 攀岩
E. 跳绳

9. 患者，男性，70岁。高血压15年。昨日受凉后出现剧烈头痛、头晕、呕吐。体格检查：血压200/130mmHg。遵医嘱给予硝普钠降血压。用药护理正确的是

A. 提前配制
B. 肌内注射
C. 静脉注射
D. 快速静脉滴注
E. 避光静脉滴注

10. 患者患原发性高血压3年。入院后给予降血压药等治疗。在用药护理中指导患者改变体位时动作宜缓慢，其目的为

A. 避免发生高血压脑病
B. 避免发生高血压危象
C. 避免发生急进型高血压
D. 避免发生直立性低血压
E. 避免血压增高

11. 患者，女性，50岁。初诊为高血压，目前血压维持在145/85mmHg。护士在评估中发现患者喜好下列食物。护士应指出，其中最<u>不利于</u>控制高血压的食物是

A. 猪肝
B. 鲫鱼
C. 瘦肉
D. 河虾
E. 竹笋

12. 患者，女性，66岁。高血压病史多年。曾多次发生短时间肢体麻木或眩晕，持续几分钟后恢复正常，发作时曾有跌倒现象。目前最重要的护理措施是

A. 给予低脂肪、低盐、低胆固醇饮食
B. 向患者讲解疾病相关知识
C. 安抚患者情绪
D. 指导患者配合，进行有效安全防护
E. 嘱患者戒烟、限酒

13. 患者，女性，52岁。诊断为高血压急症，医嘱呋塞米（速尿）20mg，iv。执行后患者出现乏力、腹胀、肠鸣音减弱的症状。该患者可能发生了

A. 高钾血症
B. 低钾血症
C. 高钠血症
D. 低钠血症
E. 低氯血症

14. 患者，男性，68岁。因高血压来诊。医嘱给予口服降血压药治疗，患者应自行测量、记录血压。测量血压的最佳时段是
A．服用降血压药前
B．服用降血压药后
C．两次服用降血压药之间
D．服用降血压药30分钟后
E．服用降血压药2小时后

15. 患者，女性，50岁。最近血压波动在（160～170）/（90～95）mmHg，诊断为高血压，属于
A．舒张期高血压
B．收缩期高血压
C．1级高血压
D．2级高血压
E．3级高血压

16. 患者，男性，70岁。高血压10年。今在服用降血压药后出现头晕、恶心、乏力。体格检查：血压110/70mmHg，脉搏每分钟106次。目前最主要的处理措施是
A．吸氧
B．肌内注射止吐药
C．心电监护
D．加服降血压药
E．安置头低足高位

17. 患者，男性，41岁。近期出现头晕、乏力，连续3天血压（140～150）/（90～96）mmHg。患者的血压属于
A．正常值
B．正常高值
C．1级高血压
D．2级高血压
E．3级高血压

18. 患者，男性，70岁。高血压病病史20年，糖尿病病史15年。平时血压控制在（160～170）/（100～105）mmHg。患者的高血压危险度分层属于

A．无危险组
B．低度危险组
C．中度危险组
D．高度危险组
E．很高度危险组

19. 患者，男性，55岁。原发性高血压，身高176cm，体重86kg。该患者属于
A．体重低下
B．体重正常
C．体重超重
D．重度肥胖
E．中度肥胖

20. 患者，男性，35岁。近半年来，血压升高较快，伴有心悸、多汗、头痛、烦躁等，上周出现视物模糊征象来诊。查体：血压262/127mmHg，心率180次/分，心浊音界向左下扩大。该患者可能是
A．高血压1级
B．高血压2级
C．高血压3级
D．高血压危象
E．高血压脑病

21. 患者，男性，53岁。吸烟史10年，血压维持在145/90mmHg左右。护士建议该患者的随诊频率是
A．每月1次
B．每1～3个月1次
C．每3个月1次
D．每3～6个月1次
E．每6～9个月1次

（22～24题共用题干）
　　患者，女性，78岁。因右侧肢体活动不便4小时入院，入院时神志清楚，呼吸每分钟18次，脉搏每分钟90次，血压165/95mmHg，右侧肢体肌力2级，既往有高血压和糖尿病史。

22. 护士对该患者及其家属进行入院宣教，宣教重点是
A. 请不要到医师、护士办公室翻看病历
B. 主治医师的专业方向
C. 应该尽早开始进行康复锻炼
D. 当前应该卧床休息，不可自行起床活动
E. 应该每天进行身体清洁

23. 医嘱要求急送该患者行 CT 检查，护士首先必须
A. 告诉其家属 CT 室方位
B. 先给患者吸氧 30 分钟后再送检查
C. 安排用平车送患者前往
D. 查看检查单是否已经收费
E. 报告护士长请求外出

24. 该患者回到病床后，护士应该立即完成的护理措施是
A. 睡硬板床
B. 双侧上床栏
C. 插留置导尿管
D. 保持左侧卧位
E. 进行手术前准备

（25~26 题共用题干）
患者，男性，70 岁。有高血压病史 10 年。2 小时前排便用力后突然出现头痛、喷射状呕吐，言语不清，跌倒在地，急诊就诊。

25. 分诊护士最恰当的处理是
A. 优先心血管内科急诊
B. 优先神经外科急诊
C. 优先普外科急诊
D. 优先骨科急诊
E. 进一步询问病史

26. 接诊护士在配合医师体检时，**不正确**的做法是
A. 扶患者坐起，听双肺呼吸音
B. 测量生命体征，观察瞳孔、意识
C. 迅速建立静脉通道

D. 头部放置冰袋
E. 禁食、禁饮

答案与解析

1．D。氯沙坦属于血管紧张素受体拮抗药，硝苯地平属于钙通道阻滞药，普萘洛尔属于β受体阻滞药，卡托普利属于血管紧张素转化酶抑制药。只有氢氯噻嗪是利尿药。

2．B。收缩压 120~139mmHg，舒张压 80~89mmHg 为血压的正常高值。1 级高血压是指收缩压 140~159mmHg，舒张压 90~99mmHg。2 级高血压指收缩压 160~179mmHg，舒张压 100~109mmHg。3 级高血压是指收缩压≥180mmHg，舒张压≥110mmHg。

3．A。利尿药是通过利钠排水、降低细胞外高血容量、减轻外周血管阻力发挥降血压作用。

4．E。卡托普利属于血管紧张素转化酶抑制药（ACEI）类药物，该药最常见的不良反应是刺激性干咳。

5．E。1 级高血压是指收缩压 140~159mmHg，舒张压 90~99mmHg。2 级高血压指收缩压 160~179mmHg，舒张压 100~109mmHg。3 级高血压是指收缩压≥180mmHg，舒张压≥110mmHg。

6．C。高血压患者应限制钠盐摄入，每天钠盐摄入量应低于 6g。

7．C。高血压非药物治疗：①控制能量摄入，以控制体重；②减少钠盐摄入，增加钾盐摄入；③减少脂肪摄入；④戒烟、限酒；⑤适当运动；⑥减少精神压力。

8．A。高血压患者可根据年龄和血压水平选择适宜的运动方式。中老年人具体运动项目可选择步行、慢跑、太极拳等。运动频率一般每周 3~5 次，每次持续 30~60 分钟。注意劳逸结合，以不出现不适反应为宜，避免竞技性和力量型运动。

9．E。硝普钠溶液应现配现用，因其见光易分解，使用时应避光静脉滴注。

10．D。降血压药常见的不良反应为低血压，为了防止发生直立性低血压，在用药护理中指导患者改变体位时动作宜缓慢。

11．A。高血压患者饮食指导：限制钠盐摄入，每天钠盐摄入量应少于 6g；增加钾的摄入；减少含钠盐调味品的使用量；减少含钠较高的加工食品，如咸菜、火腿等。控制能量摄入，以控制体重。合理膳食，营养均衡，减少脂肪摄入，少吃或不吃肥肉和动物内脏，补充适量蛋白质，多吃蔬菜，增加粗纤维素食物摄入。

12．D。该患者高血压病史多年，且多次发生跌倒现象，护士对该患者最重要的护理措施是避免受伤，进行有效的安全防护。

13．B。呋塞米（速尿）属于排钾利尿药，用药过程中应监测血钾及有无乏力、腹胀、肠鸣音减弱等低钾血症的表现，注意补钾。

14．E。遵医嘱应用降血压药物治疗，用药后 2 小时测量血压的变化以判断疗效，注意观察药物不良反应。

15．D。1 级高血压收缩压 140～159mmHg 或舒张压 90～99mmHg；2 级高血压收缩压 160～179mmHg 或舒张压 100～109mmHg；3 级高血压收缩压≥180mmHg 或舒张压≥110mmHg。单纯收缩期高血压收缩压≥140mmHg 和舒张压＜90mmHg。当收缩压和舒张压分属于不同分级时，以较高的级别作为标准。故该患者是 2 级高血压。

16．E。根据该患者的表现可判断其发生了低血压，护士的首要措施是协助患者采取下肢头低足高位平卧，促进下肢血液回流。

17．C。1 级高血压收缩压 140～159mmHg 或舒张压 90～99mmHg；2 级高血压收缩压 160～179mmHg 或舒张压 100～109mmHg；3 级高血压收缩压≥180mmHg 或舒张压≥110mmHg。单纯收缩期高血压收缩压≥140mmHg 和舒张压＜90mmHg。当收缩压和舒张压分属于不同分级时，以较高的级别作为标准。

18．E。首先患者属于 2 级高血压，其次患者年龄超过 55 岁，并伴有临床疾病（糖尿病），因此，属于极高度危险组。

19．C。体重指数（BMI）计算公式：体重（kg）/身高（m）^{2}，低于 18.5 为体重过轻，18.5～23.9 为正常，24.0～27.9 表示过重，28.0～32.0 表示肥胖，高于 32.0 表示非常肥胖，根据计算，该患者的身高体重指数是 27.76，属于体重超重状态。

20．D。高血压危象指患者在短期内血压明显升高，并出现头痛、烦躁、心悸、恶心、视力模糊等征象。收缩压可达 260mmHg，舒张压可达 120mmHg 以上。高血压脑病指血压突然或短期内明显升高的同时，出现中枢神经系统功能障碍。

21．B。患者的随访时间依据心血管风险分层，低危或中危者，每 1～3 个月随诊 1 次。高危者，至少每 1 个月随诊 1 次。该患者高血压 2 级，有吸烟史 10 年的危险因素，属于中危患者，应该每 1～3 个月随诊 1 次。

22．D。该患者右侧肌力二级，当前应当卧床休息，防止自行活动造成跌伤。

23．C。由于医嘱要求紧急，患者又丧失行动能力，因此要用平车运送。

24．D。患者右侧肢体肌力下降不能再受压，因此，应保持左侧卧位。

25．B。根据患者表现可知患者为高血压性脑出血导致的颅内压升高，应优先去神经内科或神经外科就诊。

26．A。高血压急症时患者应绝对卧床休息，避免一切不良刺激和不必要的活动，以免加重出血。故不能将患者扶起。

六、冠状动脉粥样硬化性心脏病患者的护理

1．对急性心肌梗死患者给予吸氧的主要目的是
A．改善心肌缺氧，减轻疼痛
B．预防心源性休克
C．减少心律失常

D. 防止心力衰竭
E. 促进坏死组织吸收

2. 缓解心绞痛发作最有效、作用最快的药物是
A. 硝苯地平
B. 普萘洛尔
C. 阿司匹林
D. 硝酸甘油
E. 阿托品

3. 关于心绞痛疼痛特点的叙述，**错误**的是
A. 阵发性前胸、胸骨后部疼痛
B. 劳累或情绪激动时发作
C. 可放射至心前区与左上肢
D. 持续时间长，像针刺刀扎样痛
E. 持续数分钟，为压榨性疼痛

4. 急性心肌梗死患者发病后 24 小时内主要的死亡原因是
A. 心脏破裂
B. 心律失常
C. 心力衰竭
D. 心源性休克
E. 室壁瘤

5. 冠心病患者宜采用的饮食是
A. 高热量饮食
B. 低盐饮食
C. 低胆固醇饮食
D. 高盐饮食
E. 低蛋白饮食

6. 心电图上鉴别急性心肌梗死与心绞痛最有意义的特点是
A. ST 段抬高
B. 病理性 Q 波
C. ST 段压低
D. Q 波消失
E. 宽大畸形的 QRS 波

7. 患者，男性，60 岁。因心绞痛就诊入院，给予硝苯地平治疗，该药物属于
A. 血管紧张素转化酶抑制药
B. 利尿药
C. 钙通道阻滞药
D. β 受体拮抗药
E. 硝酸酯类

8. 患者，男性，59 岁。冠心病、心绞痛 5 年。3 小时前发生心前区剧烈疼痛，服用硝酸甘油 3 片未缓解，急诊入院。心电图检查发现 ST 段弓背上抬，随后相应导联出现病理性 Q 波，血压 85/55mmHg，心率每分钟 108 次，律齐。入监护室观察治疗，经用药后疼痛缓解。7 小时后心电监测示血压 70/50mmHg，心率每分钟 118 次，患者烦躁不安，皮肤湿冷，此时最可能发生了
A. 脑出血
B. 室壁瘤破裂
C. 心源性休克
D. 心律失常
E. 心力衰竭

9. 患者，男性，62 岁。心绞痛 2 年。4 小时前出现胸骨中段剧烈疼痛，舌下含服硝酸甘油不能缓解。体格检查：心率增快，心尖部可闻及舒张期奔马律。心电图 ST 段抬高。该患者的检查结果最可能出现
A. 血糖降低
B. 白细胞减少
C. 血清心肌酶升高
D. C 反应蛋白降低
E. 红细胞沉降率正常

10. 某急性心肌梗死患者发病 48 小时后，要求到厕所排便，责任护士应该
A. 嘱家长陪同前往
B. 用开塞露后，再允许前往
C. 先给予缓泻药，再允许前往
D. 如无便秘史，应允许前往

E. 制止患者，指导其在床上使用便盆排便

11. 患者，男性，70岁。冠心病史15年。活动后出现心前区压榨样疼痛2小时。首选的治疗措施是
A. 口服螺内酯（安体舒通）
B. 嚼服铝碳酸镁（达喜）
C. 肌内注射哌替啶（度冷丁）
D. 舌下含服硝酸甘油
E. 口服氯苯那敏（扑尔敏）

12. 患者，男性，43岁。踢球时突感左臂及心前区剧痛，有濒死感，就地休息30分钟未缓解，伴烦躁不安、恶心、出冷汗，急送至急诊科。心电监护示多导联ST段弓背状抬高，T波倒置，可见异常深宽Q波，最可能发生了
A. 稳定型心绞痛
B. 急性心包炎
C. 急性心肌梗死
D. 心脏神经官能症
E. 急性主动脉夹层动脉瘤

13. 患者，女性，44岁。患心肌梗死住院治疗。首次静脉泵入硝酸甘油时，在30分钟内应特别注意的是
A. 尿量
B. 中心静脉压
C. 血氧饱和度
D. 心率
E. 血压

14. 某患者接受经皮冠状动脉介入治疗后回到病房，医嘱沙袋压迫股动脉穿刺点6小时。为防止局部出血和栓塞护士应重点观察
A. 呼吸
B. 心率
C. 血压
D. 足背动脉搏动
E. 肌力

15. 患者，女性，70岁。急性下壁心肌梗死，收入CCU病房。患者出现下列哪种心律失常最危险
A. 窦性心动过速
B. 偶发房性期前收缩
C. 窦性心律失常
D. 三度房室传导阻滞
E. 偶发室性期前收缩

16. 患者，男性，72岁。因急性前壁心肌梗死收入院。入院后已行面罩吸氧，建立静脉通路，心电监护显示频发、多源性室性期前收缩。护士在床边准备抢救用品，最重要的是
A. 血氧饱和度仪
B. 气管切开包
C. 吸痰器
D. 除颤仪
E. 呼吸机

（17～19题共用题干）
患者，男性，52岁。因"胸骨后压榨性疼痛半日"急诊入院。心电图：急性广泛前壁心肌梗死。

17. 升高最早也是恢复最早的心肌损伤标志物是
A. 天冬氨酸氨基转移酶
B. 乳酸脱氢酶
C. 肌酸激酶
D. 碱性磷酸酶
E. 谷氨酸转移酶

18. 为减轻患者疼痛，首选的药物是
A. 地西泮（安定）
B. 阿司匹林
C. 吗啡
D. 硝酸甘油
E. 硝苯地平（心痛定）

19. 最有可能导致患者24小时内死亡的原

因是
A．右侧心力衰竭
B．心源性休克
C．心室颤动
D．心脏破裂
E．感染

答案与解析

1．A。心肌梗死是心肌的缺血性坏死。是在冠状动脉病变的基础上发生冠状动脉血供急剧减少或中断，使相应的心肌严重而持久地急性缺血导致心肌坏死。吸氧是治疗急性心肌梗死（AMI）的基本措施之一，通过提高肺泡内氧分压来增加 SaO_2、PaO_2 及氧含量，纠正低氧血症，确保组织氧供应，缓解组织缺氧，改善心肌氧合，有助于梗死周围缺血心肌氧供，缩小梗死范围，减轻心肌缺氧性损伤，从而减轻患者疼痛。

2．D。硝酸甘油是缓解心绞痛发作最有效、作用最快的药物。心绞痛发作时给予患者舌下含服硝酸甘油，用药后注意观察患者胸痛变化情况。

3．D。心绞痛疼痛特点：①部位，主要在胸骨体中段或上段之后，可波及心前区，常放射至左肩、左臂内侧达环指和小指；②性质，为压迫、紧缩、憋闷、烧灼感，不像针刺或刀割样痛，偶伴濒死感；③诱因，体力劳动、情绪激动、饱餐、寒冷、吸烟、心动过速、休克等；④持续时间，疼痛出现后常逐渐加重，3～5 分钟逐渐消失；⑤休息或舌下含服硝酸甘油可缓解。

4．B。心律失常见于 75%～95% 的心肌梗死患者，多发生在起病 1～2 天，24 小时内最多见，心室颤动是心肌梗死早期，特别是入院前主要的死因。

5．C。冠心病由于脂质代谢不正常，血液中的一些类似粥样的脂类物质沉着在原本光滑的动脉内膜上，使动脉管腔增厚变硬，失去弹性和管腔变小，引起动脉粥样硬化病变，故应低胆固醇饮食。

6．B。心绞痛发作时，多数患者出现暂时性心肌缺血引起的 ST 段压低（>0.1mV），有时出现 T 波倒置，在平时有 T 波持续倒置的患者，发作时可变为直立。急性心肌梗死会出现 ST 段抬高、T 波倒置和病理性 Q 波。结合两者心电图分析，可知只有病理性 Q 波是最有意义的区别点。

7．C。硝苯地平属于钙通道阻滞药，该药的药理作用是阻止钙离子进入心肌细胞，能松弛平滑肌，舒张周围小动脉，降低外周血管阻力，从而使血压下降。

8．C。心肌梗死时有心源性休克，也有血容量不足、外周血管舒缩障碍等因素存在。根据该患者烦躁不安、皮肤湿冷、低血压、心率增快等表现可判断其发生了心源性休克。应在血流动力学监测下，采用升血压药、血管扩张药、补充血容量和纠正酸中毒等抗休克处理。

9．C。患者心绞痛 2 年。4 小时前出现胸骨中段剧烈疼痛，舌下含服硝酸甘油不能缓解，心率增快，心尖部可闻及舒张期奔马律。心电图 ST 段抬高，提示可能发生了急性心肌梗死。该患者的检查结果最可能出现血清心肌酶升高。

10．E。心肌梗死患者应预防便秘，增加富含纤维素食物的摄入；适当腹部按摩（按顺时针方向）；常规应用缓泻药；床边使用便盆。

11．D。硝酸甘油是缓解心绞痛发作最有效、作用最快的药物。心绞痛发作时给予患者舌下含服硝酸甘油，用药后注意观察患者胸痛变化情况。

12．C。稳定型心绞痛疼痛表现为胸骨体中、上段之后压榨性疼痛，持续 3～5 分钟，休息或含服硝酸甘油可缓解；心肌梗死疼痛程度更剧烈，持续数小时，休息和服用硝酸甘油不缓解。稳定型心绞痛心电图 ST 段压低；心肌梗死心电图 ST 段抬高呈弓背向上，宽而深的 Q 波，T 波倒置。

13．E。遵医嘱给予硝酸甘油药物治疗时应注意观察血压的变化，防止低血压的发生。

14．D。穿刺动脉血栓形成或栓塞是冠状动脉造影的并发症之一。穿刺动脉血栓形成或栓塞可引起动脉闭塞产生肢体缺血，术后应注意观察双下肢足背动脉搏动情况、皮肤颜色、温度、感觉改变；穿刺动脉血栓形成或栓塞也可引起致命性肺栓塞，术后应注意观察患者有无突然咳嗽、呼吸困难、咯血或胸痛，需积极配合给予抗凝或溶栓治疗。

15．D。①窦性心动过速时，患者可无任何症状。当心率过快时，患者可出现心悸、气短、胸闷、烦躁等症状。②偶发房性期前收缩是为最常见的心律失常之一，房性期前收缩通常无须治疗。症状或因房性期前收缩触发室上性心动过速时，应给予治疗。③窦性心律失常指窦房结不规则地发出激动所引起心房及心室的节律改变，一般不需要治疗。④三度房室传导阻滞又称为完全性房室传导阻滞，因为心室率缓慢，可出现晕厥、阿-斯综合征、心脏性猝死、心力衰竭、脑栓塞等并发症。

16．D。急性前壁心肌梗死有发生猝死的危险，当发现频发室性期前收缩，成对出现或呈非持续性室速，多源性或 RonT 现象的室性期前收缩及严重的房室传导阻滞时，应立即通知医师，遵医嘱应用利多卡因等药物，警惕心室颤动或心搏骤停、心脏性猝死的发生，因此，护士在准备床旁抢救仪器时最重要的是除颤仪。

17．C。肌酸激酶是升高最早也是恢复最早的心肌损伤标志物；肌酸激酶同工酶能较准确地反映梗死的范围，其高峰出现时间是否提前有助于判断溶栓治疗是否成功；心肌肌钙蛋白 I（cTnT）或 T（cTnT）是诊断心肌坏死最特异和敏感的首选指标。

18．C。吗啡可作为解除患者疼痛的首选药物。

19．C。心室颤动是急性心肌梗死患者主要的死因。

七、心脏瓣膜病患者的护理

1．二尖瓣面容特点是

A．两颊部蝶形红斑

B．两颊部紫红，口唇轻度发绀

C．两颊黄褐斑

D．午后两颊潮红

E．面部毛细血管扩张

2．确诊二尖瓣狭窄的最可靠的辅助检查是

A．心电图

B．CT

C．胸部 X 线片

D．超声心动图

E．心导管检查

3．风湿性心脏病二尖瓣狭窄患者，最常见的心律失常是

A．室性期前收缩

B．心房颤动

C．窦性心动过速

D．房室传导阻滞

E．室上性心动过速

4．预防风湿性心瓣膜病的根本措施是

A．长期服用抗风湿药物

B．积极防治链球菌感染

C．防止复发，卧床休息

D．增加营养，避免过劳

E．居室要防寒避湿

5．胸部 X 线检查心影呈梨形提示

A．心包积液

B．三尖瓣关闭不全

C．二尖瓣关闭不全

D．二尖瓣狭窄

E．主动脉瓣狭窄

6. 主动脉瓣狭窄患者的突出临床表现是
A. 胸痛伴眩晕
B. 乏力、下肢水肿
C. 呼吸困难、心绞痛和晕厥
D. 乏力、水肿、黑矇
E. 咯血伴声嘶

7. 主动脉瓣关闭不全的杂音听诊位置是

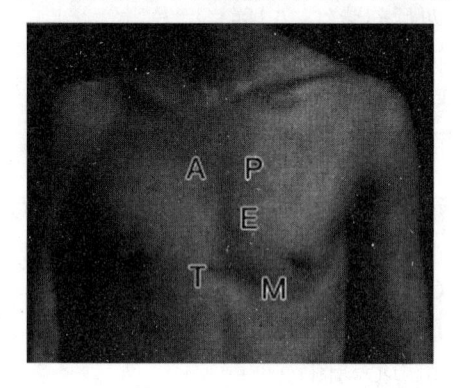

A. A
B. E
C. M
D. T
E. P

8. 患者，男性，54岁。因风湿性二尖瓣狭窄入院。护士给出活动无耐力的护理诊断，最主要的相关因素是
A. 冠状动脉灌注不足致心肌收缩无力
B. 心排血量减少致组织缺血
C. 胃肠道缺血致营养不良
D. 体循环淤血致机体水肿
E. 肺淤血致呼吸困难

9. 患者，男性，49岁。因风湿性心瓣膜病入院。给予抗感染和抗心力衰竭治疗后好转，拟于今日出院，护士在指导中应强调，预防链球菌感染最重要的措施是
A. 坚持锻炼，防止呼吸道感染
B. 减少运动，多休息
C. 坚持限制钠盐饮食

D. 减轻心理压力，增强康复信心
E. 定期复查，必要时做细菌培养

10. 患者，男性，62岁。2年前行"人工瓣膜置换术"，术后遵医嘱服用华法林。护士建议该患者日常生活中使用电动剃须刀剃须，主要目的是
A. 避免出血
B. 避免损伤皮肤引发感染性心内膜炎
C. 避免交叉感染
D. 方便老年人使用
E. 经济实用

11. 患者，女性，30岁。风湿性心脏病二尖瓣狭窄10年。近1个月常夜间憋醒，呼吸深快，伴有哮鸣音，端坐后可稍缓解，对夜间易发生喘憋的机制，正确的叙述是
A. 平卧回心血量增加
B. 膈肌抬高/下降
C. 交感神经张力增加
D. 小支气管舒张
E. 全身小动脉痉挛

（12~13题共用题干）
患者，女性，25岁。患风湿性心脏瓣膜病。不明原因持续发热1个月余，体温波动在37.5~38.5℃，应用多种抗生素治疗无效，今晨以"感染性心内膜炎"收住入院。

12. 现遵医嘱行血培养检查。抽取血培养标本时间的选择，正确的是
A. 第1日间隔1小时采血，共3次，体温升高时采血
B. 第1日间隔1小时采血，共3次，无须体温升高时采血
C. 第1日间隔1小时采血，共3次，寒战时采血
D. 入院3小时内采血，间隔1小时，共3次
E. 停用抗生素2~7天后采血，无须体温升高时采血

13. 入院后心脏彩超检查示二尖瓣有一大小约为 10mm×10mm 赘生物。据此，护士最应预防和关注的是
A. 心力衰竭
B. 肺部感染
C. 动脉栓塞
D. 出血
E. 深静脉血栓

答案与解析

1. B。重度二尖瓣狭窄者呈"二尖瓣面容"，口唇及双颊发绀。
2. D。超声心动图是明确和量化诊断二尖瓣狭窄的可靠方法。M 型超声示二尖瓣前叶活动曲线 EF 斜率降低，双峰消失，前后叶同向运动，呈"城墙样"改变。二维超声心动图可显示狭窄瓣膜的形态和活动度，测量瓣口面积。
3. B。心房颤动是二尖瓣狭窄常见的并发症。起始可为阵发性，之后转为慢性心房颤动。突发快速心房颤动常为左心房衰竭和右侧心力衰竭，甚至急性肺水肿的常见诱因。
4. B。风湿性心瓣膜病亦称慢性风湿性心脏病，是指急性风湿性心脏炎后所遗留下来的以心脏瓣膜病变为主的一种心脏病。预防风湿性心瓣膜病的关键在于积极防治风湿热，引起风湿病的病因为甲型溶血性链球菌感染，所以，预防风湿性心瓣膜病的根本措施是积极防治链球菌感染。
5. D。轻度二尖瓣狭窄时，X 线表现可正常。中、重度二尖瓣狭窄左心房显著增大时，心影呈梨形（二尖瓣型心脏）。
6. C。主动脉瓣狭窄的症状与心排血量减少所致体循环和重要器官供血不足有关，主要症状表现为三联征：头晕甚至晕厥，心绞痛和心源性呼吸困难。
7. B。主动脉瓣关闭不全时心尖搏动向左下移位，呈抬举性搏动。胸骨左缘第 3、4 肋间（图示位置 E）可闻及高调叹气样舒张期杂音，坐位前倾和深呼气时易听到。
8. B。二尖瓣狭窄患者常见的护理诊断是活动无耐力，与心排血量减少致组织供血不足有关。
9. A。对风湿性心脏瓣膜病的患者，应指导其适当锻炼、加强营养，提高机体抵抗力，注意防寒保暖，避免与上呼吸道感染患者接触，预防感染。
10. A。华法林为抗凝药，护士指导患者用电动剃须刀剃须主要是为了避免出血。
11. A。二尖瓣狭窄的临床症状主要取决于瓣口的狭窄程度，当瓣口面积小于 $1.5cm^2$ 时，左心房排血困难，肺部慢性阻塞性淤血，顺应性减低，临床上可出现气促、咳嗽、咯血、发绀等症状，咳嗽喘憋多在活动后和夜间入睡后，肺淤血加重时出现。
12. E。该患者已用过抗生素治疗，因此，应在停药 2～7 天后采血，感染性心内膜炎的菌血症为持续性，采集血培养标本时无须在体温升高时采血，故本题答案为 E。对于未经治疗的亚急性患者，应在第 1 天每间隔 1 小时采血 1 次，共 3 次。急性患者应立即采血，每隔 1 小时采血 1 次，共取 3 次。
13. C。心脏超声可见巨大赘生物的患者，应绝对卧床休息，防止赘生物脱落引起动脉栓塞。当患者突然出现胸痛、气急、发绀和咯血等症状，要考虑肺栓塞的可能；出现腰痛、血尿等考虑肾栓塞的可能；当患者出现神志和精神改变、失语、吞咽困难、肢体功能障碍、瞳孔大小不对称，甚至抽搐或昏迷征象时，警惕脑血管栓塞的可能；当出现肢体突发剧烈疼痛，局部皮肤温度下降，动脉搏动减弱或消失要考虑外周动脉栓塞的可能。

八、感染性心内膜炎患者的护理

1. 引起亚急性自体瓣膜心内膜炎最常见的致病菌是

A．草绿色链球菌
B．肺炎球菌
C．淋球菌
D．流感嗜血杆菌
E．金黄色葡萄球菌

2．患者，女性，45岁。反复不规则发热6个月，半个月前出现左下肢酸痛，行走困难，伴胸闷、心悸，被诊断为"亚急性感染性心内膜炎，二尖瓣脱垂伴关闭不全"，建议手术治疗。患者对手术非常担心，适宜的护理措施是
A．建议患者转院
B．告知患者手术已经安排，无法更改
C．向患者介绍手术成功的例子
D．告诉患者手术很简单
E．建议患者签名放弃治疗

3．患者，男性，38岁。感染性心内膜炎。患者住院期间突然出现失语、吞咽困难、瞳孔大小不等，神志模糊，最可能出现的并发症是
A．脑栓塞
B．肾栓塞
C．肺栓塞
D．脾栓塞
E．肝栓塞

答案与解析

1．A。急性感染性心内膜炎病原体主要是金黄色葡萄球菌，亚急性感染性心内膜炎病原体多见草绿色链球菌。

2．C。患者病情严重，需要手术治疗以缓解，患者担心的原因是恐惧手术失败危及生命。转院对于缓解对手术的担心没有帮助，A错误；患者可以选择不接受手术，话语冷漠，只会增加患者的担忧，B错误；D答案会误导患者，心脏的手术不是简单的手术；在患者能得到有效的治愈的情况下医护人员应保障患者的安全，让患者接受手术，E错误，只有C最符合题意。

3．A。动脉栓塞是感染性心内膜炎的表现之一，以脑栓塞和脾栓塞最常见。当患者出现神志和精神改变、失语、吞咽困难、肢体功能障碍、瞳孔大小不对称，甚至抽搐或昏迷征象时，提示脑血管栓塞；当患者突然出现胸痛、气急、发绀和咯血等症状，要考虑肺栓塞的可能；出现腰痛、血尿等考虑肾栓塞的可能。根据该患者的表现可判断出该患者最可能是脑栓塞。

九、心肌疾病患者的护理

1．对心肌疾病患者进行长期用药指导的内容**不包括**
A．药物的名称、剂量、用法
B．教会患者或家属观察药物的不良反应
C．教会患者或家属观察药物的疗效
D．根据药物疗效调整药物剂量
E．指导患者时间药效的观点

2．扩张型心肌病的主要体征是
A．听诊心脏杂音
B．叩诊心界扩大
C．咳粉红色泡沫痰
D．心率增快
E．出现心律失常

3．肥厚型心肌病患者猝死的先兆症状是
A．心悸
B．晕厥
C．心前区疼痛
D．全身乏力
E．呼吸困难

4．扩张型心肌病患者心脏结构最基本的改变是
A．室间隔肥厚
B．心室容积减少
C．单侧或双侧心腔扩大
D．左心室肥大

E．右心室流出道梗阻

5．护士指导梗阻性肥厚型心肌病患者避免屏气的主要目的是
A．避免心力衰竭
B．避免出血
C．防止晕厥
D．防止栓塞
E．防止抽搐

6．肥厚型心肌病是以下哪个部位的肥厚为特征
A．左心房和右心房
B．左心房和左心室
C．左心室和右心室
D．左心房
E．右心房和右心室

7．引起心肌炎最常见的病毒是
A．流感病毒
B．疱疹病毒
C．脊髓灰质炎病毒
D．ECHO病毒
E．柯萨奇B病毒

8．患者，女性，41岁。患有肥厚型心肌病，因胸痛1小时急诊入院。首要的护理措施是
A．绝对卧床
B．给予1～2L/min吸氧
C．给予高热量饮食
D．建立静脉通道
E．预防呼吸道感染

9．患者，男性，30岁，农民。患病毒性心肌炎经治疗后康复出院。出院医嘱要求患者出院后限制活动6个月，患者认为现无不适现象，询问为何不能下地干农活，护士向患者说明此时合理休息的主要原因是
A．减少疲劳感
B．减轻精神压力
C．减少心肌耗氧量
D．恢复体力，增强体质
E．增加战胜疾病的信心

10．患者，男性，31岁。因梗阻性肥厚型心肌病入院治疗，患者常有胸痛症状出现，护士须告知其避免胸痛发作的诱因，其中**不包括**
A．突然屏气
B．持举重物
C．情绪激动
D．饱餐
E．长时间卧床

11．某病毒心肌炎患者出院时，护士嘱其限制重体力活动，预防病毒的重复感染。其目的是预防哪种疾病的发生
A．风湿性心瓣膜病
B．二尖瓣脱垂
C．肥厚型心肌病
D．扩张型心肌病
E．限制型心肌病

12．患者，女性，32岁。因心悸、水肿、端坐呼吸入院，诊断为肥厚型心肌病。护士采集健康史时，针对病因，首先应询问的是该患者**有无**
A．应用化疗药物
B．病毒感染史
C．家庭装修史
D．酗酒史
E．家族史

答案与解析

1．D。药物指导：①说明药物的名称、剂量、用法；②教会患者及其家属观察药物疗效及不良反应；③遵医嘱用药，不可自行调整药物剂量；④定期门诊随访，症状加重时立即就医。
2．B。心脏扩大为扩张型心肌病的主要体征。
3．B。晕厥是肥厚型心肌病患者猝死先兆。
4．C。扩张型心肌病主要特征是一侧或双侧

心腔扩大，心肌收缩功能减退，可产生心力衰竭。最基本的心脏结构改变是单侧或双侧心腔扩大。

5．C。晕厥是肥厚型心肌病患者猝死先兆。患者应避免疼痛和晕厥的诱因，包括劳累、激烈运动、突然屏气或站立、持重、情绪激动、饱餐、寒冷刺激、戒烟酒。

6．C。肥厚型心肌病是一类由常染色体显性遗传造成的原发性心肌病，以心室壁非对称性肥厚、心室腔缩小、左心室血液充盈受阻为主要病理特征。

7．E。各种病毒都可引起心肌炎，其中以引起肠道和上呼吸道感染的病毒最多见。肠道病毒为微小核糖核酸病毒，其中柯萨奇B组病毒占30%~50%。

8．A。心肌病患者疼痛发作时应立即停止活动，卧床休息，以减少心肌耗氧。

9．C。病毒性心肌炎病毒的直接侵害和免疫反应介导致使心肌细胞损害，使心脏舒缩功能障碍；劳累可导致心肌耗氧量增加，诱发心悸、胸闷、胸痛或心前区隐痛、头晕、呼吸困难等症状，而合理休息可减少心肌耗氧量。

10．E。心肌病患者应注意避免发病诱因：剧烈运动、突然屏气或站立、持重物、情绪激动、饱餐、寒冷刺激、烟酒。

11．D。持续的病毒感染对心肌组织的直接损伤，以及自身免疫细胞、自身抗体或细胞因子介导的心肌损伤等均可导致和诱发扩张型心肌病。

12．E。肥厚型心肌病是一类由常染色体显性遗传造成的原发性心肌病，以心室壁对称或非对称性肥厚、心室腔缩小、左心室血液充盈受阻为主要病理特征。本病多为家族性常染色体显性遗传，因此，护士在采集病史时首先应询问患者有无家族史。

十、心包疾病患者的护理

1．护士配合医师进行心包穿刺操作时，正确的是
A．术前嘱患者禁食2~3小时
B．术前准备阿托品
C．第1次可抽液350ml以上
D．抽液中禁止夹闭胶管
E．术后待心包引流液小于每天50ml时可拔管

2．心包炎患者做出下列哪项表述时，护士应对其加强饮食教育
A．"医院的饭菜太淡，我自己带了几个咸鸭蛋。"
B．"我的身体正在恢复，要每天吃点肉和鱼。"
C．"每天饭菜量必须足够，不能饿着。"
D．"我每天都要吃一些新鲜水果。"
E．"要多吃蔬菜，不然会便秘。"

3．我国目前最常见的缩窄性心包炎的病因是
A．风湿性
B．化脓性
C．结核性
D．真菌性
E．创伤性

4．听诊时为清楚的听到急性心包炎患者的心包摩擦音，患者应采取的体位是
A．端坐位
B．坐位且身体后仰
C．坐位且身体前倾
D．右侧卧位
E．左侧卧位

5．我国缩窄性心包炎最常见的病因是
A．创伤
B．肿瘤
C．结核菌感染
D．化脓性细菌感染
E．非特异性感染

6．患者，男性，30岁。心悸、气短10天来诊。超声心动图检查后诊断为心包积液，体

检时最<u>不可能</u>出现的体征是
A. 颈静脉怒张
B. 肝大
C. 奇脉
D. 动脉血压升高
E. 脉压减小

7. 患者，女性，38 岁。缩窄性心包炎 1 年，拟择日行心包切除术。夜班护士发现患者失眠，心率每分钟 120 次，双手颤抖。沟通中患者表示特别担心手术发生意外，但又因病情重不敢不行手术。护士采取的措施<u>不妥</u>的是
A. 向患者介绍手术成功的病例
B. 告诉患者手术没有任何风险
C. 向患者说明手术目的
D. 教会患者使用放松技术
E. 鼓励家属在探视时给予心理支持

8. 患者，男性，54 岁。因"心悸、气短 10 天"来诊。超声心动图检查后诊断为心包积液，医生给予心包穿刺，术后护理<u>不正确</u>的是
A. 穿刺部分覆盖无菌纱布
B. 密切观察生命体征
C. 若进行引流需做好引流管的护理
D. 心电、血压监测 2 小时
E. 指导患者立即下床活动

答案与解析

1. B。心包穿刺术术前禁食 4～6 小时，术前准备抢救药品，如阿托品；术中严格无菌操作，抽液过程中随时夹闭胶管，防止空气进入心包腔；抽液要缓慢，每次抽液量不超过 300ml，以防急性右心室扩张，一般第 1 次抽液量不宜超过 100ml，若抽出新鲜血，应立即停止抽吸；心包引流者需做好引流管的护理，待间断每天心包抽液量＜25ml 时拔除导管。

2. A。心包炎患者饮食护理：加强营养，进食高热量、高蛋白质、高维生素的易消化饮食，限制钠盐摄入。

3. C。缩窄性心包炎继发于急性心包炎。我国以结核性心包炎最为常见，其次为化脓性或创伤性心包炎后演变而来。

4. C。急性心包炎患者一般采取半坐卧位或坐位，出现心脏压塞者被迫采取前倾坐位。故本题患者应采取的体位是坐位且身体前倾。

5. C。缩窄性心包炎在我国最常见的病因是结核性，其次为化脓性、创伤性。近年认为非特异性、尿毒症性、红斑狼疮性心包炎也可引起缩窄性心包炎；肿瘤性、放射性和心脏直视手术引起缩窄性心包炎者在逐年增多；偶有血吸虫、阿米巴等寄生虫感染、心包异物、乳糜性心包炎引起的缩窄性心包炎。

6. D。大量心包积液可使收缩压下降，而舒张压变化不大，故脉压变小，可累及静脉回流，出现颈静脉怒张、肝大、水肿及腹水等。心包积液造成心脏压塞也可出现体循环静脉淤血、颈静脉怒张、静脉压升高、奇脉等体征。故本题中动脉血压升高是不可能出现的体征。

7. B。患者术前紧张焦虑，护士应该详细解释手术的相关情况及成功案例，进行相应的心理辅导，但是不可告诉患者手术没有任何风险，任何手术都有风险。

8. E。心包穿刺拔除穿刺针后，穿刺部位覆盖无菌纱布，用胶布固定；穿刺后 2 小时内继续心电、血压监测，嘱患者休息，并密切观察生命体征变化。此时不宜下地活动，以免出现意外。

十一、周围血管疾病患者的护理

1. 血栓闭塞性脉管炎最常见的病变部位是
A. 上肢大动脉
B. 上肢大静脉
C. 下肢大动脉

D. 下肢中、小动静脉

E. 上肢中、小动静脉

2. 下肢静脉曲张早期的主要症状是
A. 下肢酸胀感
B. 曲张静脉破裂出血
C. 足踝部肿胀
D. 肢端坏疽
E. 血栓性静脉炎

3. 血栓闭塞性脉管炎早期的典型症状是
A. 经久不愈的溃疡
B. 间歇性跛行
C. 肢端湿性坏疽
D. 足背动脉搏动消失
E. 血栓形成

4. 患者，男性，37岁。患下肢静脉曲张，采取患肢穿弹力袜的方式治疗，患者每天开始穿弹力袜的最佳时间是
A. 晚上上床睡觉前
B. 感到患肢酸胀时
C. 早晨出门上班前
D. 午间休息时
E. 清晨起床前

5. 患者，男性，63岁。因下肢不适6个月入院就诊，被诊断为下肢静脉曲张。护士最可能观察到的典型临床表现是
A. 皮肤溃疡
B. 足部水肿
C. 下肢酸胀乏力
D. 下肢静脉迂曲、隆起
E. 足部皮肤苍白、发冷、肌萎缩

6. 患者，男性，43岁。因左下肢静脉曲张行大隐静脉高位结扎剥脱术。术后该患者的患肢应
A. 平放
B. 内收

C. 外展
D. 抬高
E. 垂落床边

7. 患者，男性，40岁。行血栓闭塞性脉管炎术后，为了解手术肢体远端血供情况，护士应观察的体征**不包括**
A. 双侧足背动脉搏动
B. 皮肤温度
C. 皮肤颜色
D. 皮肤出血
E. 皮肤感觉

8. 患者，女性，63岁。因右下肢静脉曲张行大隐静脉高位结扎剥脱术。术后护士指导其使用弹力绷带的正确方法是
A. 包扎前应下垂患肢
B. 手术部位的弹力绷带应缠绕得更紧
C. 两圈弹力绷带之间不能重叠
D. 由近心端向远心端包扎
E. 包扎后应能扪及足背动脉搏动

9. 患者，女性，39岁。下肢静脉曲张数年，近日行硬化剂注射疗法。护士对其进行健康教育，正确的内容是
A. 绷带加压包扎期间不能行走
B. 绷带加压包扎期间可以久站
C. 坐时双膝可长久采取交叉位
D. 绷带加压包扎1个月
E. 可穿紧身衣裤

10. 患者，男性，34岁。左足麻木、疼痛，走路时小腿酸、易疲劳，足底有硬胀感。初步诊断为血栓闭塞性脉管炎。可确诊的辅助检查是
A. 肢体抬高试验
B. 静脉注射硫酸镁10ml
C. 仔细检查肢体各种脉搏搏动情况
D. 行交感神经阻滞
E. 行动脉造影

(11～12题共用题干)

患者,男性,46岁。右下肢发冷、小腿抽痛、足趾麻木半年余,1周前出现右足趾持续性疼痛难忍,夜间尤甚,以血栓闭塞性脉管炎收入院。医师告知其应积极配合治疗,多做伯格运动,否则有截肢危险。现在患者坐卧不安,经常无故地发怒,与家人争吵,对医护人员的服务不满。

11. 此时对其进行心理护理,主要是减轻该患者的
A. 焦虑
B. 紧张
C. 恐惧
D. 绝望
E. 抑郁

12. 护士指导其做伯格运动的主要目的是
A. 减轻下肢水肿
B. 促进患者舒适
C. 减慢肢体坏疽速度
D. 促进侧支循环建立
E. 提高日常活动能力

答案与解析

1. D。血栓闭塞性脉管炎病变主要累及四肢的中、小动脉和静脉,以下肢多见。常起始于动脉,后累及静脉,由远端向近端发展。

2. A。下肢静脉曲张早期仅在长时间站立后患肢小腿感觉沉重、酸胀、乏力和疼痛。

3. B。血栓闭塞性脉管炎临床表现为肢端发绀、发凉,间歇性跛行为典型症状,然后持续性疼痛,出现下肢肌萎缩,肢端干性坏疽。

4. E。穿弹力袜可促进静脉回流,延缓病情进展。穿弹力袜时应抬高患肢,排空曲张静脉内的血液后再穿,因此,清晨起床前是最好的穿弹力袜的时间。

5. D。下肢静脉曲张主要表现为长时间站立后患肢小腿感觉沉重、酸胀和乏力;体征为下肢浅静脉扩张、隆起和迂曲。故护士最可能观察到的典型临床表现为下肢静脉迂曲、隆起。

6. D。下肢静脉曲张剥脱术后患肢抬高30°,术后24小时可鼓励患者下地行走,以避免深静脉血栓形成。

7. D。血栓闭塞性脉管炎术后应密切观察生命体征的变化和切口渗血情况;观察患肢远端的皮肤温度、色泽、感觉和脉搏强度以判断血管重建后的通畅度。

8. E。穿弹力袜时,应平卧并抬高患肢,故A错误。排空曲张静脉内的血液后再穿。弹力性绷带自下而上包扎,不妨碍关节活动,故C、D错误。保持合适的松紧度,以能扪及足背动脉搏动及保持足部正常皮肤温度为宜。

9. D。硬化剂注射疗法是将硬化剂注入曲张的静脉后引起的炎症反应使之闭塞,适用于局部轻度静脉曲张或手术后残留的静脉曲张。绷带加压包扎期间行走可促进下肢静脉回流,避免深静脉血栓形成,A错误;避免长时间站立,双膝交叉过久,穿紧身衣裤等影响静脉回流和增加静脉压的因素,B、C、E错误。

10. E。血栓闭塞性脉管炎行动脉血管造影(DSA)时,主要表现为肢体远端动脉的节段性受累,有时近端动脉也有节段性病变。DSA检查可明确动脉阻塞的部位、程度、范围和侧支循环的建立情况,能与动脉栓塞鉴别,对血栓闭塞性脉管炎的诊断有确诊价值。

11. A。由于患肢疼痛和趾端坏死使患者备受病痛折磨,甚至对治疗失去信心,医护人员应以极大的同情心关心、体贴患者,给患者以心理支持,帮助其树立战胜疾病的信心,积极配合治疗和护理。

12. D。伯格运动可建立侧支循环。方法:平卧,抬高患肢45°以上,维持2～3分钟;再坐起,患肢下垂于床旁2～5分钟,同时做足背屈、跖屈和旋转运动;恢复平卧,将患肢放平休息5分钟。

十二、心搏骤停患者的护理

1. 心肺复苏后的处理措施**不包括**
   A. 维持有效的循环和呼吸功能
   B. 维持水、电解质和酸碱平衡
   C. 防治脑缺氧和脑水肿
   D. 做好心理护理，减轻患者的恐惧心理
   E. 由家属代为陪护，满足患者的情感需求

2. 心脏复苏首选的药物是
   A. 阿托品
   B. 利多卡因
   C. 肾上腺素
   D. 异丙肾上腺素
   E. 氧化钙

3. 心肺脑复苏（CPR）CAB 三个步骤中的"A"是指
   A. 胸外心脏按压
   B. 人工呼吸
   C. 清理口腔污物
   D. 开放气道
   E. 头部降温

4. 心肺复苏时首选的给药途径是
   A. 中心静脉输注
   B. 气管内注射
   C. 心内注射
   D. 外周静脉滴注
   E. 骨髓腔注

5. 为成年人进行心肺复苏（CPR），心脏按压的按压点应位于图示的

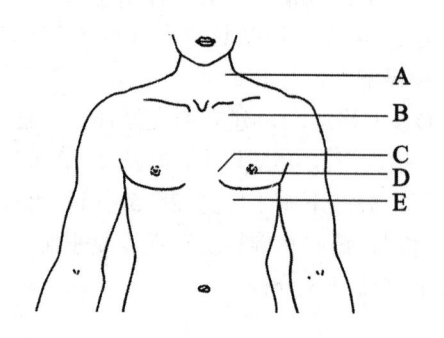

   A. A
   B. B
   C. C
   D. D
   E. E

6. 肾上腺素用于治疗心搏骤停，其主要的药理作用是
   A. 增加心肌收缩力
   B. 扩张外周血管
   C. 减慢心率
   D. 抗心律失常
   E. 纠正酸碱平衡

7. 一般认为心搏骤停多长时间后会出现脑水肿
   A. 1 分钟
   B. 2 分钟
   C. 3 分钟
   D. 10 分钟
   E. 15 分钟

8. 判断心搏骤停的主要指征是
   A. 面色苍白
   B. 瞳孔放大
   C. 皮肤发绀
   D. 尿量减少
   E. 大动脉搏动消失

9. 引起成年人心搏骤停的最常见的心源性原因是
   A. 冠心病
   B. 心室停顿
   C. 预激综合征
   D. 心律失常型心肌病
   E. 高度房室传导阻滞

10. 护士巡视时发现一冠心病患者突然出现抽搐，意识丧失。颈动脉触诊无搏动，此时首要的急救措施是
    A. 心内注射肾上腺素

B. 吸氧
C. 通知医师
D. 进行心肺复苏术
E. 静脉灌注利多卡因

11. 患者，男性，58岁。因心搏、呼吸骤停进行心肺复苏。胸外心脏按压操作中**错误**的是

A. 患者仰卧在硬板上
B. 按压部位为胸骨下段
C. 按压力度使胸骨下陷5~6cm
D. 按压频率至少100~120次/分
E. 下压和放松时间为1:2

12. 患者，男性，55岁。因频发室性期前收缩入院。如厕时突然倒地不省人事，颈动脉扪不到搏动，未闻及呼吸音，双侧瞳孔散大。此时应立即采取的措施是

A. 平卧保暖
B. 氧气吸入
C. 心肺复苏
D. 心电监护
E. 建立静脉通路

13. 医务人员在现场判断成年人是否出现心搏骤停时，最主要的方法是触摸图中哪个位置的动脉搏动

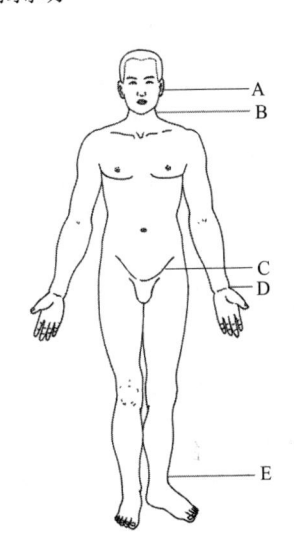

A. A
B. B
C. C
D. D
E. E

14. 患者，女性，18岁。失足落入水中，15分钟后被救出，呼之不应，胸廓无起伏，抢救该患者首要的步骤是

A. 倒水处理
B. 通畅气道
C. 人工呼吸
D. 心脏按压
E. 紧急呼救

（15~16题共用题干）

患者，男性，22岁。HIV阳性，因患风湿性心脏病住院。护士巡视病房时发现患者面色苍白，呼之不应，立即呼救，触摸颈动脉无搏动。

15. 护士首要采取的措施是

A. 心脏按压
B. 开放气道
C. 人工呼吸
D. 通知医师
E. 建立静脉通路

16. 如该患者出现呼吸骤停，此时最适宜的辅助呼吸方法是

A. 鼻导管给氧
B. 口对口人工呼吸
C. 配合医师气管插管
D. 配合医师气管切开
E. 简易呼吸器辅助呼吸

答案与解析

1. E。心肺复苏后应继续密切观察病情和监测生命体征；维持有效血液循环和呼吸功能（A正确）；维持水电解质和酸碱平衡（B正

确）；积极进行脑复苏（C 正确）；积极寻找病因和治疗原发病；及时交代病情，给予心理支持（D 正确）。本题 A、B、C、D 均为心肺复苏后的护理措施，只有 E 除外。

2．C。肾上腺素是 CPR 的首选药物。

3．D。A 指开放气道；B 指人工呼吸；C 指胸外按压。

4．D。心肺复苏过程中，应优先选择最大、最通畅的外周静脉进行给药。

5．C。成年人胸外按压的位置为胸骨中下 1/3 交界处；新生儿及婴儿为乳头连线下 1 指处；1～8 岁为胸骨下半段（避开剑突）；超过 8 岁同成年人。

6．A。肾上腺素是心脏复苏的首选药物，能激发心肌自主收缩，增加心肌收缩力，升高血压。

7．C。一般认为心搏骤停 3 分钟后会出现脑水肿，4～6 分钟开始发生不可逆脑损害。

8．E。心搏骤停的临床表现包括突然面色死灰、意识丧失、大动脉搏动消失、呼吸停止、瞳孔散大、皮肤苍白或发绀、心尖冲动及心音消失、伤口不出血等。临床上一旦出现意识突然丧失和大动脉搏动消失即可做出心搏骤停的诊断。

9．A。心搏骤停的心源性原因以冠心病最为多见，占 80%。其他如心肌病、致命性心律失常等也可以引起心搏骤停。

10．D。冠心病患者突发抽搐、意识丧失、颈动脉搏动消失，首要的措施是进行心肺复苏，然后想办法通知医师，进行抢救。

11．E。胸外按压时按压和放松的时间大致相等，胸外按压过程中应尽量减少中断，中断尽量不超过 10 秒。

12．C。患者突然意识丧失，颈动脉扪不到搏动，未闻及呼吸音，双侧瞳孔散大，此时已发生心搏骤停，应立即进行心肺复苏。

13．B。识别心搏骤停的方法包括观察对刺激的反应，判断呼吸运动、大动脉有无搏动，探测颈动脉。

14．B。溺水现场急救步骤：①将患者救离出水；②保持呼吸道通畅；③倒水处理；④心肺复苏。

15．A。发现患者意识丧失，颈动脉搏动消失时，首要的措施是进行心肺复苏，第 1 步骤为胸外按压，然后想办法通知医师，进行抢救。

16．E。气管内插管是建立人工通气的最好方法。当时间或条件不允许时，常采用口对口呼吸或简易呼吸器辅助呼吸，该患者 HIV 阳性，禁用口对口人工呼吸。

第3章 消化系统疾病患者的护理

一、消化系统解剖生理

1. 空腹时大肠最常见的运动形式是
A. 集团蠕动
B. 分节运动
C. 紧张性收缩
D. 袋状往返运动
E. 多袋推进运动

2. 正常情况下，胰液进入十二指肠，在肠激酶的作用下首先激活的是
A. 糜蛋白酶原
B. 激肽释放酶原
C. 前磷脂酶
D. 前弹力蛋白酶
E. 胰蛋白酶原

3. 结肠的主要功能是
A. 吸收水分和盐类
B. 吸收胆盐和维生素 B_{12}
C. 吸收脂肪的水解产物
D. 分泌消化液
E. 产生排便反射

4. 肝组织基本的功能单位是
A. 肝细胞
B. 肝小叶
C. 肝窦
D. 肝段
E. 门脉系统

答案与解析

1. D。空腹时大肠最常见的运动形式是袋状往返运动。

2. E。胰液进入十二指肠后，在肠激酶作用下，首先激活胰蛋白酶原，形成胰蛋白酶，在胰蛋白酶作用下使各种胰消化酶原被激活为有生物活性的消化酶。

3. A。大肠包括盲肠及阑尾、结肠、直肠三部分，大肠的主要功能是吸收水分和盐类。

4. B。肝是人体最大的腺体器官，基本的结构和功能单位是肝小叶。

二、口炎患者的护理

1. 患儿，女，1.5岁。疱疹性口腔炎。护士在口腔涂药后应协助患儿闭口
A. 5分钟
B. 10分钟
C. 15分钟
D. 20分钟
E. 25分钟

2. 患者，女性，51岁。因淋巴瘤入院接受化疗。护士在评估患者时发现其口腔黏膜有乳白色分泌物，在给予口腔护理时首选的溶液是
A. 多贝尔溶液
B. 1%~4%碳酸氢钠溶液
C. 0.1%醋酸溶液
D. 1%~3%过氧化氢溶液
E. 生理盐水

3. 患儿，男，出生后10天。因口腔黏膜有异常来院就诊。体格检查：可见口腔黏膜有白色乳凝块样小点，汇聚成小片，家长称不易拭去。目前患儿饮食正常，无全身

症状。为该患儿进行口腔黏膜局部治疗应选用的是
A. 2%多卡因
B. 3%过氧化氢溶液
C. 10万U/ml制霉菌素鱼肝油混悬溶液
D. 2%碳酸氢钠溶液
E. 2.5%金霉素鱼肝油

答案与解析

1. B。涂药后嘱患儿闭口10分钟后取出纱布或棉球，并嘱患儿不可立即漱口、饮水或进食。
2. B。"口腔黏膜有乳白色分泌物"提示有白念珠菌（真菌）感染，而碳酸氢钠溶液是碱性药物，适用于真菌感染，故此题正确选项为B。多贝尔溶液可以轻度抑菌、除臭，故排除A。醋酸溶液用于铜绿假单胞菌感染，故排除C。过氧化氢溶液在遇到有机物时，放出新生氧，抗菌除臭，故排除D。生理盐水可以清洁口腔，预防感染，故排除E。
3. C。鹅口疮为白念珠菌感染所致，特征是在口腔黏膜表面出现白色或灰白色乳凝块样小点或小片状物，可逐渐融合成大片，不易拭去，患处不痛、不流涎、不影响吃奶，一般无全身症状。局部治疗应涂抹10万~20万U/ml制霉菌素鱼肝混悬溶液，每日2~3次。

三、慢性胃炎患者的护理

1. 符合慢性胃炎临床表现的是
A. 长期腹胀不适、餐后加重
B. 贫血、消瘦
C. 反酸、呕吐、腹泻
D. 长期上腹痛、餐后缓解
E. 上腹部疼痛、向肩背部放射

2. 急慢性胃炎患者有少量出血时，为中和胃酸可给予
A. 米汤
B. 肉汤
C. 绿色蔬菜
D. 温开水
E. 凉开水

3. 关于慢性胃炎的叙述，正确的是
A. 多好发于青壮年
B. 自身免疫性胃炎可伴有贫血
C. 常有特征性腹部疼痛特点
D. 均应进行抗幽门螺杆菌治疗
E. 萎缩性胃炎随年龄增长症状可逐渐减轻

4. 执行慢性胃炎患者的医嘱时，使用前应着重与医师进行沟通的药物是
A. 考来烯胺（消胆胺）
B. 山莨菪碱
C. 雷尼替丁
D. 泼尼松
E. 多潘立酮

5. 下列药物中适宜饭前服用的是
A. 伊曲康唑
B. 枸橼酸铋钾
C. 维生素C
D. 阿司匹林
E. 甲硝唑

6. 下列药物中均为幽门螺杆菌的治疗方案药物的是
A. 奥美拉唑+甲硝唑+阿莫西林+枸橼酸铋钾
B. 红霉素+奥美拉唑+阿莫西林+枸橼酸铋钾
C. 硫酸镁+奥美拉唑+甲硝唑+枸橼酸铋钾
D. 多潘立酮+奥美拉唑+甲硝唑+枸橼酸铋钾
E. 青霉素+克拉霉素+甲硝唑+枸橼酸铋钾

7. 患者，男性，38岁。因上腹部胀痛、饭后嗳气及反酸明显来诊。胃镜检查示慢性胃炎。下列饮食适合患者食用的有
A. 浓茶

B. 咖啡
C. 纯牛奶
D. 面条
E. 油条

8. 患者,男性,27岁。因上腹部不适、食欲缺乏等就诊,诊断为慢性胃炎,护士在对其进行宣教时,应告知其与慢性胃炎发病相关的细菌是
A. 大肠埃希菌
B. 沙门菌
C. 幽门螺杆菌
D. 空肠弯曲菌
E. 嗜盐杆菌

9. 患者,男性,63岁。慢性胃炎,幽门螺杆菌(+),需采用抗菌药物治疗。其用药原则是
A. 剂量宜大
B. 宜静脉给药
C. 联合用药
D. 宜长期使用
E. 药物种类不受限制

答案与解析

1. A。慢性胃炎患者部分有上腹痛或不适、食欲缺乏、饱胀、嗳气、反酸、恶心和呕吐等表现,症状常与进食和食物种类有关,餐后加重。
2. A。慢性胃炎患者应给予高热量、高蛋白质、高维生素、易消化的饮食,少量多餐。避免摄入过咸、过甜、过辣的刺激性食物,以及浓茶、咖啡等饮料,嗜酒者应戒酒。有少量出血可喝牛奶、米汤等以中和胃酸。
3. B。慢性胃炎在人群中的确切患病率不完全清楚,A错误。其病程迁延,进展缓慢,缺乏特异性症状,C错误。慢性胃炎是否应该行根除幽门螺杆菌治疗目前尚存在争议,D错误。萎缩性胃炎随病情迁延,可形成异型增生,E错误。
4. D。泼尼松片最主要的不良反应是降低免疫力,其次是对胃肠道有刺激,容易造成上消化道出血、大剂量易引起糖尿病。
5. B。枸橼酸铋钾(CBS)应在餐前30分钟服用。服CBS过程中可使齿、舌变黑,可用吸管直接吸入。部分患者服药后出现便秘和粪便变黑,停药后可自行消失。
6. A。目前抗幽门螺杆菌多采用的治疗方案为一种胶体铋剂或(和)一种质子泵抑制药加上两种抗菌药物,如枸橼酸铋钾+奥美拉唑+甲硝唑和阿莫西林。抗生素还可用克拉霉素和呋喃唑酮等。
7. D。慢性胃炎患者应给予高热量、高蛋白质、高维生素、易消化的饮食,少量多餐。避免摄入过咸、过甜、过辣的刺激性食物,以及浓茶、咖啡等饮料,嗜酒者应戒酒;高胃酸者应避免进酸性、多脂肪食物。故A、B、C、E均错误。
8. C。幽门螺杆菌感染是慢性胃炎主要的病因。
9. C。对于幽门螺杆菌的治疗目前推荐以PPI或胶体铋剂为基础再加上两种抗生素的三联治疗方案。

四、消化性溃疡患者的护理

1. 与消化性溃疡发生关系密切的细菌是
A. 链球菌
B. 霍乱弧菌
C. 幽门螺杆菌
D. 痢疾杆菌
E. 大肠埃希菌

2. 十二指肠溃疡(DU)患者腹痛的节律特点为
A. 空腹时腹痛明显
B. 餐后即刻腹痛明显
C. 餐后0.5~1小时腹痛明显
D. 进餐时腹痛明显
E. 餐后2小时腹痛明显

3. 以下哪种药物抑制胃酸分泌最弱
   A. 奥美拉唑
   B. 法莫替丁
   C. 氢氧化铝镁
   D. 枸橼酸铋钾
   E. 硫糖铝

4. 胃溃疡（DU）的好发部位是
   A. 胃小弯
   B. 胃大弯
   C. 胃底
   D. 贲门
   E. 幽门管

5. 消化性溃疡患者服用铝碳酸镁片的正确方法是
   A. 温开水吞服
   B. 咀嚼后服用
   C. 餐后2小时服用
   D. 餐前服用
   E. 餐中服用

6. 消化性溃疡最主要的发病因素是
   A. 十二指肠肠壁薄弱
   B. 习惯性便秘
   C. 先天畸形
   D. 黏膜萎缩
   E. 幽门螺杆菌感染

7. 消化道手术后，提示患者肠蠕动恢复的有效指征是
   A. 听诊有肠鸣音
   B. 肛门排气
   C. 患者有饥饿感
   D. 患者有便意
   E. 胃管的引流量较前减少

8. 消化性溃疡特征性的临床表现是
   A. 黄疸
   B. 慢性贫血
   C. 食欲缺乏
   D. 嗳气
   E. 节律性和周期性上腹痛

9. 关于消化性溃疡患者用药的叙述，**不正确**的是
   A. 氢氧化铝凝胶应在餐后1小时服用
   B. 服用西咪替丁应注意观察有无头晕、皮疹
   C. 硫糖铝片应在餐前1小时服用
   D. 奥美拉唑可引起头晕，用药时不可开车
   E. 甲硝唑应在餐前0.5小时服用

10. 服用胃黏膜保护药硫糖铝后最常见的不良反应是
    A. 头晕
    B. 皮疹
    C. 乏力
    D. 便秘
    E. 口干

11. 患者，男性，22岁。消化性溃疡患者，给予枸橼酸铋钾+克拉霉素+呋喃西林三联治疗期间出现黑粪，担心病情加重，行粪便隐血试验，报告呈阴性。此时应向患者解释其黑粪的原因是
    A. 溃疡出血
    B. 溃疡癌变
    C. 呋喃西林不良反应
    D. 克拉霉素不良反应
    E. 枸橼酸铋钾不良反应

12. 患者，女性，50岁。确认为胃溃疡活动期，其最可能的腹痛特点是
    A. 夜间腹痛明显
    B. 空腹时腹痛明显
    C. 餐后0.5~1小时腹痛明显
    D. 餐后即刻腹痛明显
    E. 进餐时腹痛明显

13. 患者，男性，32岁。反复间歇性上腹痛2年。诊断为十二指肠球部溃疡。缓解腹痛措施正确的是

A. 睡前加餐
B. 腹部热敷
C. 取平卧体位
D. 服用镇痛药物
E. 尽早手术治疗

14. 患者，男性，41岁。有消化性溃疡病史4年。1天来胃痛明显，无恶心、呕吐。今晨觉头晕、乏力、黑矇，排尿、排便1次。对于该患者，除腹痛外，护士还应重点询问
A. 排便习惯
B. 粪便颜色
C. 尿液颜色
D. 尿量
E. 有无眩晕

15. 患者，男性，45岁。患十二指肠球部溃疡5年，今日原疼痛节律消失，变为持续上腹痛，伴频繁呕吐隔宿酵酸性食物，最可能的并发症是
A. 上消化道出血
B. 溃疡穿孔
C. 幽门梗阻
D. 溃疡癌变
E. 复合性溃疡

16. 患者，男性，58岁。行动不便。3天来反复上腹痛，进餐后发作或加重，伴反酸嗳气。电话咨询社区护士其应进行哪项检查，社区护士的建议是
A. 腹部X线片
B. 超声
C. CT
D. 胃镜
E. MRI

17. 患者，男性，36岁。胃溃疡5年，规律用药但依然反复发作。护士在收集资料时发现患者饮食极不规律，常暴饮暴食，每日饮酒量约500ml。在进行健康指导时应着重给患者讲解的是

A. 药物的不良反应
B. 胃溃疡的并发症
C. 合理饮食的重要性
D. 胃溃疡的发病机制
E. 保持情绪稳定的重要性

18. 患者，男性，45岁。十二指肠球部溃疡并发幽门梗阻。医嘱中出现下列哪种药物时，护士应提出质疑
A. 氢氧化铝凝胶
B. 口服补液盐
C. 奥美拉唑
D. 枸橼酸铋钾
E. 克拉霉素

19. 患者，女性，45岁。消化性溃疡。近来感上腹饱胀，疼痛于餐后加重，且反复大量呕吐。该患者可能出现了
A. 出血
B. 穿孔
C. 癌变
D. 幽门梗阻
E. 营养不良

20. 患者，女性，72岁。胃溃疡12年，听说"胃溃疡可能会导致癌变"后闷闷不乐，一言不发，暗自垂泪，感觉自己没有未来，担心拖累家人，目前其心理反应最可能为
A. 烦躁
B. 焦虑
C. 抑郁
D. 孤独
E. 否认

21. 患者，男性，40岁。因胃溃疡穿孔行毕I式胃大部切除术。术后4天，主诉腹部胀痛，恶心。停止排气排便。体格检查：全腹膨胀，未见肠型，中上腹轻度压痛及肌紧张，肠鸣音消失。最重要的处理措施是
A. 镇痛
B. 胃肠减压

C. 补液
D. 侧卧位
E. 应用抗生素

22. 某消化性溃疡患者即将出院,责任护士指导其回家后应注意的问题**不包括**
A. 生活规律,劳逸结合
B. 避免进食刺激性食物
C. 保护胃黏膜药宜在餐前1小时服用
D. 抗酸药宜在饭后和睡前服用
E. 上腹部疼痛时要及时服用索米痛(去痛片)镇痛

23. 患者,男性,35岁。十二指肠溃疡病史3年余,急性发作2天。今中午饱餐后突感上腹剧烈疼痛,伴肌紧张、压痛、反跳痛,肝浊音界消失。该患者首要的护理措施是
A. 吸氧
B. 继续观察病情
C. 绝对卧床休息
D. 禁食及胃肠减压
E. 建立静脉通路

(24~26题共用题干)

患者,男性,40岁。近几天来上腹部疼痛不适反复发作,2小时前在睡眠中突感上腹刀割样剧痛,继之波及全腹,既往有十二指肠溃疡病史,根据临床表现和辅助检查结果,拟诊为十二指肠穿孔。

24. 肠穿孔的重要诊断依据为
A. 既往病史
B. 腹膜炎和腹水体征
C. 超声示腹腔液性暗区
D. X线示膈下游离气体
E. 患者自觉症状

25. 该患者先试行非手术治疗,其措施**不包括**
A. 禁食
B. 胃肠减压
C. 静脉补液

D. 腹腔引流
E. 应用抗生素

26. 该患者最恰当的体位是
A. 平卧位
B. 半卧位
C. 膝胸卧位
D. 侧卧位
E. 头低足高位

答案与解析

1. C。幽门螺杆菌感染是消化性溃疡的主要病因。主要证据:①消化性溃疡患者幽门螺杆菌检出率显著高于对照组的普通人群,DU患者的幽门螺杆菌的检出率约为90%,GU为70%~80%;②对消化性溃疡患者应用根除幽门螺杆菌治疗后,其溃疡复发率明显下降,证明幽门螺杆菌感染与溃疡形成密切相关。

2. A。餐后0.5~1小时腹痛明显是胃溃疡的特点,C错误;十二指肠溃疡疼痛多在餐前空腹时或半夜出现。

3. E。硫糖铝是有效的抗消化性溃疡药,具有保护溃疡面,促进溃疡愈合的作用,此外,硫糖铝能吸附胃蛋白酶及中和胃酸,但作用弱。

4. A。胃溃疡的好发部位胃窦部,早期胃癌好发于胃窦部位及胃体部,特别是小弯侧为多。

5. B。铝碳酸镁片应在饭后1小时和睡前服用,服用时应嚼服。

6. E。消化性溃疡最主要的发病因素是幽门螺杆菌感染。因此,在治疗中要抑制其感染。

7. B。在伴有消化道的手术时,肛门排气及肠鸣音正常时提示肠蠕动恢复。可以开始饮水、进流食。

8. E。消化性溃疡以慢性病程、周期性发作、节律性上腹痛为特点。

9. E。氢氧化铝凝胶等应在餐后1小时或睡前服用,A正确;西咪替丁不良反应引起头晕、皮疹,B正确;硫糖铝在酸性环境下起作用,应在餐前1小时给药,C正确;奥美

拉唑可引起头晕，特别是用药初期，因此，初次服用应减少活动，D 正确。甲硝唑饭后 0.5 小时服用。

10．D。服用硫糖铝后，抑制肠道运动增加水分吸收，引起便秘。

11．E。溃疡出血和胶体铋剂的不良反应都可使粪便颜色变黑，但患者粪便隐血试验报告呈阴性，因此，排除出血。

12．C。空腹或夜间痛是十二指肠溃疡的特点，因此 A、B 错误；胃溃疡疼痛的特点是进餐—疼痛—缓解，疼痛多在餐后 0.5~1 小时出现，持续 1~2 小时逐渐缓解，下次进餐后疼痛复发。

13．B。为缓解十二指肠溃疡患者的腹痛，可采取疼痛前或疼痛时进食碱性食物、服用制酸药的方法，也可采取局部热敷或针灸镇痛。

14．B。消化性溃疡最常见的并发症是出血，出血引起的临床表现取决于出血的速度和量。轻者仅表现为黑粪、呕血，重者出现周围循环衰竭，为判断患者是否出血，应询问粪便的颜色。

15．C。患者频繁呕吐隔宿酵酸性食物，应首先考虑幽门梗阻，幽门梗阻也是十二指肠溃疡常见的并发症。

16．D。患者反复上腹痛，进餐后发作或加重，考虑可能为胃溃疡，确诊消化性溃疡的首选检查方法是胃镜。

17．C。刺激性饮料、烈性酒除直接损伤黏膜外，还能促进胃酸过度分泌。对嗜烟酒者，劝其戒除，但应注意突然戒断烟酒可引起焦虑、烦躁，反过来也会刺激胃酸分泌，故应与患者共同制订切实可行的戒烟酒计划，并督促其执行。

18．B。氢氧化铝是碱性药物，可中和胃酸，A 正确；奥美拉唑是质子泵抑制药，C 正确；枸橼酸铋钾可保护黏膜，D 正确，克拉霉素是抗生素，E 正确；口服补液盐是世界卫生组织推荐的治疗急性腹泻脱水的药物，而幽门梗阻者应禁食，给予输血、输液、胃肠减压。

19．D。消化性溃疡常见并发症：出血、穿孔、幽门梗阻及癌变等。幽门梗阻表现为上腹饱胀不适，疼痛于餐后加重，且有大量反复呕吐，呕吐物为酸腐味的宿食，大量呕吐后疼痛可暂时缓解。

20．C。抑郁表现为巨大的失落感、悲伤、情绪低落、退缩、沉默、抑郁和绝望等。患者出现闷闷不乐、一言不发、暗自垂泪、感觉自己没有未来等，符合抑郁的表现，孤独是感觉没有人陪伴。

21．B。患者表现为腹部胀痛、恶心，停止排气、排便，腹部压痛及肌紧张，肠鸣音消失，提示为术后梗阻。处理措施包括禁食、胃肠减压、肠外营养支持、纠正低蛋白血症、维持水、电解质和酸碱平衡等。其中，胃肠减压能减轻腹胀和梗阻的程度，是最重要的处理措施。

22．E。消化性溃疡患者常伴有上腹部疼痛，护士应注意观察并详细了解患者疼痛的规律和特点，并按其疼痛特点指导缓解疼痛的方法。服用索米痛（止痛片）容易掩盖病情，且止痛片大多含有非甾体类抗炎药，对胃肠道黏膜刺激性大，因此，消化性溃疡的患者不宜服用此类药物。

23．D。患者有消化性溃疡病史，饱餐后出现上腹部剧痛，并有压痛、反跳痛等急性腹膜炎体征，考虑消化性溃疡并发穿孔。首先应禁食、持续胃肠减压，以减少胃肠内容物继续外漏。

24．D。约 80% 的胃十二指肠溃疡合并穿孔患者的立位腹部 X 线检查可见膈下新月状游离气体影。

25．D。胃十二指肠溃疡合并穿孔非手术治疗措施：①禁食、持续胃肠减压，减少胃肠内容物继续外漏；②给予静脉输液，以维持水、电解质平衡，同时给予营养支持，保证热、氮量的供给；③全身性应用抗生素，以控制感染；④应用抑酸药物。

26．B。伴有休克者应将其上身及下肢各抬高20°；生命体征平稳后改为半卧位，以利漏出的消化液积聚于盆腔最低位，减少毒素的吸收，同时也可降低腹壁张力和减轻疼痛。

五、溃疡性结肠炎患者的护理

1．溃疡性结肠炎的好发部位
A．升结肠
B．横结肠
C．降结肠
D．乙状结肠
E．盲肠

2．患者，女性，32岁。患溃疡性结肠炎3年，急性加重2周入院。入院后护士评估患者的粪便形态最可能发现的是
A．米泔水样便
B．柏油便
C．黏液脓血便
D．白陶土样便
E．黄色软便

3．患者，男性，30岁。黏液脓血便伴里急后重2年，诊断为溃疡性结肠炎。近1周腹痛加重伴发热入院治疗。护士遵医嘱为患者保留灌肠治疗，患者应采取的体位是
A．右侧卧位
B．左侧卧位
C．仰卧位
D．俯卧位
E．半卧位

4．患者，女性，26岁。半年前开始出现反复发作的腹泻、腹痛、排黏液脓便，疑诊溃疡性结肠炎，拟行肠镜检查，门诊护士告知患者应在行肠镜检查的
A．前4小时可进食
B．前1天晚餐后禁食
C．前2天停服铁剂
D．前2天清洁灌肠

E．前3天停服阿司匹林类药物

答案与解析

1．D。溃疡性结肠炎病变呈连续非节段性分布，主要位于直肠和乙状结肠。

2．C。因患者患有溃疡性结肠炎并急性加重2周，溃疡性结肠炎主要表现为腹泻、黏液脓血便、腹痛。重者排便10次以上，呈稀水样，含大量黏液脓血。

3．B。因溃疡性结肠炎病变部位一般为直肠和乙状结肠，所以选择左侧卧位，更有利于疾病的治疗，灌肠治疗时全身不良反应较少。

4．A。结肠镜检查当日早晨禁食，故B错误。检查前3天停服铁剂，故C错误。检查前1天晚清洁灌肠，故D错误。若患者有服用阿司匹林类药物，应在检查前7天停服阿司匹林类药物。

六、小儿腹泻的护理

1．轮状病毒肠炎所致腹泻的临床特点<u>不包括</u>
A．多发生在秋、冬季
B．常伴上呼吸道感染症状
C．常伴腹痛、里急后重
D．全身感染中毒症状不明显
E．粪便无腥臭味

2．10月龄患儿患病毒性肠炎入院，<u>不宜</u>进食的食物有
A．母乳
B．纯牛乳
C．发酵乳
D．去乳糖配方乳
E．豆制代乳品

3．有助于维护和修复小儿肠道黏膜屏障功能的药物是
A．青霉素
B．小檗碱

C. 制霉菌素
D. 蒙脱石散
E. 双歧杆菌

4. 患儿，男，1岁6个月。患小儿腹泻来诊。家长的哪项表述提示护士需要进一步对家长进行健康教育
A. "我会适当减少给孩子的食物量"
B. "我会让孩子一次少吃点"
C. "我会多给孩子吃点脂肪丰富的食物"
D. "我会给孩子用吸水性强的纸尿布"
E. "孩子每次大便后我会用温水帮孩子清洗臀部"

5. 患儿，女，3岁。半年来"感冒"反复发作，家长多次自行给予"阿司匹林""头孢拉定""阿莫西林""罗红霉素"等药物治疗。5天前患金黄色葡萄球菌肠炎入院。出院时护士对家长进行健康指导应特别强调
A. 合理喂养
B. 注意饮食卫生
C. 多进行户外活动
D. 注意儿童个人卫生
E. 滥用抗生素的严重后果

6. 患儿，7月龄，腹泻。排黄绿色稀水样便2天，每天4～5次，精神状态好。为预防脱水给口服补液盐（ORS），其张力是
A. 1/5张
B. 1/4张
C. 1/3张
D. 1/2张
E. 2/3张

7. 患儿，女，3月龄。轻型腹泻，家长主诉给患儿清洁臀部时哭闹明显。护士进行健康教育评估时要特别注意患儿的
A. 体温
B. 呼吸
C. 尿量
D. 肛周皮肤

E. 每日排便次数

8. 患儿，男，9月龄。腹泻2天，排便每日15～16次，蛋花汤样。判断患儿脱水程度的评估指标**不包括**
A. 精神状态
B. 尿量
C. 肠鸣音
D. 皮肤弹性
E. 前囟

9. 患儿，男，11月龄。2015年10月因发热、呕吐、腹泻入院。粪便为黄色蛋花汤样，每日10余次，量多，无腥臭味。前囟、眼窝稍凹陷，尿量减少，粪便镜检（-）。对该患儿的治疗**不恰当**的是
A. 及时足量使用广谱抗生素
B. 补液
C. 补钾
D. 应用双歧杆菌
E. 使用蒙脱石散

10. 患儿，9个月。呕吐，腹泻3天，尿量略少，皮肤弹性稍差，口唇微干，眼窝轻度凹陷，血清钠浓度为140mmol/L。该患儿的失水量约占体重的
A. 4%
B. 8%
C. 10%
D. 12%
E. 14%

（11～14题共用题干）

患儿，女，11月龄。腹泻3天，粪便为蛋花汤样带黏液，无腥臭味；无尿8小时，眼窝凹陷极明显；血钠125mmol/L，诊断为小儿秋季腹泻。

11. 该患儿感染的病原体主要是
A. 变形杆菌
B. 柯萨奇病毒

C. 轮状病毒
D. 金黄色葡萄球菌
E. 致病性大肠埃希菌

12. 患儿脱水的程度和性质是
A. 中度低渗性脱水
B. 中度等渗性脱水
C. 重度等渗性脱水
D. 重度低渗性脱水
E. 重度高渗性脱水

13. 护士晨起观察到患儿出现四肢厥冷、脉弱、血压下降的情况，提示可能出现了
A. 贫血
B. 休克
C. 低钾血症
D. 低钙血症
E. 继发感染

14. 首要的处理措施是
A. 利尿
B. 记出入量
C. 静脉补液
D. 限制饮食
E. 应用抗生素

（15～16题共用题干）

患儿男，8月龄。体重8kg，因严重腹泻入院治疗。医嘱：0.9%氯化钠静脉滴注，输液速度为20ml/（kg·h）。

15. 护士每小时应为患儿输入的液体量是
A. 140ml
B. 160ml
C. 180ml
D. 200ml
E. 240ml

16. 患儿情绪稳定后，护士在日常护理过程中，**不正确**的措施是
A. 详细记录出入液体量
B. 加强臀部护理

C. 腹胀时注意观察有无低钠血症
D. 如再次发作急性腹泻，应尽早使用止泻药
E. 若患儿呕吐，应禁食、补液

答案与解析

1. C。轮状病毒肠炎所致腹泻的临床特点：多发生在秋冬季节；常伴上呼吸道感染，感染中毒症状不明显；粪便为黄色水样或蛋花汤样，无腥臭味。而腹痛、里急后重见于侵袭性大肠埃希菌肠炎。

2. B。病毒性肠炎多继发双糖酶（主要为乳糖酶）缺乏不宜用蔗糖，应暂停乳类喂养，改为豆制代乳品、去乳糖配方奶或发酵奶喂养。

3. D。青霉素属于抗生素类，滥用导致肠道菌群失调，故A不选。小檗碱具有抑菌作用，主要用于治疗细菌性痢疾和肠胃炎，故B不选。制霉菌素主要用于内服治疗消化道真菌感染或外用于表面皮肤真菌感染，故C不选。双歧杆菌，恢复肠道正常菌群的微生态平衡，故E不选。肠黏膜保护药蒙脱石散具有吸附病原体和毒素、保护肠黏膜的作用。

4. C。脂肪丰富的食物相对比较难消化，过多摄入容易加重腹泻，腹泻期间应忌食。

5. E。金黄色葡萄球菌肠炎，为抗生素诱发的肠炎，多继发使用大量抗生素之后，免疫功能低下。且滥用抗生素导致体内菌群失调，并出现耐受。故护士健康教育应特别强调滥用抗生素的后果。

6. D。2002年WHO推荐的低渗性口服补液盐，与传统配方同样有效，且更安全。其张力为1/2张。低渗配方：氯化钠2.6g，枸橼酸钠2.9g，氯化钾1.5g，葡萄糖13.5g加水至1000ml。

7. D。患儿轻型腹泻，应指导家长保持患儿臀部的清洁干燥，勤换尿布，每次便后用温水清洗臀部及会阴部并吸干；评估患儿的皮肤情况，观察皮肤的颜色及表皮有无破损。

8. C。脱水程度一般从神志、眼窝及前囟、皮肤弹性、尿量、口腔黏膜、休克症状、失

水量占体重比例等几个方面进行评估,不包括肠鸣音。

9．A。根据题干中该患儿的临床表现可推断其是由轮状病毒感染引起的腹泻,而对于病毒性肠炎的患者,一般不主张应用抗生素,而以饮食疗法和支持疗法为主进行治疗,因此A选项是错误的。

10．A。该患儿血清钠浓度为140mmol/L,为等渗性脱水。精神状态稍差或略烦躁,皮肤稍干、弹性稍差,前囟和眼窝稍凹陷,眼泪有,尿量稍少是轻度等渗性脱水的表现。轻度脱水时失水占体重比例为3%～5%。

11．C。轮状病毒肠炎又称秋季腹泻,多见于6月龄至2岁的婴幼儿,排便次数多,蛋花汤样带少量黏液,无腥臭味,常并发脱水、酸中毒。

12．D。患儿眼窝凹陷极明显,无尿是重度脱水的表现;血钠125mmol/L,小于130mmol/L,为低渗性脱水,由此判断该患儿脱水的程度及性质属于重度低渗性脱水。

13．B。低渗性脱水因循环血容量明显减少,多有四肢厥冷、皮肤发花、血压下降、脉搏细弱等休克症状。

14．C。患儿发生重度低渗性脱水,并伴有休克症状,故应及时静脉补液,纠正水、电解质和酸碱平衡紊乱。

15．B。根据题干可知:患儿男的体重为8kg,根据医嘱输液速度为20ml/(kg·h),所以可以计算出小儿的补液总量为160ml。

16．D。腹泻是自限性疾病,治疗原则为预防脱水、纠正脱水、继续饮食、合理用药(指口服补液盐,并非止泻药)。补液治疗需监测24小时出入量;同时腹泻应关注肛周皮肤的护理,谨防臀红;吐泻丢失过多及摄入不足、钾不能及时补偿等可导致低钾血症发生,出现腹胀;若患儿出现呕吐,应避免口服,防止误吸,应静脉补充液体。

七、肠梗阻患者的护理

1．预防肠扭转最重要的措施是**避免**
A．腹部受凉
B．进食高脂肪饮食
C．进食辛辣饮食
D．进食高蛋白质饮食
E．饱餐后剧烈运动

2．肠梗阻患者的临床表现**不包括**
A．腹痛
B．腹胀
C．腹泻
D．呕吐
E．肛门停止排气、排便

3．患者,女性,63岁。胃穿孔修补术后,为预防发生粘连性肠梗阻,应指导患者
A．早期取半卧位
B．早期离床活动
C．早期进食
D．保持排便通畅
E．多饮水

答案与解析

1．E。肠扭转是一段肠襻沿其肠系膜长轴旋转造成闭袢性肠梗阻,常在饱食后剧烈活动而发病,避免在饱餐后立即进行重体力劳动,尤其是需要身体前俯和旋转的劳动,对预防肠扭转有一定意义。

2．C。肠梗阻患者主要临床表现"痛、吐、胀、闭",即腹痛、呕吐、腹胀、停止排便排气。

3．B。肠道手术后鼓励患者早期下床活动,促进肠蠕动恢复,防止肠粘连,也可预防下肢静脉血栓的形成。

八、急性阑尾炎患者的护理

1. 急性阑尾炎患者最典型的症状是
A. 转移性脐周疼痛
B. 转移性右下腹痛
C. 固定的脐周疼痛
D. 固定的右下腹痛
E. 腹痛位置无规律

2. 患者,男性,36 岁。1 天前右下腹有转移性腹痛,麦氏点有固定的压痛。诊断为阑尾炎,采取非手术治疗。现腹痛缓解后突然加重,范围扩大,应考虑是
A. 单纯性阑尾炎
B. 化脓性阑尾炎
C. 坏疽性阑尾炎
D. 阑尾周围脓肿
E. 阑尾穿孔

3. 患者,男性,53 岁。患急性化脓性阑尾炎行阑尾切除术后 1 天。护士要求患者下床活动,其主要目的是
A. 有利于伤口愈合
B. 预防血栓性静脉炎
C. 预防肺不张
D. 预防肠粘连
E. 预防压疮

4. 患者,男性,70 岁。2 天前因急性阑尾炎行阑尾切除术,现主诉腹胀,未排气、排便,下列护理措施**错误**的是
A. 评估患者腹胀情况
B. 给予阿托品肌内注射
C. 鼓励患者床上多翻身
D. 必要时给予肛管排气
E. 鼓励患者下床活动

5. 患者,男性,38 岁。阑尾穿孔合并腹膜炎手术后第 7 天,体温 39℃,伤口无红肿,排便次数增多,混有黏液,伴有急后重。该患者可能并发了

A. 肠炎
B. 肠粘连
C. 盆腔脓肿
D. 膈下脓肿
E. 细菌性痢疾

6. 患者,男性,35 岁。胃肠道术后第 1 天尚未排气,但患者感觉饥饿要求进食,护士首先应采取的措施是
A. 直接拒绝患者请求
B. 询问患者想进食的食物
C. 告知其不能进食的原因
D. 告知可进食的食物种类
E. 直接将此情况报告医师

答案与解析

1. B。阑尾炎患者腹痛典型表现为转移性右下腹痛。疼痛发作始于上腹部,逐渐移向脐周,之后转移并局限于右下腹,呈持续性。

2. E。不同类型的阑尾炎腹痛特点:单纯性为轻度隐痛;化脓性为阵发性胀痛和剧痛;坏疽性为持续性剧烈腹痛;穿孔性为腹痛暂时减轻,出现腹膜炎后,腹痛又持续加剧。

3. D。阑尾炎术后患者,鼓励其早期下床活动,促进肠蠕动恢复,防止肠粘连。

4. B。阑尾切除术后患者,出现腹胀,未排气、排便,应考虑胃肠功能未恢复,应评估患者腹胀情况,鼓励患者早期下床活动,腹胀严重时可给予肛管排气。阿托品可抑制胃肠蠕动。

5. C。盆腔脓肿是由于炎症渗液积聚于盆腔所形成,表现为术后 5~7 天体温升高,有典型的直肠或膀胱刺激症状,如里急后重、排便频而量少、黏液便,或尿频、排尿困难等,该患者阑尾穿孔合并腹膜炎手术后第 7 天。

6. C。胃肠道术后尚未排气不可进食,但应告知患者其原因。排气是肠蠕动恢复的标志,排气之后可拔除胃管,饮少量水或进米汤。肠蠕动未恢复前进食会加重病情。

九、腹外疝患者的护理

1. 关于右侧腹股沟斜疝嵌顿患者的术后出院指导，正确的叙述是
   A. 减少和消除引起腹外疝复发的因素
   B. 出院后3天内避免重体力劳动或提举重物
   C. 卧床休息，不可增加活动量
   D. 可进食刺激性食物
   E. 出院后不必定期随访

2. 腹股沟斜疝发生绞窄时，疝囊渗液的性质**不包括**
   A. 棕褐色
   B. 淡红色
   C. 红褐色
   D. 暗红色
   E. 淡黄色

3. 患者，男性，60岁。搬举重物时严重腹痛，呕吐数次，腹胀不适。既往有右腹股沟斜疝病史。患者目前最合适的护理问题是
   A. 恐惧：与突发严重腹痛有关
   B. 知识缺乏：缺乏腹外疝成因、预防腹内压升高的相关知识
   C. 营养失调：低于机体需要量，与呕吐有关
   D. 体液不足：与呕吐有关
   E. 疼痛：与腹股沟斜疝嵌顿有关

4. 患者，男性，33岁。腹股沟斜疝术后取仰卧位，腘窝部垫枕，最主要的目的是
   A. 预防麻醉后头痛
   B. 减少阴囊血肿发生的概率
   C. 促进肠蠕动恢复，预防肠粘连
   D. 减轻切口疼痛，利于切口愈合
   E. 防止疝复发

5. 某患儿，3月龄。因哭闹时脐部隆起就医，诊断为脐疝。患儿家长很是担心。护士对家长进行健康教育，**不妥**的是
   A. 解释脐疝的发病原因及临床特点
   B. 嘱其保持患儿排便通畅，防止便秘
   C. 疝块还纳后局部可用大于脐环并外包纱布的硬币压迫
   D. 建议尽早手术治疗
   E. 定期来院复查

6. 患者，男性，25岁。在硬膜外麻醉下行左腹股沟斜疝修补术。恰当的术后饮食护理是
   A. 术后应禁食48小时
   B. 术后即进普食
   C. 术后应胃肠减压
   D. 术后应静脉供给营养3天
   E. 若术后6小时无恶心即可进流食

7. 患者，男性，65岁。发现右腹股沟内侧包块3年余。3天前腹股沟包块增大变硬，不能还纳，伴剧烈疼痛，8小时前疼痛有所缓解，但出现发热。患者最可能出现了
   A. 易复性疝
   B. 难复性疝
   C. 嵌顿性疝
   D. 绞窄性疝
   E. 急性阑尾炎

（8~11题共用题干）
　　患者，男性，50岁。慢性便秘多年。近半年来站立时发现阴囊出现肿块，平卧时可还纳，入院诊断为腹股沟斜疝，拟行手术治疗。

8. 对患者的术前护理措施**不妥**的是
   A. 应积极消除患者的便秘
   B. 按下腹部手术备皮范围进行皮肤准备
   C. 用肥皂水灌肠，清洁肠道
   D. 术晨应置胃管
   E. 入手术室前应膀胱排空

9. 术毕患者回病房，护士为其采取平卧位，腘窝部垫枕，其主要目的是
   A. 缓解张力，以利愈合
   B. 减轻术后头痛

C. 防止复发和感染
D. 减轻切口疼痛及渗血
E. 减少阴囊血肿的发生

10. 术后为预防阴囊血肿，对患者采取的主要措施为
A. 仰卧位
B. 保持敷料清洁、干燥
C. 托起阴囊、伤口沙袋压迫
D. 应用抗生素
E. 不可过早下床活动

11. 可有效防止患者术后复发的措施是
A. 治疗便秘
B. 备皮
C. 利尿
D. 短期禁食
E. 长期服镇痛药

（12~13题共用题干）

患者，男性，62岁。5年来站立、咳嗽时反复出现左侧腹股沟肿块，呈梨形，平卧可消失，12小时前搬家具时肿块增大，有明显疼痛，平卧和手推均不能回纳，肛门停止排便、排气，诊断为腹外疝入院治疗。

12. 该患者最合适的治疗措施是
A. 立即手术
B. 手法复位
C. 药物镇痛
D. 平卧观察
E. 抗生素治疗

13. 患者治疗后即将出院，护士给予指导，其中**不正确**的是
A. 出院后3个月内避免重体力劳动
B. 减少和消除引起腹外疝复发的因素
C. 调整饮食习惯，保持排便通畅
D. 定期随访，疝复发时可在家中观察
E. 注意避免增加腹压的动作，如剧烈咳嗽等

答案与解析

1. A。腹股沟斜疝出院指导：①出院后注意适当休息，逐渐增加活动量，3个月内避免参加重体力劳动或提举重物，故B、C错误；②保持排便通畅，多饮水，多吃蔬菜等粗纤维素食物，养成定时排便的习惯，以防便秘发生，故D错误；③积极预防和治疗相关疾病，如肺部疾病、前列腺肥大等；④注意避免腹内压升高的因素，如剧烈咳嗽、用力排便等，故A正确；⑤遵医嘱按时服药，定期复查，若疝复发，应及早治疗，故E错误。

2. A。嵌顿性疝的疝囊可有淡黄色渗液。当嵌顿性疝发展为绞窄性疝时，肠壁可变黑坏死，疝囊内渗液可由淡黄色变为淡红色或暗红色或红褐色。

3. E。该患者既往有斜疝病史，有过相似的腹痛经验，此次发病产生恐惧的心理的可能性较小，不考虑A。知识缺乏不是目前主要的护理问题，不考虑B。营养失调非是几次呕吐可以导致的，C不恰当。呕吐有可能导致体液不足，但题干没有其他佐证证明患者出现了体液不足，不考虑D。患者突发严重腹痛，E正确。

4. D。术后当日取平卧位，膝下垫一软枕，使髋关节微屈，以降低腹股沟区切口张力和减少腹腔内压力，利于切口愈合和减轻切口疼痛。

5. D。临床发现未闭锁的脐环迟至2岁时多自行闭锁，因此，除了脐疝嵌顿或穿破等紧急情况外，小儿2岁之前均采取非手术治疗。

6. E。术后6~12小时，若无恶心、呕吐，可进流食，次日可进软食或普食，行肠切除吻合术者应禁食，肠功能恢复后可进食。

7. D。绞窄性疝可在肠袢坏死穿孔时疼痛因疝块压力骤降而暂时缓解，但疼痛减轻肿块存在并非病情好转，绞窄时间长的患者由于疝内容物发生感染，可引起急性炎症，甚至脓毒症。题干中疼痛缓解但出现发热的情况

就是绞窄性疝的特征。

8．B。疝修补术前半小时完成阴囊及会阴部的皮肤准备，并不是按照下腹部手术备皮范围进行备皮。

9．A。腹股沟疝手术后早期取平卧位，膝下垫一软枕，使髋关节微屈，以降低腹股沟区切口张力和减少腹腔内压力，利于切口愈合和减轻切口疼痛。

10．C。因阴囊比较松弛、位置低，渗血渗液易集聚于此。为避免阴囊内积血、积液和促进淋巴回流，术后可用丁字带托起阴囊，并密切观察阴囊肿胀情况。

11．A。腹壁强度降低和腹内压升高是腹外疝发病的两个主要原因，长期便秘容易导致腹内压升高，导致腹外疝复发。

12．A。患者左侧腹股沟出现肿块，呈梨形，平卧和手推均不能回纳，肛门停止排便、排气，可以推断患者发生嵌顿性腹股沟斜疝，嵌顿性疝原则上应紧急手术，以解除肠梗阻，防止内容物坏死。

13．D。A、C、E选项为消除引起腹压增高的因素。术后出院患者应定期随访，若疝复发，应及早到医院就诊。

十、痔患者的护理

1．内痔的主要表现是
A．肛门不适
B．排便时无痛性间歇性出血
C．肛门环状肿物
D．肛周红肿
E．有脓液流出

（2～4题共用题干）

患者，男性，51岁。反复出现排便后肛门疼痛，时有瘙痒4年余，站立或行走过久时肿胀感，昨日突发便后肛门剧烈疼痛，咳嗽时疼痛加剧。体格检查：见肛门处有一紫红色肿块，有触痛感，直径约2cm。

2．最可能的诊断是
A．直肠息肉脱出
B．血栓性外痔
C．肛管周围脓肿
D．内痔并发感染
E．肛裂

3．患者行手术治疗，术后正确的护理措施是
A．术后48小时内控制排便
B．术后当天下床活动
C．术后当天可进普食
D．术后尽量减少或不使用镇痛药
E．术后每天用1∶500的高锰酸钾溶液坐浴

4．患者术后**不会**出现的情况是
A．伤口出血
B．尿潴留
C．肛门疼痛
D．伤口渗血
E．肠粘连

答案与解析

1．B。内痔的主要临床表现是便血及痔块脱出。其便血的特点是无痛性间歇性便后出血。

2．B。血栓性外痔，表现为疼痛剧烈，排便、咳嗽时加剧，可在肛周看见暗紫色椭圆形肿物，表面皮肤水肿、质硬、压痛明显，该患者表现同血栓性外痔表现相一致。

3．A。术后24小时内可在床上活动，24小时后可适当下床活动；术后1～2天应以无渣或少渣流食、半流食为主；判断术后疼痛原因，给予相应处理，如使用镇痛药、去除多余辅料等；为保持肛门周围皮肤清洁，便后使用1∶5000的高锰酸钾溶液坐浴；术后48小时内控制排便，促进切口愈合。

4．E。术后容易因止血不彻底、用力排便等导致创面渗血，出血；因手术、麻醉刺激等原因可造成术后尿潴留；由于肛周末梢神经丰富，粪便的刺激导致肛门疼痛；而肠粘连

多见于胃肠道手术后。

十一、肛瘘患者的护理

1. 下列治疗方法中，针对高位肛瘘，能避免肛门失禁方法是
A．瘘管切开术
B．填塞压迫
C．挂线疗法
D．缝合瘘管
E．切开引流

2. 引起肛瘘最常见的原发病是
A．痔
B．直肠息肉
C．肛裂
D．直肠肌管周围脓肿
E．直肠癌

3. 患者，女性，29岁。因肛瘘行瘘管术，护士指导患者最合适的术后卧位是
A．侧卧位
B．平卧位
C．半坐位
D．头低足高位
E．中凹位

4. 患者，男性，28岁。肛瘘手术后行热水坐浴，应控制使用时间为
A．5～10分钟
B．10～15分钟
C．15～20分钟
D．20～30分钟
E．30～40分钟

5. 患者，男性，27岁。肛瘘切除术后。护士的健康教育**不正确**的是
A．多饮水
B．保持排便通畅
C．可以适当进食辛辣饮食
D．保持肛门清洁

E．适当加强体育锻炼

答案与解析

1．C。挂线疗法适用于高位单纯性肛瘘的治疗或高位复杂性肛瘘的辅助治疗。利用橡皮筋或有腐蚀作用的药线的机械性压迫作用，使结扎处组织发生血运障碍而坏死，可避免括约肌一次切开断裂收缩所致的术后肛门失禁。

2．D。大多数肛瘘由直肠肌管周围脓肿发展而来，脓肿破溃-假性愈合反复发生是肛瘘的特点。

3．A。肛瘘行瘘管术后应采取侧卧位，其余卧位皆可能压迫伤口。

4．D。温水坐浴时控制温度在43～46℃，每日2～3次，每次20～30分钟，以预防病情进展及并发症。

5．C。肛瘘切除术后给予清淡、易消化食物，保持排便通畅。辛辣饮食具有刺激性，不利于术后切口恢复。

十二、直肠肛管周围脓肿患者的护理

1. 有关直肠肛管周围脓肿的叙述，**错误**的是
A．多由肛腺或肛窦感染引起
B．肛门周围脓肿最多见
C．坐骨直肠窝脓肿很少见
D．骨盆直肠窝脓肿全身中毒症状明显
E．一旦脓肿形成应及时切开引流

2. 患者，女性，19岁。肛管直肠手术后医嘱高锰酸钾坐浴。**不正确**的坐浴方法是
A．坐浴盆用前应消毒
B．高锰酸钾溶液浓度为1∶5000
C．坐浴时间20分钟
D．水温30～32℃
E．感觉头晕不适立即停止坐浴

3. 患者行局部麻醉下肛周脓肿手术，进入

手术室时，患者常出现的心理反应是
A．兴奋
B．恐惧
C．烦躁
D．忧郁
E．愤怒

4．患者，男性，55 岁。肛门常有瘙痒不适，少量便血。护士指导其温水坐浴的水温是
A．32～35℃
B．37～39℃
C．40～45℃
D．45～49℃
E．50～56℃

5．患者，男性，23 岁。直肠肛管周围脓肿切开引流术后 3 天，在饮食指导中**错误**的是
A．多饮水
B．均衡饮食
C．少吃水果、蔬菜
D．避免辛辣食物
E．避免油炸食物

6．患者，男性，25 岁。1 周前肛门周围持续性跳痛，皮肤红肿，并有局部压痛及波动感，诊断为肛门周围脓肿，行手术治疗，并应用抗生素。选择抗生素的方法，正确的是
A．对革兰阳性菌有效的抗生素
B．对厌氧菌有效的抗生素
C．对金黄色葡萄球菌有效的抗生素
D．对革兰阴性杆菌和厌氧菌有效的抗生素，宜联合用药
E．对铜绿假单胞菌有效的抗生素

（7～8 题共用题干）

患者，男性，43 岁。肛周肿痛 4 天，肛门左侧皮肤发红并伴疼痛，以坐或排便时明显。2 天前加剧并局部肿胀，无畏寒、发热。体格检查：胸膝位肛门 11 点位置处见局部肿胀，约 2cm×2cm，有脓头，周围皮肤发红，波动感（＋）。

7．引起该病的最常见原因是
A．外伤
B．肛周皮肤感染
C．肛腺感染
D．痔行药物注射治疗后
E．血栓性外痔剥离术后

8．该患者目前的主要护理诊断为
A．体温过高
B．疼痛
C．皮肤完整性受损
D．便秘
E．个人应对无效

答案与解析

1．C。直肠肛管周围脓肿中，肛门周围脓肿最多见，坐骨直肠窝脓肿较为多见，骨盆直肠窝脓肿少见。

2．D。温水坐浴必要时用 1∶5000 高锰酸钾溶液 3000ml，控制温度在 43～46℃，每日 2～3 次，每次 20～30 分钟，以预防病情进展及并发症。

3．B。患者的意识是清醒的，对于陌生的未知环境，患者会出现恐惧心理。

4．C。温水坐浴时控制温度在 43～46℃，每日 2～3 次，每次 20～30 分钟，以预防病情进展及并发症。

5．C。脓肿切开引流术后患者应多饮水，摄入有助于排便的食物，多食水果、蔬菜等，忌食辛辣刺激食物。

6．A。肛门周围脓肿很可能由肠道细菌诱发，宜使用对革兰阳性菌有效的抗生素，有条件的可以对脓液进行药敏试验，根据试验结果选择适当抗生素。

7．C。由题干可知患者发生了直肠肛管周围脓肿，绝大多数直肠肛管周围脓肿源于肛腺感染，少数可继发于外伤、肛裂或痔疮药物注射治疗等。

8．B。根据病情，患者肛周肿痛 4 天，肛门

左侧皮肤发红并伴疼痛,所以目前的主要护理诊断是肛周肿痛。

十三、肝硬化患者的护理

1. 门脉高压症患者出血的特点是
   A. 以呕血为主,易自行停止
   B. 以便血为主,不易自行停止
   C. 有呕血、便血,易自行停止
   D. 有呕血、便血,不易自行停止
   E. 以便血为主,出血量小

2. 肝硬化合并上消化道大出血经止血后常并发
   A. 癌变
   B. 窒息
   C. 肝性脑病
   D. 感染
   E. 黄疸

3. 严重肝病患者手术前,最需要补充的维生素是
   A. 维生素 A
   B. 维生素 B
   C. 维生素 C
   D. 维生素 K
   E. 维生素 E

4. 门静脉系与腔静脉系之间最主要的交通支是
   A. 直肠下段肛管交通支
   B. 前腹壁交通支
   C. 腹膜后交通支
   D. 胃底、食管下段交通支
   E. 肠系膜交通支

5. 肝硬化腹水患者每日钠的摄入量宜控制在
   A. 1.2～2.0g
   B. 2.5～3.0g
   C. 3.5～4.0g
   D. 4.5～5.0g
   E. 5.0～7.5g

6. 肝硬化患者出现性欲减退、睾丸萎缩、乳房发育及蜘蛛痣是由于
   A. 雄激素过多
   B. 垂体功能减退
   C. 雌激素过多
   D. 肾上腺皮质激素过多
   E. 继发性醛固醇增多

7. 以假小叶形成为主要病理改变的疾病是
   A. 慢性肝淤血
   B. 弥漫型肝癌
   C. 急性重型肝炎
   D. 肝硬化
   E. 亚急性重型肝炎

8. 肝硬化失代偿期患者最常见的并发症是
   A. 电解质紊乱
   B. 肝性脑病
   C. 原发性肝癌
   D. 肝肾综合征
   E. 上消化道出血

9. 评估肝硬化患者有无腹水的最佳方法是
   A. 问诊
   B. 叩诊
   C. 听诊
   D. 触诊
   E. 视诊

10. 患者,男性,50岁。因严重肝硬化伴门静脉高压症进行脾肾分流术。出院时进行预防上消化道出血的健康指导,最重要的是
    A. 继续卧床休息
    B. 低蛋白质、低脂肪饮食
    C. 选择细软不烫食物
    D. 服用护肝药物
    E. 应用维生素 K

11. 患者,男性,50岁。患肝硬化入院,自

· 98 ·

诉"皮肤瘙痒，睡觉的时候会把皮肤挠破"，皮肤瘙痒的原因最可能是
A．叶酸缺乏
B．凝血时间延长
C．胆红素水平提高
D．高钾血症
E．低蛋白血症

12．患者，男性，40岁。患酒精性肝硬化入院。护士对其生活方式和行为的指导中，最重要的是
A．避免过度劳累
B．适量饮酒
C．戒酒
D．服用解酒护肝药
E．低脂肪饮食

13．患者，男性，48岁。肝硬化病史5年。体格检查：腹部膨隆，腹壁皮肤紧张发亮，脐周可见静脉迂曲。患者腹壁膨隆的最可能原因是
A．肝大
B．脾大
C．大量腹水
D．腹腔积气
E．腹腔肿瘤

14．患者，男性，56岁。肝硬化腹水，在放腹水的过程中突然出现昏迷，首先采取的措施是
A．吸氧
B．头部降温
C．停止放腹水
D．补充血容量
E．保持呼吸道通畅

（15～17题共用题干）
患者，男性，50岁。肝硬化5年。中午进食后突然呕血，色暗红，量约350ml，急诊入院。体格检查：神志清楚，体温37.5℃，脉搏每分钟120次，血压90/60mmHg。患者情绪高度紧张，诉说有濒死的感觉，经抢救，患者病情平稳后行门体分流术。

15．入院时，患者主要的心理问题是
A．抑郁
B．恐惧
C．焦虑
D．淡漠
E．悲哀

16．患者入院后采取的处理措施中**不正确**的是
A．输液、输血
B．应用保肝药物
C．静脉止血药物的应用
D．三腔二囊管压迫止血
E．应用肥皂水灌肠

17．分流术后24小时内应指导患者采取的卧位是
A．半坐卧位
B．俯卧位
C．平卧位
D．中凹位
E．头低足高位

答案与解析

1．D。门脉高压症患者由于食管下段或胃底静脉曲张破裂出血可导致上消化道出血，常在恶心、呕吐、咳嗽、负重等使腹内压突然升高，或因粗糙食物机械损伤、胃酸反流腐蚀损伤时，引起突然大量的呕血和黑粪，出血不易自行停止，可导致出血性休克或诱发肝性脑病。

2．C。上消化道出血是肝硬化最常见的并发症，突然大量的呕血和黑粪，由于食管下段或胃底静脉曲张破裂出血所致，可导致出血性休克或诱发肝性脑病。

3．D。肝具有凝血功能，其储存的维生素K对凝血酶原和部分凝血因子的合成必不可少，所以，严重肝病患者手术前，最需要补

充的维生素是维生素 K。

4．D。门静脉系与腔静脉系之间存在 4 组交通支：①胃底、食管下段交通支，临床上最重要；②直肠下段肛管交通支；③前腹壁交通支；④腹膜后交通支。

5．A。肝硬化腹水患者应限制钠的摄入（食盐每日 1.5～2.0g），进水量限制在每日 1000ml 左右。

6．C。肝硬化失代偿期肝功能减退表现有内分泌失调，雄激素转化为雌激素增加，肝对雌激素的灭活功能减退，致体内雌激素增多，男性患者出现性欲减退、睾丸萎缩、乳房发育及蜘蛛痣。

7．D。肝硬化病理特点为广泛的肝细胞变性坏死、再生结节形成、纤维组织增生，正常肝小叶结构破坏和假小叶形成。

8．E。上消化道出血是肝硬化失代偿期患者最常见的并发症，肝性脑病是肝硬化失代偿期患者最严重的并发症。

9．B。肝硬化患者大量腹水时，其叩诊的特点是移动性鼓、浊音。左侧卧位时，左侧浊音右腹鼓音；右侧卧位时右腹浊音，左腹鼓音。所以，叩诊是肝硬化患者评估有无腹水的最佳方法。

10．C。上消化道出血是肝硬化最常见的并发症，常在咳嗽、负重等使腹内压突然升高，或因粗糙食物机械损伤时，引起大量呕血和黑粪，因此，患者应注意食物的控制，选择细软不烫食物。

11．C。肝硬化患者由于肝功能受损，胆红素水平会升高，表现为黄疸、皮肤瘙痒等。

12．C。患者因酒精性肝硬化入院，主要为长期大量饮酒所致，针对病因，应让患者戒酒。

13．C。肝硬化失代偿期表现为肝功能减退和门静脉高压症，门静脉高压症的 3 大临床表现是脾大、侧支循环的建立和腹水。该患者腹部膨隆，腹壁皮肤紧张发亮，脐周可见静脉纡曲，可见大量腹水。

14．C。肝硬化腹水患者大量放腹水过程中突然出现昏迷，应立即停止放腹水，监测血清电解质和酸碱度的变化，防止肝性脑病、肝肾综合征的发生。

15．B。患者情绪高度紧张，诉说有濒死的感觉，表明患者对疾病很恐惧，担心疾病预后。

16．E。肝硬化患者为保持肠道通畅，及时清除肠道内积血，防止便秘，可口服硫酸镁溶液导泻或酸性液灌肠。禁忌肥皂水等碱性液灌肠，因为碱性液可促进氨的生成和吸收，诱发或加重肝性脑病。

17．C。分流术后 24 小时内，为使血管吻合口保持通畅，取平卧位或低坡半卧位（＜15°），1 周后可逐步下床活动。

十四、细菌性肝脓肿患者的护理

1．甲硝唑用于治疗阿米巴性肝脓肿时，最常出现的不良反应是
A．急性膀胱炎
B．荨麻疹
C．恶心、呕吐
D．白细胞减少
E．头痛、眩晕

2．发生细菌性肝脓肿时，细菌侵入肝最主要的途径是
A．肝动脉
B．肝门静脉
C．肝静脉
D．胆道系统
E．十二指肠

3．细菌性肝脓肿最常见的早期症状是
A．恶心
B．黄疸
C．贫血
D．右上腹肌紧张，局部触痛明显
E．寒战、高热

· 100 ·

答案与解析

1. C。甲硝唑主要用于治疗或预防厌氧菌引起的系统或局部感染。不良反应以消化道反应最为常见，包括恶心、呕吐、食欲缺乏、腹部绞痛，一般不影响治疗；神经系统症状有头痛、眩晕、偶有感觉异常、肢体麻木、共济失调、多发性神经炎等，大剂量可致抽搐。

2. D。胆道系统是最主要的入侵途径和最常见的病因。胆管结石、胆道蛔虫病等并发急性化脓性胆管炎累及胆总管时，细菌沿胆管上行，感染肝而形成肝脓肿。

3. E。寒战和高热是细菌性肝脓肿最常见的早期症状，体温39~40℃，多为弛张热。

十五、肝性脑病患者的护理

1. 肝功能不全患者伴有肾损害，口服抗生素应选
   A. 甲硝唑
   B. 卡那霉素
   C. 氨苄西林
   D. 庆大霉素
   E. 新霉素

2. 肝性脑病患者经治疗神志恢复后可逐渐给予蛋白质饮食，最适宜的选择
   A. 动物蛋白质
   B. 蔬菜、水果
   C. 糖类
   D. 植物蛋白质
   E. 每日蛋白质在40g以上

3. 肝性脑病患者**禁用**的维生素
   A. 维生素A
   B. 维生素E
   C. 维生素C
   D. 维生素B_1
   E. 维生素B_6

4. 肝性脑病最具有特殊性的体征是
   A. 腱反射亢进
   B. 肌张力增加
   C. 扑翼样震颤
   D. 踝阵挛
   E. 巴宾斯基征阳性

5. 关于肝性脑病患者饮食护理的叙述，正确的是
   A. 每日总热量以脂肪为主
   B. 血氨偏高者限制蛋白质摄入
   C. 病情好转后主要选择动物蛋白质
   D. 控制饮食中维生素C的摄入
   E. 每日饮水量不少于2000ml

6. 属于氨中毒引起肝性脑病的主要机制是
   A. 氨导致蛋白质代谢障碍
   B. 氨干扰脑的能量代谢
   C. 氨取代正常神经递质
   D. 氨引起神经传导异常
   E. 氨使氨基酸代谢不平衡

7. 患者，男性，75岁。诊断为肝性脑病入院，患者目前处于昏迷状态，下列护理措施**错误**的是
   A. 给予舒适体位
   B. 使用床档防止坠床
   C. 口腔护理预防口腔感染
   D. 长期留置尿管，以防尿液浸湿皮肤
   E. 定时翻身防止压疮

8. 患者，男性，临床诊断为肝性脑病昏迷前期。下列对于该患者**不宜**食用的食物是
   A. 肉末蛋羹、拌菠菜
   B. 豆腐脑、什锦菜
   C. 果汁、蛋糕
   D. 炒米饭、蘑菇汤
   E. 稀饭、烧饼

9. 患者，男性，52岁。确诊为肝性脑病，现给予乳果糖口服，目的是为了

A．导泻
B．酸化肠道
C．抑制肠菌生长
D．补充能量
E．保护肝

10．患者，女性，60岁。肝硬化10年伴大量腹水，现昏迷急诊平车入院。该患者应安置的体位是
A．中凹卧位，头偏向一侧
B．半卧位，头下加枕
C．俯卧位，膝下垫枕
D．左侧卧位，头下加枕
E．仰卧位，头偏向一侧

（11～12题共用题干）
患者，男性，50岁。因"神志不清、行为异常5天，昏迷1天"入院，既往有肝硬化病史8年。体格检查：呼之不应，压眶反射无反应。皮肤可见蜘蛛痣。实验室检查：血氨145μg/dl。脑电图显示δ波每秒3次；诊断为肝硬化、肝性脑病。

11．患者入院后制定的护理措施**不恰当**的是
A．取仰卧位，头偏向一侧
B．鼻饲25%葡萄糖供给热量
C．如有便秘及时用肥皂水灌肠
D．每日入液量以尿量加1000ml为标准
E．必要时使用约束带

12．患者经积极治疗后好转，神志清醒，此时适宜的饮食是
A．绝对禁食蛋白质饮食
B．限制糖类的摄入
C．逐步增加蛋白质饮食，以植物蛋白质为主
D．逐步增加蛋白质饮食，以动物蛋白质为主
E．增加脂肪的摄入，以保证热量的供给

答案与解析

1．A。肝功能不全合并肾损害，应选择无肝肾毒性的抗生素，以上5种抗生素只有甲硝唑没有肝肾毒性，可以选用。

2．D。肝性脑病患者必须严格控制蛋白质摄入量，以减少氨的形成。肝昏迷恢复后的患者供给蛋白质应从低量开始，并限制动物性蛋白质的摄入。因植物蛋白含支链氨基酸较多，且能增加粪氮排泄。此外，植物蛋白含非吸收性纤维，被肠菌酵解产酸有利于氨的清除，并有利于通便。因此，最适宜选用植物蛋白质。

3．E。肝性脑病患者不宜用维生素B_6，因其可使多巴在外周神经处转为多巴胺，影响多巴进入脑组织，减少中枢神经系统的正常传导递质。

4．C。肝性脑病最具特殊性的体征是扑翼样震颤，即嘱患者两臂平伸，肘关节固定，手掌向背侧伸展，手指分开时，可见到手向外侧偏斜，掌指关节、腕关节甚至肘与肩关节急促而不规则地扑击样抖动。其他体征不具有特殊性。

5．B。肝性脑病患者每日总热量应以糖类为主，A错误；病情好转后主要选择植物蛋白，因为植物蛋白含甲硫氨酸、芳香族氨基酸较少，含支链氨基酸较多，C错误；不宜用维生素B_6，不限制维生素C，D错误；每日入液总量以不超过2500ml为宜，肝硬化腹水患者一般以尿量加1000ml为标准控制入液量，E错误；蛋白质可在肠道转化为氨，再进入血液使血氨升高，所以血氨偏高者应限制蛋白质摄入。

6．B。氨对中枢神经系统的毒性作用：①干扰脑细胞三羧酸循环，使大脑的能量供应不足，故B正确；②增加了脑对中性氨基酸，如酪氨酸、苯丙氨酸、色氨酸的摄取；③脑内氨浓度升高，星形胶质细胞合成谷氨酰胺增加，是肝性脑病脑水肿发生的主要原因；④氨还可以直接干扰神经的电活动。

7．A。肝性脑病昏迷患者应取仰卧位，头略偏向一侧以防舌后坠阻塞呼吸道，而并不是

给予舒适体位。

8．A。肝性脑病患者应限制蛋白质摄入，摄入量为 1~1.5g/(kg·d)，最好选择植物和奶制品蛋白。肉末蛋羹为动物蛋白，不宜食用。

9．B。乳果糖在结肠中被消化道菌群转化成低分子量有机酸，导致肠道内 pH 下降，并通过渗透作用增加结肠内容量。在肝性脑病，上述作用促进肠道嗜酸菌（如乳酸杆菌）的生长，抑制蛋白分解菌；促进肠内容物的酸化从而使氨转变为离子状态；降低结肠 pH 并发挥渗透效应导泻；刺激细菌利用氨进行蛋白合成，改善氮代谢。

10．B。肝硬化大量腹水者应取半卧位，以使膈肌下移，有利于呼吸运动，减轻呼吸困难和心悸。

11．C。肝性脑病患者忌用肥皂水灌肠，因为肥皂水为碱性，可使肠道产生更多游离的氨（NH₃），弥散入血后能透过血脑屏障，加剧病情。可用生理盐水或弱酸性溶液（如稀醋酸液）灌肠。

12．C。大多数肝硬化患者存在营养不良，长时间限制蛋白质饮食会加重营养不良的程度。当病情好转后，可逐步增加蛋白质饮食，植物和奶制品蛋白优于动物蛋白，因为植物蛋白含甲硫氨酸、芳香族氨基酸较少，含支链氨基酸较多，还可提供纤维素，有利于维护结肠的正常菌群及酸化肠道。

十六、胆道感染患者的护理

1．夏科（Charcot）三联症是指
A．腹痛、恶心、高热
B．恶心、腹胀、寒战
C．腹痛、腹胀、寒战、高热
D．腹痛、黄疸、恶心
E．腹痛、寒战、高热、黄疸

2．对急性胆囊炎患者进行腹部触诊，最常见的压痛点在

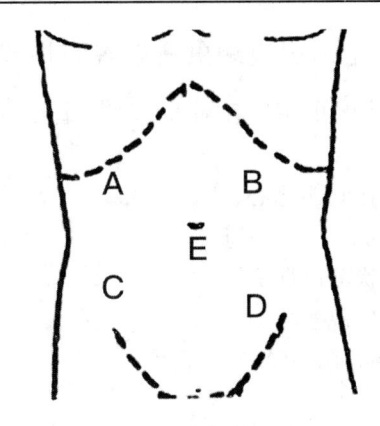

A．A
B．B
C．C
D．D
E．E

3．患者，男性，35 岁。1 天前进食油腻的食物后出现上腹剧烈疼痛。体格检查：Murphy 征（+）。其压痛点位于
A．膈下
B．右肋下
C．右下腹
D．左肋下
E．脐周

答案与解析

1．E。肝外胆管结石患者平时无症状或仅有上腹不适，当结石阻塞胆道并继发感染，引起急性胆管炎时，可表现为典型的夏科（Charcot）三联症，即腹痛、寒战与高热及黄疸。

2．A。急性胆囊炎患者右上腹可有不同程度的压痛或叩痛。将左手压于右肋缘下（对应图中 A 点），嘱患者腹式呼吸，如出现突然吸气暂停称为墨菲（Murphy）征阳性，是急性胆囊炎的典型体征。

3．B。Murphy 征是急性胆囊炎的典型体征，表现为将左手压于右肋缘下，嘱患者腹式呼吸，如出现突然吸气暂停称为 Murphy 征阳性。

十七、胆道蛔虫病患者的护理

1. 胆道蛔虫病患者临床表现最重要的特点是
   A. 发作时伴恶心、呕吐
   B. 症状与体征不符
   C. 症状可自行缓解
   D. 可出现寒战、发热
   E. 疼痛可突然平息并再发

2. 胆道蛔虫病的临床特点是
   A. 阵发性"钻顶样"剧烈绞痛
   B. 剑突下左侧深压痛
   C. 剧烈呕吐蛔虫
   D. 畏寒、高热
   E. 肝大并具有压痛

3. 患儿,男,13岁。以"胆道蛔虫病"入院治疗,经解痉镇痛后病情缓解,给予驱虫药哌嗪治疗,指导患儿正确服用驱虫药的时间为
   A. 清晨空腹或晚上临睡前
   B. 进餐时服用
   C. 餐前半小时
   D. 餐后1小时
   E. 腹痛时

4. 患儿,女,10岁。突发腹部"钻顶样"疼痛2小时来院。大汗淋漓,辗转不安,疼痛停止时又平息如常。体格检查:剑突偏右方有压痛,无腹肌紧张及反跳痛。为明确诊断,应采取的检查是
   A. 腹部超声
   B. 内镜下逆行胰胆管造影术(ERCP)
   C. 右上腹X线片
   D. 测血清淀粉酶
   E. 十二指肠引流液检查

5. 某患儿,8岁。被诊断为"胆道蛔虫病",经非手术治疗后症状缓解。医嘱给予患儿驱虫药治疗(每天1次)。该患儿服用驱虫药的时间应是
   A. 早餐后
   B. 午餐前
   C. 午餐后
   D. 晚餐后
   E. 晚上睡前

6. 患儿,女,10岁。剑突下突发阵发性"钻顶样"剧烈腹痛3小时,呕出1条蛔虫,患儿立即全身发抖,双目紧闭,面色苍白,体格检查不配合。患儿的主要心理反应为
   A. 焦虑
   B. 自卑
   C. 孤独
   D. 恐惧
   E. 绝望

答案与解析

1. B。胆道蛔虫病的特点是剧烈的腹部绞痛与不相称的轻微腹部体征,即症状与体征不符。

2. A。胆道蛔虫病的临床特点是突发剑突下方"钻顶样"绞痛,其余选项也为胆道蛔虫病的临床表现,但阵发性"钻顶样"剧烈绞痛为特征性表现。

3. A。驱虫药应于清晨空腹或晚上临睡前服用,以发挥最佳药效,服药后注意观察粪便中是否有蛔虫排出。

4. A。患儿突发腹部"钻顶样"疼痛,剑突偏右方有压痛,提示为胆道蛔虫病。影像学检查中超声为首选方法,可显示蛔虫体影。ERCP可用于检查胆总管下段的蛔虫,不是首选方法。

5. E。驱虫药应于清晨空腹或晚上临睡前服用,服药后注意观察粪便中是否有蛔虫排出。

6. D。患儿剑突下突发阵发性"钻顶样"剧烈腹痛3小时,呕出1条蛔虫,提示为胆道蛔虫病。患儿全身发抖,双目紧闭,面色苍白,为看见呕吐物中蛔虫后产生强烈的恐惧感,此时应注重患儿的心理护理。

十八、胆石症患者的护理

1. 护士向胆道手术后患者解释其 T 管留置的时间<u>不少于</u>
A．5 天
B．8 天
C．14 天
D．15 天
E．30 天

2. 患者，女性，48 岁。胆石症病史多年，2 天前因腹痛、寒战、高热和黄疸发作入院，医嘱：阿托品 0.5mg 肌内注射。该患者使用阿托品的主要作用是
A．扩散瞳孔
B．兴奋呼吸中枢
C．解除迷走神经的抑制
D．解除平滑肌痉挛
E．抑制腺体分泌

3. 患者，男性，54 岁。胆囊结石，明天即将做胆囊切除术，护士应首选下列哪个主题与患者交谈
A．吸烟的危害
B．规律饮食的重要性
C．鼓励患者战胜疾病
D．术前健康指导
E．镇痛的方法

4. 患者，男性，50 岁。因胆总管结石合并胆管炎收住入院拟行手术治疗，术后须放置
A．胆囊造瘘管
B．胸腔引流管
C．T 管
D．空肠造瘘管
E．腹腔双套管

5. 患者，男性，37 岁。因胆石症入院行胆囊切除术、胆总管切开术，术中放置 T 管。护士向患者家属解释时，应说明使用 T 管的首要目的是
A．引流胆汁和减压
B．促进伤口引流
C．提供冲洗胆道的途径
D．阻止胆汁进入腹膜腔
E．将胆汁进入十二指肠的量减至最少

6. 拟行胆总管结石切除术的某患者感到焦虑，对于减轻焦虑最为合适的护理措施是
A．告知患者手术是常规治疗方法
B．为患者提供其想知道的有关术后信息
C．告知患者转移注意力以减轻焦虑
D．强调术后遵从医嘱的重要性
E．强调术前情绪稳定的重要性

7. 患者，男性，57 岁。行胆道切开取石+T 管引流术，术后第 4 天观察引流液发生下列哪种情况时，提示胆总管下端有阻塞
A．量过多
B．量过少，色深
C．浑浊
D．量少而色淡
E．棕色稠厚而清

（8~9 题共用题干）

患者，女性，57 岁。胆总管结石。入院行胆总管切开探查、T 管引流术。

8. 术后针对 T 管引流的护理措施，<u>不妥</u>的是
A．记录引流胆汁的量、色及性状
B．每日用生理盐水冲洗 T 管
C．一般留置 2 周
D．拔管前经 T 管胆道造影
E．拔管前夹管观察 1~2 天

9. 若患者出院时仍然不能将 T 管拔除，<u>不妥</u>的出院指导是
A．穿柔软宽松衣物，以防引流管受压
B．避免过度劳动，以防牵拉 T 管致脱出
C．避免淋浴，以防感染发生

D．更换引流袋注意消毒连接口
E．出现引流异常或管道脱出应及时就诊

答案与解析

1．C。若T管引流出的胆汁色泽正常，且引流量逐渐减少，可在术后10~14天，试行夹管1~2天；夹管期间注意观察病情，若无发热、腹痛、黄疸等症状，可经T管做胆道造影，造影后持续引流24小时以上。如胆管通畅无结石或其他病变，再次夹闭T管24~48小时，患者无不适可予拔管。所以，总共留置时间不少于14天。

2．D。阿托品用于缓解胆绞痛时的药理作用是解除平滑肌的痉挛，缓解内脏绞痛。

3．D。患者明天即将做胆囊切除术，护士首先应进行术前的健康教育：①合理饮食，进食低脂肪饮食，以防诱发急性胆囊炎而影响手术；②嘱患者用肥皂水清洗脐部；③进行呼吸功能锻炼；④避免感冒，戒烟，以减少呼吸道分泌物，利于术后早日康复。

4．C。胆总管切开取石、T管引流术是胆管结石治疗的首选方法，此法可保留正常的Oddi括约肌功能。胆总管切开取石后，为了引流胆汁和减压，引流残余结石和支撑胆道，应放置T管。

5．A。胆总管切开术中放置T管目的：①引流胆汁和减压，防止胆汁排出受阻，导致胆总管内压力增高、胆汁外漏引起腹膜炎；②引流残余结石，使胆道内残余结石，尤其是泥沙样结石通过T管排出体外；亦可经T管行造影或胆道镜检查、取石；③支撑胆道，防止胆总管切开处粘连、瘢痕狭窄等导致管腔变小。

6．B。焦虑是术前常有的心理反应，主要是由于患者对手术不了解，担心疼痛及预后。要纠正其心理错误认知应该加强健康教育，使患者及其家属对术后康复知识有一定的掌握，从而减轻焦虑。这里用到的是护理心理学中艾利斯的情绪ABC理论。

7．A。T管引流术后24小时内引流量约300~500ml，恢复饮食后可增至每日600~700ml，以后逐渐减少至每日200ml左右。如胆汁过多，提示胆道下端有梗阻的可能；如胆汁浑浊，应考虑结石残留或胆管炎症未被控制。

8．B。T管引流应保持通畅，防止引流管扭曲、折叠、受压。引流液中有血凝块、絮状物、泥沙样结石时要经常挤捏，防止管道堵塞。必要时用生理盐水低压冲洗或用50ml注射器负压抽吸，用力要适宜，以防引起胆管出血，而不是用生理盐水简单冲洗。

9．C。带T管出院的指导：①穿宽松柔软的衣服，以防管道受压，A正确；②避免提举重物或过度活动，以免牵拉T管导致管道脱出，B正确；③淋浴时，可用塑料薄膜覆盖引流管处，以防感染，C不妥；④长期带管者，定期更换引流袋，更换时严格执行无菌操作，D正确；⑤出现引流异常或管道脱出时，及时就诊，E正确。

十九、急性胰腺炎患者的护理

1．急性胰腺炎最典型的临床表现是
A．上腹部疼痛
B．消化不良
C．恶心、呕吐
D．肠鸣音减弱
E．腹膜炎体征

2．急性胰腺炎患者腹痛剧烈，宜选用的镇痛药为
A．哌替啶
B．阿司匹林
C．苯巴比妥
D．吗啡
E．地西泮

3. 以下**不符合**急性胰腺炎腹痛特点的是
   A. 刀割痛或绞痛
   B. 进食后疼痛缓解
   C. 向腰背部呈带状性放射
   D. 位于中上腹
   E. 可阵发性加剧

4. 怀疑急性胰腺炎时，首选的检查项目是
   A. 血钾
   B. 血肌酐
   C. 血淀粉酶
   D. 血尿酸
   E. 血白细胞计数

5. 护士查房时观察到某急性胰腺炎患者偶有阵发性的肌肉抽搐，最可能的原因是
   A. 低钙反应
   B. 疼痛反应
   C. 营养失调导致
   D. 精神高度紧张导致
   E. 使用哌替啶后的正常反应

6. 为急性胰腺炎患者解痉镇痛时，**不能**使用的药品是
   A. 山莨菪碱
   B. 吗啡
   C. 阿托品
   D. 哌替啶
   E. 溴丙胺太林（普鲁本辛）

7. 为缓解疼痛，急性胰腺炎患者可采取的体位是
   A. 仰卧位
   B. 俯卧位
   C. 弯腰屈膝侧卧位
   D. 半坐卧位
   E. 仰卧屈膝位

8. 急性胰腺炎患者应慎用的药物是
   A. 钙剂
   B. 奥曲肽
   C. 吗啡
   D. 生长抑素
   E. 奥美拉唑（洛赛克）

9. 患者，男性，45岁。患急性胰腺炎入院，经非手术治疗病情好转准备出院。下列患者的陈述中，提示患者对自身保健原则理解**有误**的是
   A. "我每天饭量要减少，分四五次吃"
   B. "我要少吃油腻的食物"
   C. "每天一杯红酒有助于我康复"
   D. "我的饮食节律必须规律，食物以蔬菜为主"
   E. "我应当检查一下，有胆道的疾病要尽早治疗"

10. 患者，男性，37岁。饱餐饮酒后出现上腹持续性剧痛并向左肩、腰背部放射，伴恶心、呕吐10小时，拟诊为急性胰腺炎，为明确诊断最重要的检查是
    A. 外周血象
    B. 腹腔穿刺
    C. 胰腺超声
    D. 血淀粉酶
    E. X线胸腹联合透视

11. 患者，男性，50岁。平常嗜烟酒，有胆道结石病史。昨晚饮酒和暴食后，出现左上腹疼痛。最可能的疾病是
    A. 胆囊穿孔
    B. 胆道阻塞
    C. 肝硬化
    D. 急性胰腺炎
    E. 原发性肝癌

12. 患者，女性，42岁。诊断为急性胰腺炎，经治疗后腹痛、呕吐基本消失，开始进食时应给予
    A. 普食
    B. 低脂肪、低蛋白质流食
    C. 高脂肪、高蛋白质流食

D. 高脂肪、低蛋白质流食
E. 低脂肪、高蛋白质饮食

13. 患者，女性，45岁。因餐后腹痛住院，拟诊为急性水肿性胰腺炎行非手术治疗。护士告知患者行胃肠减压的主要目的是
A. 减轻腹胀
B. 防止恶心、呕吐
C. 减少胰液分泌
D. 预防感染
E. 防止胰液逆流

14. 某患者因急性胰腺炎拟行急诊手术，下列护理措施<u>不妥</u>的是
A. 将备用床改为麻醉床
B. 测量生命体征
C. 通知医师协助体格检查
D. 口渴时少量饮水
E. 评估患者收集资料

15. 患者，男性，28岁。酗酒后突发剧烈上腹绞痛10小时伴呕吐、冷汗，面色苍白入院。体格检查：体温39.1℃，脉搏每分钟110次，血压83/60mmHg。上腹压痛及反跳痛阳性，腹肌紧张，Grey-Turner征（+）。实验室检查：血清淀粉酶升高，血钙降低。最可能的诊断是
A. 急性水肿型胰腺炎
B. 出血坏死型胰腺炎
C. 急性胃穿孔
D. 胃溃疡
E. 胆石症

答案与解析

1. A。腹痛为急性胰腺炎的主要表现和首发症状，常在暴饮暴食或酗酒后突然发生。疼痛剧烈而持续，呈钝痛、钻痛、绞痛或刀割样痛，可有阵发性加剧。腹痛常位于中上腹，向腰背部呈带状放射，取弯腰抱膝位可减轻疼痛，一般胃肠解痉药无效。

2. A。急性胰腺炎腹痛剧烈者，可遵医嘱给予哌替啶镇痛，但哌替啶反复使用可致成瘾，应注意。禁用吗啡，以防引起Oddi括约肌痉挛，加重病情。

3. B。急性胰腺炎腹痛为突然发作，腹痛剧烈，呈持续性、刀割样疼痛，持续阵发性加剧。位于上腹正中偏左，严重时两侧腰背部有放射痛，以左侧为主。疼痛多由进食油腻食物、饱餐、过量饮酒等诱发。所以，进食后疼痛不会缓解。

4. C。血清淀粉酶一般在起病后6~12小时开始升高，48小时后开始下降，持续3~5天。血清淀粉酶超过正常值3倍即可诊断本病。

5. A。急性胰腺炎患者血钙降低与脂肪组织坏死后释放的脂肪酸和钙离子结合，形成钙皂有关。血钙浓度降低后神经肌肉兴奋性会增强，引起肌肉抽搐。

6. B。禁用吗啡，以防引起Oddi括约肌痉挛，加重病情。

7. C。急性胰腺炎腹痛时取弯腰、前倾坐位或屈膝侧卧位。

8. C。急性胰腺炎患者在腹部疼痛剧烈时禁用吗啡，因为吗啡会引起Oddi括约肌痉挛，加重病情。

9. C。急性胰腺炎患者为减少诱因，应治疗胆道疾病、戒酒、预防感染、正确服药以预防复发。饮食应避免刺激性强、产气多、高脂肪和高蛋白质食物。"每天一杯红酒"可能会诱使急性胰腺炎复发，C错误，正确的做法是戒除烟酒。

10. D。血、尿淀粉酶测定是急性胰腺炎的主要诊断手段。血清淀粉酶在发病2小时后开始升高，24小时达高峰，持续4~5天。一般认为血清淀粉酶或尿淀粉酶超过正常上限3倍才具有诊断价值，淀粉酶值越高诊断正确率越大。

11. D。患者有胆道结石病史，饮酒和暴食后出现左上腹疼痛，提示为急性胰腺炎。急性胰腺炎的主要表现和首发症状是腹痛，常

在暴饮暴食或酗酒后突然发生，符合该患者的临床表现。

12. B。急性胰腺炎禁食期间给予肠外营养支持。轻型急性胰腺炎一般1周后可开始进食无脂肪、低蛋白质流食，并逐渐过渡至低脂饮食。高脂肪或高蛋白质饮食会促进胰液分泌，可能导致病情复发。

13. C。急性胰腺炎禁食及胃肠减压的目的在于减少胃酸分泌，进而减少胰液分泌，以减轻腹痛和腹胀。其主要目的是减少胰液分泌。

14. D。急性胰腺炎患者应禁食、胃肠减压，目的是减少胰液分泌、防止感染及多器官功能障碍综合征（MODS）的发生。饮水会刺激胰液分泌，增加胰液对胰腺及周围组织的刺激，是不妥的。

15. B。由题干中该患者的症状体征可推断出该患者发生了急性胰腺炎，而急性胰腺炎从病理上可分为急性水肿型和急性出血坏死型两型，出血坏死型患者上腹压痛明显，并发急性腹膜炎时，有反跳痛，且可出现低钙血症。

二十、上消化道大量出血患者的护理

1. 某患者因上消化道大量出血伴休克，紧急入院抢救，护士采取的措施中**不妥**的是
A．头低足高卧位
B．暂禁食
C．建立静脉通路
D．迅速交叉配血
E．氧气吸入

2. 患者，男性，50岁。胃溃疡病史20余年，近1个月出现腹部疼痛不似以前规律，无恶心、呕吐、体重下降现象。入院检查粪便隐血试验阳性，考虑胃溃疡伴消化道出血。下列生活指导正确的是
A．禁食
B．多喝肉汤
C．高蛋白质高纤维素饮食

D．温热、清淡无刺激性流食
E．增加体育锻炼

答案与解析

1. A。大出血时患者应取平卧位并将下肢略抬高，以保证头部供血，A错误；急性大出血伴恶心、呕吐者应禁食，B正确；立即建立静脉通道，配合医师迅速、准确地实施输血、输液、各种止血治疗及用药等抢救措施，C、D正确；给予吸氧，E正确。

2. D。题干中患者表现为消化道出血，护士进行生活指导时，要告知患者避免油腻食物和多渣食物；体育锻炼会增加营养消耗；禁食会加重胃黏膜损伤，所以A、B、C、E错误。

二十一、慢性便秘患者的护理

1. 关于预防卧床患者发生便秘的护理措施，**错误**的是
A．嘱多进食新鲜水果蔬菜
B．鼓励多喝水
C．给予腹部按摩
D．每日灌肠通便
E．有便意时及时排便

2. 慢性便秘患者最主要的临床表现是
A．缺乏便意、排便艰难
B．腹痛
C．里急后重感
D．恶心、呕吐
E．腹部下坠感

3. 慢性便秘最常见的病因为
A．糖尿病
B．脑卒中
C．食物纤维素摄入不足
D．肠道疾病
E．活动过少

答案与解析

1．D。为预防卧床患者发生便秘，可给患者提供适当的排便环境；进行腹部环形按摩；建正常的排便习惯，每天定时排便；多食用蔬菜、水果、粗粮等高纤维食物；餐前提供开水、柠檬汁等热饮，促进肠蠕动；如病情允许，鼓励进行床上活动；遵医嘱给予口服缓泻药物；以上措施无效时方考虑灌肠。

2．A。便秘指排便频率减少，1周内排便次数少于2~3次，排便困难，粪便干结。慢性便秘的主要临床表现为缺乏便意、排便艰难，A正确；B、C、D、E四个选型是腹泻的临床表现，应注意区分。

3．D。引起便秘的常见因素：某些器质性病变；排便习惯不良；中枢神经系统功能障碍；排便时间或活动受限制；强烈的情绪反应；各类直肠肛门手术；饮食结构不合理，饮水量不足；滥用缓泻药、栓剂、灌肠；长期卧床或活动减少等，其中，以肠道疾病最为常见。

二十二、急腹症患者的护理

1．老年急腹症患者的临床特点**不包括**
A．症状不典型
B．体征较轻
C．体温变化不明显
D．白细胞计数显著增高
E．易伴发其他疾病

2．对诊断不明的急腹症患者禁用泻药的主要原因是
A．易致感染扩散
B．减少肠道蠕动
C．易致血压下降
D．影响肠道消化吸收
E．易致水、电解质失衡

3．急腹症最突出的表现是
A．腹痛
B．败血症
C．休克
D．恶心、呕吐
E．腹泻

4．患者，男性，38岁。因急腹症手术治疗，术中见腹腔内少量淡黄色腹水，有粪臭味。引起感染的病菌是
A．金黄色葡萄球菌
B．大肠埃希菌
C．变形杆菌
D．铜绿假单胞菌
E．溶血性链球菌

5．患者，男性，45岁。因大量饮酒后出现上腹部持续疼痛3小时来院就诊，为减轻疼痛患者的常见体位是
A．平卧位
B．半卧位
C．头低足高位
D．端坐卧位
E．弯腰屈膝侧卧位

6．患者被汽车撞伤，右上腹剧痛，呼吸每分钟36次，脉搏每分钟100次，血压90/65mmHg，诊断不明，**禁用**
A．异丙嗪（非那根）
B．地西泮（安定）
C．氨基己酸（6-氨基己酸）
D．吗啡
E．苯巴比妥（鲁米那）

7．患者，女性，36岁。车祸导致闭合性腹部损伤，疼痛剧烈。明确诊断后，护士遵医嘱给予镇痛药，其目的是
A．便于手术
B．减轻伤痛刺激并防止神经源性休克
C．预防和控制感染
D．便于观察病情
E．有利于与患者沟通

8. 患者，男性，25岁。因外伤被家人送至急诊。体格检查：面色苍白，意识模糊；腹部膨隆，右上腹有一刀刺伤口不断流血，如图所示，该患者最可能受伤的腹腔脏器是

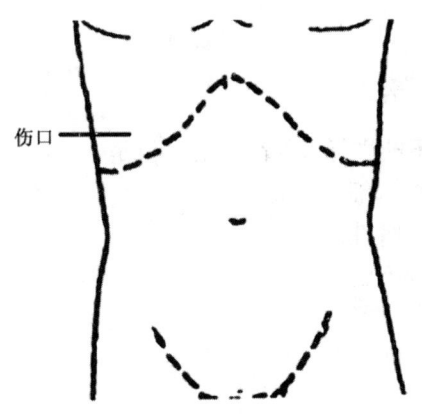

A. 肝
B. 脾
C. 胃
D. 胰
E. 结肠

9. 患者，男性，30岁。因反复上腹痛1年半加重3天入院。护士夜间巡视时，患者诉上腹痛加剧，大汗淋漓。此时护士应采取的最有意义的措施是

A. 取半卧位
B. 遵医嘱使用镇痛药
C. 检查腹肌紧张度，是否有压痛及反跳痛
D. 针灸或热敷
E. 多饮水以减少体液流失

答案与解析

1．D。由于老年人脏器功能减退，反应能力降低，体征较轻，临床表现不典型，体温有的不升高反而会降低，合并感染后白细胞计数变化不大。

2．A。泻药会加剧肠道蠕动，使胃肠内容物扩散，对于急腹症患者易导致感染扩散，因此，对于不明原因的急腹症患者禁用泻药。

3．A。急腹症是一类以急性腹痛为主要表现，必须早期诊断和紧急处理的腹部疾病。恶心、呕吐、腹泻常是伴随症状，D、E说法错误；败血症和休克是其常见并发症，B、C错误。

4．B。根据患者的临床症状，腹腔内少量淡黄色腹水，有粪臭味，而大肠埃希菌感染的特点是感染部位有类似粪臭的气味。

5．E。患者因大量饮酒后出现上腹部持续疼痛，提示为急性胰腺炎。腹痛时应协助患者取弯腰、前倾坐位或屈膝侧卧位，以缓解疼痛。

6．D。急腹症患者诊断未明确者禁用吗啡、哌替啶等镇痛药，禁热敷，以免掩盖病情。

7．B。患者已明确诊断，疼痛剧烈给予镇痛药，主要作用就是减轻疼痛，防止因疼痛引起休克。

8．A。根据患者表现怀疑为内脏出血引起休克，位置处于右上腹，有可能是肝破裂出血。脾在左上腹，B错误；胃位于腹腔左上方，大部分在左季肋区，C错误；胰在腹膜后偏左，D错误；结肠固定于腹后壁、下腹部，E错误。

9．C。急腹症在没有明确诊断前，不能用镇痛药，以免掩盖病情，B错误。应禁饮食，以免增加消化道负担或加重病情，E错误。急腹症的护理中，应定时观察腹部症状和体征，注意腹痛的部位、范围、性质和程度，有无牵涉性痛、压痛及反跳痛，如腹部检查见腹膜刺激征出现或加重，多提示病情恶化。

第4章 呼吸系统疾病患者的护理

一、呼吸系统的解剖生理

1. 在正常情况下，呼吸中枢发出呼吸冲动，依赖于血液中哪种物质浓度变化的刺激
A. 二氧化碳
B. 氧
C. 一氧化氮
D. 碳酸氢根
E. 酸碱度

2. 影响肺泡内氧气与血红蛋白结合的最重要因素是
A. 肺泡间质的厚度
B. 肺泡壁完整性
C. 血红蛋白量
D. 血液流速
E. 肺泡内氧浓度

3. 关于婴儿呼吸系统生理特点的叙述，**错误**的是
A. 婴儿的呼吸频率较快是正常的
B. 婴儿呼吸节律很规整，若不齐就有严重问题
C. 婴儿呈腹式呼吸
D. 婴儿没有什么呼吸储备，容易出现呼吸衰竭
E. 婴儿气道管径小，容易阻塞

4. 左、右主支气管分叉水平对应的解剖部位是
A. 颈静脉切迹
B. 胸骨柄
C. 胸骨角
D. 胸骨体
E. 剑突

5. **不能**进行气体交换的部位是
A. 终末细支气管
B. 呼吸性细支气管
C. 肺泡管
D. 肺泡囊
E. 肺泡

答案与解析

1. A。血液中的二氧化碳浓度是维持呼吸中枢兴奋性的主要物质，二氧化碳浓度升高促进呼吸中枢兴奋性增高，二氧化碳浓度降低抑制呼吸中枢兴奋性。

2. E。血红素分子结构由于协同效应，血红蛋白与氧气的结合曲线呈S形，在特定范围内随着环境中氧含量的变化，血红蛋白与氧分子的结合率有一个剧烈变化的过程。

3. B。婴幼儿的肺容量很小，气道管径小，容易阻塞，从而呼吸很容易受到抑制，但其代谢旺盛，需氧量与成年人差不多，为了满足机体需氧量通常会通过增加频率来满足，因此呼吸频率快于成年人，A、E说法正确；婴幼儿呼吸中枢发育不完全，对呼吸的调节很差，所以，婴幼儿容易出现呼吸节律失常或是间歇性呼吸，甚至呼吸暂停，B说法错误，D正确；孩子在7岁以前均为腹式呼吸，C说法正确。

4. C。胸骨角是重要解剖标志，其平面相当于第2肋、支气管分叉、心房上缘和上下纵隔交界及第5胸椎水平。

5. A。终末细支气管属于气体传递气道，不

与气体交换，当气体通过终末细支气管后，依次经过呼吸性细支气管、肺泡管、肺泡囊、肺泡进行气体交换。

二、急性感染性喉炎患者的护理

1. 针对急性上呼吸道感染（急性扁桃体炎）的护理措施正确的是
A. 进温度适宜饮食或流质饮食，多饮水
B. 每小时测量体温 1 次
C. 并发细菌感染时只给予对症治疗即可
D. 允许经常探视
E. 可以吃辛辣刺激的食物

2. 关于上呼吸道感染患儿发热的护理措施，<u>不正确</u>的是
A. 保持室内温度适宜，空气清新
B. 保证营养和水分的摄入
C. 松解衣被，及时更换汗湿的衣物
D. 体温升至 38℃时，给予乙醇擦浴
E. 注意观察是否有高热惊厥发生

3. 引起细菌性扁桃体炎最多见的病原体是
A. 溶血性链球菌
B. 流感嗜血杆菌
C. 肺炎链球菌
D. 葡萄球菌
E. 克雷伯杆菌

4. 急性上呼吸道感染最常见的病原体是
A. 细菌
B. 病毒
C. 支原体
D. 衣原体
E. 幽门螺杆菌

5. 急性细菌性咽-扁桃体炎有别于其他上呼吸道感染的突出表现是
A. 起病急
B. 发热
C. 咽痛明显
D. 鼻黏膜充血肿胀
E. 颌下淋巴结大

6. 在对 1 例急性上呼吸道感染患者进行有关预防措施指导时，护士的下列说法中，<u>不当</u>的是
A. 避免过度劳累
B. 避免到人多拥挤的场所
C. 保持环境整洁，空气清新
D. 坚持规律体育锻炼
E. 接种疫苗后可产生终身免疫力

7. 患儿，女，3 岁。因上呼吸道感染入院。目前出现高热、声嘶、犬吠样咳嗽、吸气性喉鸣。为迅速缓解症状，首选的处理方法是
A. 地塞米松雾化吸入
B. 静脉滴注抗生素
C. 静脉滴注泼尼松
D. 口服化痰药
E. 以呼吸机行机械通气

答案与解析

1. A。患儿应注意卧床休息，给予富含营养、易消化的清淡饮食，多饮水，保证充足的水分；每 4 小时测量体温一次；并发细菌感染时应给予敏感抗生素治疗和对症治疗；应限制探视，以免交叉感染。

2. D。上呼吸道感染患儿，体温超过 38.5℃时给予物理降温或药物降温。

3. A。细菌性扁桃体炎的病原体多数为溶血性链球菌，其次为流感嗜血杆菌、肺炎链球菌、葡萄球菌等。

4. B。急性上呼吸道感染有 70%～80%由病毒引起。

5. C。急性细菌性咽-扁桃体炎区别于其他上呼吸道感染的是其局部症状，咽痛明显。

6. E。急性上呼吸道感染的疾病预防指导包括生活规律、劳逸结合、坚持规律且适当的体育活动，以增强体质，提高抗寒能力和机

体的抵抗力。保持室内空气流通,避免受凉、过度疲劳等感染的诱发因素。在高发季节少去人群密集的公共场所。接种疫苗并无终身免疫力。

7. A。根据患儿的症状可以判断患儿为小儿急性喉炎,可使用地塞米松雾化吸入,可控制炎症扩散,缓解呼吸困难,且效果明显。

三、急性支气管炎患者的护理

1. 慢性支气管炎的最突出症状是
A. 反复发热
B. 反复咳嗽、咳痰
C. 少量咯血
D. 胸部刺痛
E. 间断喘息

2. 患儿,女,1岁。诊断为"急性支气管炎",近3天咳嗽、咳痰加重。评估患儿痰液黏稠,患儿自己难以咳出。清理患儿呼吸道首先应选用的方法是
A. 继续鼓励患儿咳嗽排痰
B. 少量多次饮水
C. 体位引流
D. 超声雾化吸入
E. 负压吸痰

3. 患者,男性,75岁。因"发热、反复咳嗽并伴有脓性痰液2周"入院,诊断为急性支气管炎。易加重病情的药物是
A. 可待因
B. 溴己新(必嗽平)
C. 复方甘草合剂
D. 复方氯化铵
E. 氨溴索(沐舒坦)

4. 患者,女性,30岁。患急性支气管炎,咳嗽剧烈,咳脓性痰、量较多等。体格检查:体温37.8℃,脉搏每分钟98次。目前该患者最主要的护理问题是
A. 清理呼吸道无效

B. 疼痛
C. 气体交换受损
D. 体温过高
E. 知识缺乏

(5~6题共用题干)
患者,男性,89岁。患慢性支气管炎17年,近2周来急性发作入院,患者入院后出现频繁咳嗽、咳痰、痰稠不易咳出。2分钟前夜班护士发现患者剧烈咳嗽,突然呼吸极度困难,喉部有痰鸣音,表情恐怖,两手乱抓。

5. 护士应该判断患者最可能发生了
A. 急性心肌梗死
B. 患者从噩梦中惊醒
C. 出现急性心力衰竭
D. 呼吸道痉挛导致缺氧
E. 痰液堵塞气道导致窒息

6. 此时护士最恰当的处理是
A. 立即通知医师
B. 给予氧气吸入
C. 应用呼吸兴奋药
D. 立即清除呼吸道痰液
E. 立即配合医师行气管插管

答案与解析

1. B。慢性支气管炎以咳嗽、咳痰为主要症状,或有喘息,每年发病累计3个月,并延续2年或以上。

2. D。患儿痰液黏稠,不易咳出,应选择超声雾化吸入,不仅可以稀释痰液,方便痰液咳出,还具有治疗疾病的作用。

3. A。可待因用于剧烈的干咳,且有镇静作用,但不利于痰液排出,会加重呼吸困难。必嗽平、复方甘草合剂、复方氯化铵、沐舒坦均为祛痰药,不会加重病情。

4. A。由题干可知该患者的痰呈脓性且量较多,又有胸痛症状,因此,该患者容易因为

胸痛而出现咳痰费力致使痰液滞留，引发肺部感染或者窒息。所以，该患者目前最突出的护理问题是清理呼吸道无力。

5．E。患者痰液黏稠不易咳出，发作时喉部有痰鸣音，呼吸困难及窒息表现，故应考虑为痰液堵塞呼吸道引起的窒息。

6．D。因为患者为痰液堵塞呼吸道引起的窒息，故应立即清除呼吸道痰液。

四、肺炎患者的护理

1．支气管肺炎患儿宜采取的体位是
A．平卧位
B．去枕仰卧位
C．头低足高位
D．头胸抬高位
E．左侧卧位

2．肺炎患者出现高热，其饮食原则**不包括**
A．高热量
B．高蛋白质
C．高脂肪
D．高维生素
E．多饮水

3．肺炎患者咳大量黄色脓痰，**最有可能**提示感染的病原体是
A．冠状病毒
B．金黄色葡萄球菌
C．肺炎链球菌
D．肺炎支原体
E．白念珠菌

4．支气管肺炎患儿停用抗生素的时间是抗生素用至体温正常后
A．1～2 天
B．3～4 天
C．5～7 天
D．8～10 天
E．10～15 天

5．**不属于**肺炎球菌肺炎的病理分期是
A．充血期
B．红色肝变期
C．溃疡期
D．灰色肝变期
E．消散期

6．护士指导肺炎患儿家长体位引流的方法，其叩背的顺序
A．由下向上、由外向内
B．由上向下、由外向内
C．由下向上、由内向外
D．由下向上、由左向右
E．由上向下、由右向左

7．治疗支原体肺炎的首选抗生素是
A．大环内酯类
B．β-内酰胺类
C．氨基糖苷类
D．喹诺酮类
E．磺胺类

8．重症肺炎患儿发生腹胀是由于
A．低钠血症
B．消化不良
C．中毒性肠麻痹
D．低钾血症
E．低钙血症

9．当中心静脉压小于 5cmH$_2$O 时，常提示的是
A．右心功能不良
B．左心功能不良
C．右心房充盈不佳或血容量不足
D．左心房充盈不佳或血容量不足
E．血容量过多

10．患者，女性，18 岁。昨日受凉后发热、咳嗽。查体：体温 39.2℃，脉搏 90 次/分，呼吸 18 次/分；听诊肺部少量湿啰音；X 线胸片显示：肺纹理增粗。该患者进行降温处

理时，正确的操作是
A．患者出汗后减少擦拭，更衣
B．优先采用阿司匹林降温
C．采取物理方法逐渐降温，防止脱水
D．快速降温，使体温降至正常
E．松解衣服，自行降温

11．患儿，4月龄。低热，咳嗽，呼吸急促，呼气延长，双肺可闻及大量哮鸣音及中小水泡音，应诊断为
A．支气管肺炎
B．急性支气管肺炎
C．腺病毒肺炎
D．毛细支气管炎
E．金黄色葡萄球菌肺炎

12．患儿，女，8月龄。因"发热、咳嗽伴气促"就诊，以"肺炎"入院。为防止患儿发生并发症，护士应重点观察
A．睡眠状况
B．进食量
C．大小便次数
D．心率、呼吸的变化
E．咳嗽频率及轻重

13．慢性阻塞性肺疾病急性发作期患者，长期卧床，咳痰无力，为促进排痰，护士给予胸部叩击，叩击方法中，<u>错误</u>的是
A．患者取侧卧位
B．叩击顺序由外向内
C．叩击顺序由下向上
D．叩击者的手扇形张开
E．叩击者的手指向掌心微弯曲

14．休克型肺炎的患者应用抗生素和补液治疗。提示患者病情好转、血容量已补足的体征<u>不包括</u>
A．口唇红润
B．肢端温暖
C．尿量每小时>30ml

D．收缩压>90mmHg
E．心率每分钟120次

15．患者，男性，60岁。肺癌晚期，表现为极度消瘦，卧床，生活无法自理，由鼻饲管喂食，静脉营养，患者可能出现的下列问题中，发生可能性最大的是
A．口腔感染
B．肺部感染
C．压疮
D．静脉炎
E．双下肢血栓

16．患者，男性，36岁。因肺炎收住院，持续发热2天，每日口腔温度39.3～40.0℃，并伴有脉搏、呼吸明显增快。该患者的热型属于
A．间歇热
B．弛张热
C．波浪热
D．稽留热
E．不规则热

17．患者，男性，22岁。因肺炎链球菌肺炎入院4天，无家属探视。近2天来咳嗽、胸痛加重，患者情绪激动，入睡困难，坐立不安，对待医师、护士不耐烦。患者目前最主要的心理问题是
A．紧张
B．恐惧
C．依赖
D．焦虑
E．悲观

18．6月龄肺炎患儿，精神不振，食欲缺乏。对该患儿饮食指导<u>错误</u>的是
A．继续母乳喂养
B．少量多餐
C．尽量少饮水
D．耐心喂养防止呛咳
E．给予营养丰富的半流食

19. 某肺炎球菌性肺炎患者，在应用常规青霉素治疗下，病程延长且退热后又发冷发热，白细胞增高，应首先考虑的是
A．青霉素剂量不足
B．支持疗法不力
C．机体抵抗力差
D．发生了并发症
E．细菌产生耐药性

20. 某住院患者因持续咳黏痰，经X线和痰液病原菌检查，诊断为真菌性肺炎，在护理评估时，需要考虑的发病因素**不包括**
A．是否使用免疫抑制药
B．是否长期使用广谱抗生素
C．是否使用过糖皮质激素
D．是否有口腔念珠菌感染
E．是否有鼻导管吸氧史

（21～22题共用题干）

患者，男性，28岁。外出活动时遇暴雨，淋湿全身，当晚出现全身乏力，全身肌肉酸痛，测体温39℃，自服"抗病毒冲剂"后效果不佳，凌晨开始感到胸痛并咳嗽，咳铁锈色痰。

21. 目前该患者最主要的护理问题是
A．疼痛
B．清理呼吸道无效
C．自理能力下降
D．体温过高
E．知识缺乏

22. 护士应首先采取的护理措施是
A．药物镇痛
B．物理降温
C．协助生活护理
D．雾化吸入促进排痰
E．鼓励多饮水

答案与解析

1．D。应采取有利于肺扩张的体位，如半卧位或是抬高床头30°～60°，让头、胸抬高，膈肌下移胸腔容量加大，改善呼吸困难。

2．C。由于高热导致热量消耗增加，饮食上应给予高蛋白质、高热量、高维生素、低脂肪饮食，多饮水，补充由于高热大汗导致的失水。

3．B。金黄色葡萄球菌感染肺炎，患者痰液可呈黄色脓痰。

4．C。支气管肺炎抗生素一般用至体温正常后的5～7天，临床症状、体征消失后3天。葡萄球菌性肺炎易复发及产生并发症，体温正常后继续用药2周，总疗程6周。支原体肺炎至少用药2～3周。

5．C。肺炎球菌性肺炎根据其病理改变可分为4期：充血期、红色肝变期、灰色肝变期、消散期。各期无明确分界。

6．A。胸部叩击时，叩击者两手手指弯曲并拢，使掌侧呈杯状，以手腕力量，从肺底自下而上、由外向内、迅速而有节律地叩击胸壁。

7．A。肺炎支原体或衣原体肺炎首选大环内酯类，如红霉素、罗红霉素及阿奇霉素。

8．C。肺炎是指不同病原体及其他因素（如吸入羊水、过敏等）所引起的肺部炎症，临床上以发热、咳嗽、气促、呼吸困难和肺部固定湿啰音为主要表现。但重症肺炎患者可出现循环、消化和神经系统的相应症状，其中消化系统常因发生中毒性肠麻痹而出现严重的腹胀，致使膈肌抬高，呼吸困难加重。

9．C。中心静脉压可作为调整补液速度的指标，中心静脉压＜5cmH$_2$O时常提示右心房充盈不足或血容量不足，可适当加快输液速度；中心静脉压达到或超过10cmH$_2$O时，输液速度则不宜过快，以免诱发急性心力衰竭。

10．C。根据患者临床表现及检查，可知患者为肺炎，当体温在38.5℃以下时，一般不需特殊处理，当体温38.5℃以上时，可采用

温水擦浴、冰袋、冰帽等物理降温措施，以逐渐降温为宜，防止虚脱。患者大汗时，及时协助擦拭和更换衣服，避免受凉。必要时遵医嘱使用解热药。

11．D。4月龄的患儿出现呼吸急促，呼气延长，双肺闻及大量哮鸣音，符合毛细支气管炎的临床表现，同时毛细支气管炎多见于1～6月龄的小婴儿。

12．D。肺炎严重的并发症是心力衰竭，是导致死亡的主要原因之一，护理时应重点观察患儿呼吸频率及心率变化，当呼吸变快每分钟>60次，心率每分钟>180次时即为肺炎心力衰竭，应立即抢救。

13．D。胸部叩击方法：患者侧卧位或在他人协助下取坐位，叩击者两手手指弯曲并拢，使掌侧呈杯状，以手腕力量，从肺底自下而上、由外向内、迅速而有节律地叩击胸壁。手掌并不扇形张开。

14．E。当血容量不足时，机体会代偿性的促使呼吸加深加快，心率变快超过正常，心率每分钟120次是休克抑制期的表现，不能提示血容量已补足。

15．C。患者生活无法自理，无法进行运动，无法保持身体清洁，再加上极度消瘦营养不良，最容易发生压疮。

16．D。稽留热多为高热，体温常在39℃以上，昼夜间体温变动范围较小，一般上午体温较下午低，但24小时内波动幅度不超过1℃，可持续数天或数周，体温可渐退或骤退，临床上常见于大叶性肺炎、伤寒、副伤寒、斑疹伤寒、恙虫病等急性传染病的极期，也可见于急性肾盂肾炎。

17．D。患者经过治疗后症状没有好转，对疾病的相关知识缺乏了解，心理也未得到家人的关爱支持，使其焦虑。

18．C。该肺炎患儿精神不振，食欲缺乏，应继续母乳喂养或提供高蛋白质、高热量、高维生素、易消化的流食或半流食，少量多餐，以提供充足的营养，且应耐心喂养防止呛咳。呼吸道疾病患者如无心肺疾病，每天应给予足够的入量以稀释痰液，有利于病情康复。

19．D。肺炎球菌性肺炎在治疗过程中可并发菌血症、心内膜炎、脑膜炎等，菌血症可造成肺以外的感染病灶，包括脓毒性关节炎、心内膜炎、脑膜炎和腹膜炎（腹水患者）。有些患者出现肺部重复感染，表现为在治疗过程中，暂时改善之后又出现发热和新的肺浸润而致病情恶化。

20．E。真菌性肺炎常继发于婴幼儿肺炎、肺结核、糖尿病、血液病等，使用免疫抑制药或糖皮质激素可抑制体内的免疫功能，造成真菌繁殖，A、C正确；长期使用广谱抗生素可抑制体内细菌，使念珠菌失去细菌的制约，B正确；该病常同时有其他念珠菌感染的病灶，以鹅口疮最为多见，个别可有皮肤或消化道等部位的真菌病灶，D正确。

21．D。患者临床表现为乏力、肌肉酸痛、体温高、胸痛咳嗽等。其中体温过高会引起心搏加快、能量消耗、食欲缺乏，重者可危害脏器功能，引起神经系统的功能障碍，可使患者出现烦躁、谵语、幻觉，甚至抽搐，是最重要的护理问题。

22．B。护士应首先针对最重要的护理问题"体温过高"采取护理措施。物理降温是简易、有效、安全的降温方法，包括温水擦浴、乙醇擦浴、冰敷等，若物理降温效果不满意，可适当配合药物降温。

五、支气管扩张症患者的护理

1. 大咯血是指24小时咯血量超过
A．100ml
B．200ml
C．300ml
D．400ml
E．500ml

2. 支气管扩张症的早期病理改变是
A. 柱状扩张
B. 气管扭曲
C. 气管坏死
D. 气管穿孔
E. 空洞形成

3. 为减少支气管扩张症患者肺部继发感染和全身中毒症状，最关键的措施是
A. 加强痰液引流
B. 选择广谱抗生素
C. 使用呼吸兴奋药
D. 使用支气管扩张药
E. 注射流感疫苗

4. 患者，男性，30岁。儿童时曾患麻疹肺炎，被诊断为支气管扩张症已10余年。近1周来咳嗽、咳痰加重，痰呈脓性，每日500ml，首选护理措施是
A. 指导有效咳嗽
B. 导管吸痰
C. 叩背
D. 体位引流
E. 湿化呼吸道

5. 患者，男性，60岁。患右肺中叶支气管扩张。现患者痰多不易咳出。该患者**可能**存在的体征是
A. 消瘦、贫血
B. 呼吸运动减弱
C. 局限性哮鸣音
D. 固定而持久的局限性湿啰音
E. 两肺底满布湿啰音

6. 支气管扩张症患者出现反复咯血，有窒息的危险，患者最可能出现的心理反应是
A. 抑郁
B. 悲伤
C. 恐惧
D. 愤怒
E. 震惊

7. 患者，男性，23岁。患支气管扩张症，间断咯血。近日来因受凉咳大量黄色脓痰入院治疗。医嘱体位引流。护士指导患者做体位引流时，**错误**的是
A. 在饭后1小时进行
B. 引流前做生理盐水超声雾化
C. 引流同时做胸部叩击
D. 引流后可给予治疗性雾化吸入
E. 每次引流15~20分钟

8. 患者，男性，55岁。支气管扩张症20年，近年来手指末端增生、肥厚，指甲从根部到末端拱形隆起呈槌状。该患者出现这种变化的主要原因是
A. 慢性缺氧
B. 营养不良
C. 反复感染
D. 睡眠不足
E. 运动过量

（9~10题共用题干）
患者，男性，65岁。支气管扩张症。今日劳作后出现恶心、胸闷，反复咯血，24小时出血量约800ml。

9. 该患者的咯血程度属于
A. 痰中带血丝
B. 微小量咯血
C. 小量咯血
D. 中等量咯血
E. 大量咯血

10. 目前患者饮食应
A. 禁食
B. 流质饮食
C. 半流质饮食
D. 软质饮食
E. 普通饮食

答案与解析

1．E。咯血根据量多少可以分为少量咯血，指的是每天咯血量少于100ml；中等量咯血，每天咯血量在100～500ml；大咯血，每天血量在500ml以上。

2．A。支气管扩张症是由于呼吸道感染和支气管阻塞后，反复发生支气管炎症，致使支气管壁结构破坏引起的支气管异常和扩张。支气管扩张症的早期病理改变为气管柱状扩张。

3．A。支气管扩张患者大量浓痰不易咳出，是加重其肺部感染和造成全身毒血症状的主要原因，要减轻症状，最好的方式是加强痰液引流，促进排痰。

4．D。慢性咳嗽、大量脓痰为支气管扩张症的常见症状，该患者属于青壮年，能够耐受体位引流，当患者咳大量痰液时应首选体位引流排出体内大量脓痰，以免痰多引起窒息。

5．D。患者为右肺中叶支气管扩张，现痰多不易咳出，因肺部痰液集聚，肺部听诊可闻及固定而持久的局限性湿啰音。

6．C。因为患者有窒息的危险，此时最可能的心理反应是恐惧。

7．A。体位引流，根据病变部位、病情和患者状况，每天1～3次，每次15～20分钟。一般于饭前进行，早晨清醒后立即进行效果最好。

8．A。杵状指可见于多种情况，包括一些心血管系统疾病、肺部疾病及营养障碍性疾病，也可以是先天性的且不伴任何疾病。一般认为杵状指的产生与肢体末端血液循环障碍，导致动脉血氧量不足及血流增快等因素有关。

9．E。咯血量每天<100ml为少量咯血，每天100～500ml为中量咯血，每天>500ml或1次>300ml为大量咯血。

10．A。大量咯血患者应绝对卧床休息，禁食。

六、慢性阻塞性肺疾病患者的护理

1．COPD主要的发病因素是
A．吸烟
B．职业性粉尘
C．感染
D．蛋白酶、抗蛋白酶失衡
E．自主神经功能失调

2．慢性阻塞性肺气肿的病理改变**不包括**
A．肺过度膨胀
B．外观苍白或灰白
C．镜检可见肺大疱
D．肺血供增多
E．弹性纤维网破坏

3．最易并发阻塞性肺气肿的疾病是
A．慢性支气管炎
B．支气管哮喘
C．慢性肺脓肿
D．支气管扩张
E．肺结核

4．预防慢性阻塞性肺疾病急性发作的措施**不包括**
A．戒烟
B．防止感冒
C．合理膳食
D．适当运动
E．冬季停止一切户外活动

5．患者，女性，69岁。诊断为慢性阻塞性肺疾病，经治疗后，病情好转予以出院，出院时，护理人员指导患者进行缩唇腹式呼吸训练，正确的是
A．深呼缓吸
B．取俯卧屈膝位
C．用鼻吸气用口呼气
D．吸气时尽力收腹
E．呼气时尽力挺腹

6. 患者，男性，90岁。患慢性阻塞性肺疾病10余年，目前在家中进行长期家庭氧疗，下列**不属于**氧疗有效表现的是
A. 血压下降
B. 发绀减轻
C. 呼吸频率减慢
D. 气急减轻
E. 心率减慢

7. 患者，男性，65岁。确诊慢性阻塞性肺疾病多年，加重1周入院，现痰多不易咳出，昼睡夜醒，头痛，烦躁，神志恍惚，最近护理时发现患者神志淡漠，应考虑
A. 呼吸性碱中毒
B. 痰液堵塞
C. 肺性脑病先兆
D. 休克早期
E. 脑疝先兆

8. 患者，男性，75岁。慢性阻塞性肺病急性发作期，患者痰多黏稠，翻身时突然出现面色发绀、烦躁不安。护士首先应采取的措施是
A. 给患者吸氧
B. 给患者吸痰
C. 协助患者取坐位
D. 指导患者有效咳嗽
E. 湿化气道

9. 患者，男性，66岁。患慢性阻塞性肺疾病多年，护士在指导进行呼吸训练时，吸气与呼气时间比最好为
A. 吸气：呼气=1：2
B. 吸气：呼气=1：1
C. 吸气：呼气=1.5：1
D. 吸气：呼气=2：1
E. 吸气：呼气=2.5：1

10. 患者，男性，62岁。诊断"COPD，Ⅱ型呼吸衰竭，肺性脑病"。护理人员应**避免**使用以下哪项处理措施
A. 持续低流量给氧
B. 静脉滴注抗生素
C. 肌内注射呋塞米
D. 烦躁时使用镇静药
E. 口服解痉平喘类药物

11. 患者，男性，80岁。因慢性阻塞性肺疾病并发感染住院，患者出现下列哪种表现提示为肺性脑病先兆
A. 瞳孔不等大
B. 心率加快，血压升高
C. 呼吸急促
D. 烦躁、嗜睡
E. 尿量减少

12. 患者，男性，62岁。因慢性阻塞性肺疾病合并慢性呼吸衰竭入院治疗，现病情缓解准备出院。在进行出院指导时，以下**不妥**的是
A. 应适当散步、做操
B. 坚持腹式呼吸锻炼
C. 定时进行深呼吸咳嗽
D. 长期规则服用抗生素
E. 预防受凉感冒

13. 患者，女性，65岁。患有COPD。患者进行腹式呼吸锻炼时，护士应给予纠正的动作是
A. 吸气时腹部尽力挺出
B. 呼气时腹部尽力收缩
C. 鼻吸气口呼气
D. 慢吸气
E. 快呼气

14. 患者，男性，70岁。慢性阻塞性肺疾病，出院后拟进行长期家庭氧疗，护士应告知患者每日吸氧的时间应**不少于**
A. 5小时
B. 8小时
C. 10小时

· 121 ·

D. 12小时
E. 15小时

15. 患者，女性，80岁。慢性阻塞性肺疾病20余年。今因"咳嗽、咳痰加重"住院，夜间因烦躁难以入眠，自服地西泮5mg后入睡，晨起呼之不应，呼吸浅促。出现上述表现的最可能原因是
A. 地西泮的镇静作用
B. 地西泮过敏
C. 地西泮抑制呼吸中枢
D. 地西泮中毒
E. 地西泮的镇咳作用

16. 患者，女性，65岁。有慢性阻塞性肺疾病病史。近年来多次在冬季发生肺炎，为减少患病概率，可以嘱患者在易发病季节
A. 注射免疫球蛋白
B. 接种卡介苗
C. 接种流感疫苗
D. 服用抗生素
E. 在家中不要外出

（17~18题共用题干）
患者，男性，70岁。因慢性阻塞性肺气肿入院治疗。今晨护理查房时发现患者躁动不安，有幻觉，对自己所处的位置、目前的时间无法做出正确判断。

17. 医嘱给予吸氧。最适合该患者的吸氧流量为
A. 2L/min
B. 4L/min
C. 6L/min
D. 8L/min
E. 10L/min

18. 该患者目前的意识状态属于
A. 嗜睡
B. 意识模糊
C. 昏睡

D. 浅昏迷
E. 深昏迷

（19~20题共用题干）
患者，女性，68岁。慢性阻塞性肺疾病10年。因咳嗽、咳痰加重，伴发热、喘息3天入院，给予氨茶碱等治疗。

19. 对该患者进行胸部评估时，可发现的体征是
A. 胸廓不对称隆起
B. 呼吸延长
C. 呼吸频率减慢
D. 支气管偏向一侧
E. 可闻及湿啰音

20. 应用氨茶碱治疗的目的是
A. 控制细菌感染
B. 减少支气管分泌物
C. 稀释痰液
D. 松弛支气管平滑肌
E. 降低体温

答案与解析

1. A。吸烟能诱导炎症并直接损害肺；COPD的各种危险因素都可产生类似的炎症过程，从而导致COPD的发生。

2. D。COPD的病理改变主要为慢性支气管炎和肺气肿的病理改变。肺气肿的病理改变可见肺过度膨胀、弹性减退，外观灰白或苍白。镜检见肺泡壁变薄，肺泡腔扩大、破裂或形成大疱，血液供应减少，弹性纤维网破坏。

3. A。COPD与慢性支气管炎及肺气肿密切相关。当慢性支气管炎和（或）肺气肿患者肺功能检查出现气流受限并且不能完全可逆时，则诊断为COPD。

4. E。应当发挥患者的主观能动性，制订个体化锻炼计划，进行腹式呼吸或缩唇呼吸训练等，以及步行、慢跑等体育锻炼，增强体

质，提高机体免疫力。潮湿、大风、严寒气候时避免室外活动，冬季也应适当运动。

5．C。患者闭嘴经鼻吸气，然后通过缩唇（吹口哨样）缓慢呼气，同时收缩腹部。吸气与呼气时间比为1:2或1:3。缩唇的程度与呼气流量以能使距口唇15～20cm处、与口唇等高水平的蜡烛火焰随气流倾斜又不至于熄灭为宜。

6．A。氧疗有效的指标：患者呼吸困难减轻、呼吸频率减慢、发绀减轻、心率减慢、活动耐力增加。

7．C。肺性脑病早期会出现意识障碍，表现为头痛、烦躁不安、表情淡漠、神志恍惚、精神错乱、嗜睡和昏迷等症状。

8．B。根据该患者的症状，有呼吸困难导致缺氧，结合其痰液性状应考虑出现了呼吸道痰液阻塞，应首先采取的措施是吸痰。

9．A。腹式呼吸时呼气与吸气时间比例为2:1～3:1，每日训练2次，每次10～15分钟。

10．D。对呼吸衰竭患者禁用镇静药，因镇静药会抑制呼吸中枢加重呼吸困难，肺性脑病患者用镇静药会加重其脑部症状。

11．D。肺性脑病早期会出现意识障碍，表现为头痛、烦躁不安、表情淡漠、神志恍惚、精神错乱、嗜睡和昏迷等症状。

12．D。抗生素应在明确有炎症后方可使用，不可预防性使用，长期应用抗生素，易产生耐药性。

13．E。腹式呼吸时，呼吸缓慢而均匀，勿用力呼气，吸气与呼气时间比为1:2或1:3。

14．E。慢性阻塞性肺部疾病吸氧应给予低流量、低浓度持续吸氧，1～2L/min，浓度不超过40%，每天15小时以上。

15．C。患者服用地西泮后出现呼之不应，呼吸浅促，是因为地西泮的呼吸抑制作用。

16．A。慢性阻塞性肺疾病患者应当积极预防肺部感染，题干提到多次在冬季发生肺炎，故应在易发病季节注射免疫球蛋白，提高机体免疫力。

17．A。呼吸困难伴低氧血症者，遵医嘱给予氧疗。一般采用鼻导管持续低流量给氧，氧流量1～2L/min。

18．B。意识的改变分为2类：①以觉醒状态改变为主的意识障碍，分为嗜睡、昏睡、昏迷。昏迷又分为浅昏迷、深昏迷，为最严重的意识障碍。②以意识内容改变为主，包括意识模糊、谵妄。意识模糊患者能保持简单的精神活动，但对时间、地点、人物的定向能力发生障碍。

19．B。胸廓前后径增大，剑突下胸骨下角增宽（桶状胸），部分患者呼吸变浅，频率增快，严重者可有缩唇呼吸等；触觉语颤减弱。叩诊肺部过清音，心浊音界缩小，肺下界和肝浊音界下降，听诊两肺呼吸音减弱，呼气延长，部分患者可闻及干啰音和（或）湿啰音。

20．D。药物有支气管扩张药，如口服或吸入β受体激动药和M受体阻滞药、茶碱类口服药和β受体激动药与糖皮质激素的联合吸入治疗；氨茶碱具有舒张支气管平滑肌作用，并具有强心、利尿、扩张冠状动脉、兴奋呼吸中枢和呼吸肌作用，所以用于慢阻肺的治疗。

七、支气管哮喘患者的护理

1．通过兴奋β₂肾上腺素能受体缓解支气管痉挛的药物是
A．氨茶碱
B．麻黄碱
C．阿托品
D．肾上腺素
E．沙丁胺醇

2．支气管哮喘的主要临床表现是
A．吸气性呼吸困难伴三凹征
B．发作性呼吸困难伴窒息感

C. 反复发作带哮鸣音的呼气性呼吸困难
D. 带哮鸣音的混合性呼吸困难
E. 呼吸困难伴哮鸣音

3. 哮喘发生的本质是
A. 交感神经兴奋
B. 迷走神经兴奋
C. 气道反应性降低
D. 免疫介导气道慢性炎症
E. β-肾上腺素受体功能低下

4. 糖皮质激素用于治疗哮喘的主要作用是
A. 降低痰液黏稠度
B. 抑制气道炎症反应
C. 舒张支气管平滑肌
D. 抑制咳嗽中枢
E. 兴奋呼吸中枢

5. 某急性发作重度的支气管哮喘患者，其首选药物是
A. 氨茶碱
B. 地塞米松
C. 沙丁胺醇
D. 色甘酸钠
E. 异丙托溴铵

6. 患者，男性，16岁。支气管哮喘2年，同时使用几种气雾剂治疗。正确的使用顺序是
A. 先用支气管扩张药，再用激素类气雾剂
B. 先用激素类气雾剂，再用支气管扩张药
C. 先用激素类气雾剂，再用茶碱类气雾剂
D. 先用支气管扩张药，再用茶碱类气雾剂
E. 先用茶碱类气雾剂，再用支气管扩张药

7. 患儿，女，10岁。给自家宠物犬洗澡后即出现咳嗽、咳痰伴喘息发作，诊断为支气管哮喘。引起该患者哮喘发作最可能的过敏原是
A. 花粉

B. 尘螨
C. 毛屑
D. 病毒感染
E. 细菌感染

8. 患者，女性，25岁。诊断支气管哮喘入院。2分钟前患者哮喘急性发作。护士应立即协助患者采取的体位是
A. 去枕平卧
B. 中凹卧位
C. 屈膝俯卧位
D. 侧卧位
E. 端坐位

9. 患者，男性，75岁。支气管哮喘患者。受凉后出现胸闷、呼气性呼吸困难、双肺布满哮鸣音入院。既往上呼吸道感染后有类似发作史，对其健康教育最重要的是
A. 清淡饮食
B. 不饲养宠物
C. 避免接触花草
D. 保持乐观情绪
E. 预防上呼吸道感染

10. 患者，男性，50岁。因支气管哮喘发作到某医院急诊就诊，因护士操作不当，快速静脉注射某药后，患者出现头晕、心悸、心律失常、血压剧降。此类药物可能是
A. 沙丁胺醇
B. 氨茶碱
C. 异丙托溴铵（异丙阿托品）
D. 地塞米松
E. 色甘酸钠

11. 患者，女性，55岁。因发热性胸闷、咳嗽就诊，诊为支气管哮喘。医嘱给予糖皮质激素吸入治疗，下列用药指导中正确的是
A. 吸入激素的主要作用是快速缓解症状
B. 如果哮喘症状缓解，即可停止用药
C. 吸入激素不会有任何不良反应

D．吸入激素后要漱口
E．如果患者要进行运动，可在此前预防性吸入激素

12．患者，女性，40岁。毛绒玩具车间工人，有哮喘史5年。防止哮喘发作最有效的方法是
A．脱离变应原
B．药物治疗
C．免疫治疗
D．对症治疗
E．长期治疗

13．患者，男性，56岁。支气管哮喘发作，呼吸困难。此时护士应协助其采取的体位是
A．半坐卧位
B．端坐位
C．中凹卧位
D．头高足低位
E．头低足高位

14．患者，男性，45岁。患有支气管哮喘史20余年，每年急性发作数次，经用药治疗后可以缓解。患者在与护士交流时询问：由于自觉症状消失后即停止服药，因此，下次发作时是否可以先自行服用上次剩余的药物？护士首先要向患者重点说明的是
A．应每天定时口服支气管扩张药
B．需认识到要长期规范治疗哮喘，不得自行停药
C．鼓励多作运动，锻炼身体
D．应当寻求医师帮助，及时解决用药问题
E．应当寻找发病原因，避免复发，以减少用药

15．患者，男性，28岁。患支气管哮喘。经常入睡后发作，患者白天没有精力工作，每到晚上就害怕病情发作，甚至危及生命，惶惶不可终日。该患者最主要的心理反应是
A．依赖
B．恐惧

C．悲观
D．焦虑
E．抑郁

16．患者，男性，16岁。因支气管哮喘发作入院，听诊可闻及
A．两肺布满湿啰音
B．两肺布满哮鸣音
C．一侧布满湿啰音
D．一侧布满哮鸣音
E．两肺底布满干、湿啰音

17．患者，男性，48岁。受凉后哮喘发作。2天来呼吸困难加重，皮肤潮红，多汗，眼球结膜水肿。应给予其的吸氧方式是
A．高流量持续吸氧
B．高流量间歇吸氧
C．低流量持续吸氧
D．低流量间歇吸氧
E．乙醇湿化吸氧

（18～20题共用题干）
患者，女性，56岁。支气管哮喘10年。因受凉后憋喘加重，呼吸困难，夜间不能平卧，自行吸入 $β_2$ 受体激动药效果不佳，患者紧张不已。血气分析：PaO_2 70mmHg。

18．患者可能出现了
A．吸气性呼吸困难
B．呼气性呼吸困难
C．混合性呼吸困难
D．心源性呼吸困难
E．神经精神性呼吸困难

19．患者目前哮喘程度为
A．轻度
B．中度
C．重度
D．危重
E．极危重

20. 正确的处理措施是
A. 给予镇静药
B. 给予支气管扩张药
C. 低流量吸氧
D. 给予抗生素
E. 静脉使用糖皮质激素

(21~24题共用题干)

患者，女性，38岁。慢性哮喘病史12年。近日感冒后病情加重，夜间咳嗽频繁，痰量多。体格检查：神志清楚，口唇轻度发绀；桶状胸；双肺叩诊过清音，有干、湿性啰音。经定量雾化吸入治疗后病情缓解，但PaO$_2$（55mmHg）仍低。

21. 为防止病情进一步加重，最有效的措施是
A. 做腹式呼吸加强膈肌运动
B. 保持情绪稳定
C. 进行家庭氧疗
D. 坚持步行或慢跑等全身运动
E. 每日坚持用药

22. 对该患者进行健康教育旨在提高
A. 健康意识
B. 疾病的处理方法
C. 自我管理技能
D. 生活的规律性
E. 适应工作节奏

23. 护士鼓励患者记哮喘日记，其监测内容**不包括**
A. 吸氧时间及次数
B. 症状发作程度
C. 所应用的药物
D. 每日症状发作次数
E. 上次住院时间

24. 经治疗，患者状况好转。复诊时护士叮嘱患者注意避免各种诱发因素，其中**不包括**
A. 避免摄入引起过敏的食物
B. 避免吸入刺激性气体
C. 避免接触外界人员
D. 避免呼吸道感染
E. 避免剧烈运动

答案与解析

1. E。沙丁胺醇为选择性β$_2$受体激动药，能有效地抑制组胺等致过敏性物质的释放，防止支气管痉挛。适用于支气管哮喘、喘息性支气管炎、支气管痉挛、肺气肿等。

2. C。典型表现为发作性呼气性呼吸困难，伴有哮鸣音，胸闷、咳嗽、咳白色泡沫痰，发病前多有干咳、打喷嚏、流泪等先兆，患者常被迫坐起。

3. D。支气管哮喘是由多种细胞（如嗜酸性粒细胞、肥大细胞、T淋巴细胞等）和细胞组分参与的气道慢性炎症性疾病。其发病与遗传因素、神经因素、免疫因素密切相关，哮喘的炎症反应是由多种炎症细胞、介质和细胞因子参与的相互作用的结果。

4. B。糖皮质激素可以有效抑制炎症细胞的迁移和活化，抑制气道炎症反应，从而舒缓平滑肌。

5. C。支气管哮喘控制哮喘急性发作的首选药物是β$_2$肾上腺素受体激动药，其中，沙丁胺醇属于短效β$_2$受体激动药。

6. A。支气管扩张药是哮喘发作的首选药物，可缓解支气管痉挛，常联合激素进行使用。先用支气管扩张药使支气管扩张，再给予抗炎药物，能增强激素的作用，使气道炎症减轻。

7. C。患儿给自家宠物犬洗澡后出现支气管哮喘发作，考虑是宠物犬毛屑作为过敏原引起患儿的哮喘发作。

8. E。哮喘急性发作时，为呼吸困难者采取端坐位，提供床旁桌支撑，以减少体力消耗。

9. E。患者受凉后引起支气管哮喘发作，考虑是受凉导致上呼吸道感染。上呼吸道感染可导致支气管哮喘发作，而患者有既往上呼

吸道感染后类似发作史,故应该积极预防上呼吸道感染,预防支气管哮喘发作。

10. B。氨茶碱的有效剂量和中毒剂量比较接近,因此,静脉注射时一定要缓慢,否则可能会出现中毒症状,如烦躁、呕吐、定向力差、心律失常、血压急剧下降等,严重的甚至会死亡。

11. D。吸入性糖皮质激素是目前长期维持治疗哮喘的第一线用药,排除答案A;哮喘需要长期用药,随意停药可能导致阻塞性肺气肿或慢性肺源性心脏病等严重并发症,故不可随意停药,排除答案B;激素会有反射性咳嗽、口周皮炎、口干和舌体肥厚、咽喉刺激、声嘶或发音困难、肥胖等不良反应,排除C;哮喘患者可做适量的身体锻炼,增强体质,不必预防性吸入激素,排除E;激素吸入后漱口是为了预防不良反应。

12. A。防止哮喘发作的首要措施为去除病因,包括避免接触过敏原,去除各种诱发因素,积极治疗和清除感染病灶。患者有哮喘史,而毛绒玩具可作为过敏原引起患者哮喘发作,为预防哮喘发作应脱离过敏原。

13. B。支气管哮喘发作患者,采取端坐位可缓解呼吸困难情况。

14. B。哮喘目前不能根治,临床上主要是以抑制炎症为主的规范治疗来控制哮喘,如果随意停药,可能导致阻塞性肺气肿或慢性肺源性心脏病等严重并发症,故应该长期规范治疗,不可随意停药。而患者没有认识到自行停药的危害,因此,护士应该向患者重点说明哮喘长期规范治疗的重要性。

15. B。恐惧表现为惊慌害怕、惶惶不安。患者因为支气管的临床症状,出现对疾病不正确的认识,担心害怕会失去生命,与恐惧的表现相符合。

16. B。支气管哮喘被称为发作性伴有哮鸣音的呼气性呼吸困难或者发作性胸闷或者咳嗽;支气管哮喘发作时,胸部呈过度充气状态,两肺布满广泛的哮鸣音,呼气音延长,但在轻度哮喘或者非常严重的哮喘发作的时候,哮鸣音可不出现,被称作寂静胸。

17. C。哮喘患者的护理中,要根据患者缺氧情况及血气分析结果,调整氧流量。本题中患者皮肤潮红、多汗,眼球结膜水肿,提示为二氧化碳潴留,宜给予持续低流量吸氧,通常选用双孔吸氧管吸氧,严重缺氧时,可应用鼻面罩吸氧,以改善呼吸困难。

18. B。呼气性呼吸困难:呼气费力及呼气时间延长,常伴有哮鸣音,其发生与支气管痉挛、狭窄和肺组织弹性减弱,影响肺通气功能有关,多见于支气管哮喘和慢性阻塞性肺疾病。

19. B。中度哮喘:日常生活受限,稍事活动便有喘息,喜坐位,讲话常有中断。呼吸频率增加,哮鸣音响亮而弥漫。脉率100~每分钟120次,有焦虑和烦躁 PaO_2 60~80mmHg,$PaCO_2 \leq 45$mmHg,血氧饱和度91%~95%,使用支气管扩张药后仅有部分缓解。

20. B。中度哮喘急性发作应给予处理支气管扩张药以扩张血管,若不能缓解,可持续雾化吸入 $β_2$ 受体激动药(或联合用抗胆碱药吸入)或口服糖皮质激素,必要时静脉注射氨茶碱。

21. C。患者 PaO_2(55mmHg)仍低,故最有效的措施是纠正缺氧,进行家庭氧疗。家庭氧疗是医院外治疗低氧血症的重要手段之一,通常适用于支气管哮喘、慢性气管炎、肺气肿、心绞痛、呼吸衰竭及心力衰竭等疾病的家庭治疗。

22. C。哮喘是一种终身性疾病,不可治愈,所以患者必须学会自我管理。患者应在医护人员的帮助下制订一个渐进的管理方案,选择合适的治疗方法,确定并避免导致哮喘发作的诱因,进行长期的监测,并不断调整哮喘的治疗措施。

23. E。患者哮喘日记的内容包括每天的用药和剂量、吸氧时间和次数、症状发作次数和程度及主观感受、每天早晚峰流速值等。哮喘日记可以为疾病预防和治疗提供参考资料，是哮喘患者进行自我管理的有效措施。记录内容不包括住院情况。

24．C。可诱发哮喘的因素包括摄入引起过敏的食物、吸入刺激性气体、呼吸道感染、剧烈运动、持续的喊叫、情绪激动、紧张不安、怨怒等，A、B、D、E均正确。哮喘患者可接触外界人员，但应少去人多的场所。

八、慢性肺源性心脏病患者的护理

1．慢性肺源性心脏病患者出现下肢水肿的主要原因是
A．左侧心力衰竭
B．右侧心力衰竭
C．肾衰竭
D．呼吸衰竭
E．下肢静脉血栓

2．肺源性心脏病并发呼吸衰竭患者缺氧的典型表现是
A．呼吸困难
B．发绀
C．意识障碍
D．肺功能下降
E．球结膜水肿

3．肺源性心脏病的预防**不包括**
A．提倡戒烟
B．增强免疫力
C．减少有害物质的吸入
D．预防感染
E．多睡少动

4．慢性肺心源性心脏病患者的心理社会状况评估内容**不包括**
A．家庭角色和家庭关系的变化
B．经济问题
C．社会孤立

D．失业问题
E．治疗方案

5．慢性肺源性心脏病的心脏形态改变主要是
A．左心室肥大
B．二尖瓣关闭不全
C．肺动脉瓣狭窄
D．主动脉扩大
E．右心室扩大

6．慢性肺源性心脏病最常见的病因是
A．COPD
B．支气管哮喘
C．支气管扩张
D．肺动脉栓塞
E．睡眠呼吸暂停综合征

7．肺源性心脏病肺动脉高压形成的最主要因素是
A．缺氧
B．血容量增加
C．血液黏稠度增加
D．继发性红细胞增多
E．肺部毛细血管微小栓子形成

8．慢性肺源性心脏病患者肺、心功能失代偿期最突出的表现是
A．呼吸困难加重，夜间更甚
B．疲倦乏力，头晕、心悸
C．贫血
D．多食多饮
E．多尿

9．患者，男性，65岁。3年前被诊断为"肺心病"，近日因感冒后呼吸困难加重入院。提示患者并发右侧心力衰竭的体征是
A．半坐卧位
B．双侧颈静脉充盈
C．双肺弥漫性湿啰音
D．眼睑浮肿
E．口唇发绀

10. 患者，男性，65岁。3年前被诊断为"肺源性心脏病"，近日因感冒后呼吸困难加重入院。护士对该患者所采取的氧疗方式正确的是
A．间歇高流量给氧
B．间歇低流量给氧
C．持续高流量给氧
D．持续低流量给氧
E．高压给氧

11. 患者，女性，69岁。慢性肺源性心脏病急性发作，患者出现头痛、昼眠夜醒、神志恍惚，应考虑
A．窒息先兆
B．呼吸性酸中毒
C．休克早期
D．肺性脑病
E．DIC

12. 患儿，女，10月龄。因发热、咳嗽3天，病情加重来诊。体格检查：患儿烦躁不安，气促，口唇发绀。体温39℃，脉搏每分钟180次，呼吸每分钟50次。肺部可闻及较多细湿啰音，心音低钝，肝肋下3cm。对该患儿的护理**错误**的是
A．面罩给氧
B．置患儿于半卧位
C．避免各种刺激
D．加快输液速度
E．备好抢救用品

13. 患者，男性，68岁。被人搀扶步入医院，分诊护士见其面色发绀，口唇呈黑紫色，呼吸困难，家属称其"肺心病又发作"。需立即对其进行的处理是
A．为患者挂号
B．不做处理，等待医师到来
C．吸氧，测量血压
D．叩背
E．让患者去枕平卧于平车上

14. 患者，男性，65岁。因慢性肺源性心脏病并发肺炎、右侧心力衰竭住院治疗。护士核对医嘱时，应提出**质疑**的是
A．一级护理
B．持续吸氧6L/min
C．头孢美唑钠2.0g+5%葡萄糖100ml，ivgtt，q12h
D．氨溴索30mg+0.9%氯化钠100ml，ivgtt，tid
E．氢氯噻嗪25mg，po，bid

15. 患者，女性，60岁。慢性咳嗽、咳痰30年，下肢水肿1年。近半个月咳嗽加重，痰量增多，为黄色脓痰。呼吸困难，腹胀明显，食欲缺乏。诊断为慢性肺源性心脏病、呼吸衰竭。对患者进行的健康教育，**不妥**的内容是
A．鼓励患者进行耐寒锻炼，如坚持冷水洗脸
B．避免吸入刺激性气体
C．尽量少去人群拥挤的公共场所，减少呼吸道感染的机会
D．可以长期应用抗生素预防呼吸道感染
E．积极改善膳食结构，加强营养

16. 患者，男性，55岁。肺源性心脏病并发Ⅱ型呼吸衰竭，遵医嘱给予吸氧。该患者为快速缓解症状，自行调大氧流量，30分钟后大量出汗，烦躁不安，肌肉震颤，间歇抽搐。考虑该患者最可能并发了
A．氯中毒
B．肺性脑病
C．低钙血症
D．低镁血症
E．低钾血症

答案与解析

1. B。慢性肺源性心脏病患者出现右侧心力衰竭时出现下肢对称性凹陷性水肿。原因有：①有效循环血量不足，肾血流量减少，肾小球滤过率降低，继发性醛固酮分泌增多，水钠潴留；②体循环静脉压增高，毛细

血管静水压增高，组织液回吸收减少；③淤血性肝硬化导致蛋白质合成减少，胃肠道淤血导致食欲缺乏及消化吸收功能下降，继发低蛋白血症，血浆胶体渗透压下降。

2．B。呼吸衰竭的患者缺氧的典型表现为发绀，当 SaO_2 低于 90% 时，出现口唇、指甲和舌的发绀。

3．E。预防肺源性心脏病应戒烟，减少有害物质的吸入，排除 A、C；积极防治原发病的诱发因素，如呼吸道感染、各种过敏原，排除 D；选择合适的锻炼项目，提高免疫力，排除 B。多睡少动，缺少锻炼，不利于疾病的预防。

4．E。心理社会状况评估包括家庭角色和家庭关系、经济情况、社会关系、就业状态、近期有无重大事件等，不包括治疗情况。

5．E。肺源性心脏病肺循环阻力增加时，右心发挥代偿作用，在克服肺动脉压升高的阻力时发生右心室肥大。随着病情进展，肺动脉压持续升高，右心失代偿而致右侧心力衰竭。

6．A。慢性阻塞性肺疾病（COPD）由于长期缺氧，肺血管痉挛，导致肺动脉阻力增加，肺动脉高压，右心室肥大，引起肺源性心脏病，是慢性肺源性心脏病最常见的原因，占 80%～90%。

7．A。缺氧是形成肺动脉高压的最重要因素，缺氧可使肺组织中血管活性物质的含量发生变化，收缩血管物质的作用占优势，使血管收缩；缺氧还可直接使肺血管平滑肌细胞膜对 Ca^{2+} 的通透性增加，使肺血管平滑肌收缩。

8．A。慢性肺源性心脏病患者肺、心功能失代偿期，肺组织损害严重，引起缺氧、二氧化碳潴留，导致呼吸衰竭和（或）心力衰竭（以右侧心力衰竭为主），患者表现为呼吸困难和劳动耐力下降。

9．B。慢性肺源性心脏病出现右侧心力衰竭时患者发绀更明显，颈静脉怒张，心率增快，可出现心律失常，剑突下可闻及收缩期杂音，甚至出现舒张期杂音。肝大并有压痛，肝颈静脉回流征阳性，下肢水肿，重者可有腹水。

10．D。肺源性心脏病患者中枢系统对高浓度二氧化碳不敏感，需要持续低流量氧气刺激呼吸中枢，保持呼吸中枢的兴奋性，防止患者呼吸功能减弱或者呼吸骤停。

11．D。肺性脑病的临床表现为意识障碍、神经、精神症状，肺源性心脏病患者出现头痛、昼眠夜醒、神志恍惚等精神症状和神经系统症状时，考虑是肺性脑病，应该着重注意观察，及时报告医师。

12．D。根据患者临床表现可初步判断患儿有急性心力衰竭，此时应停止一切增加心肌耗氧量的操作，加快输液速度会增加心脏负担，加剧心力衰竭。

13．C。患者面色发绀，口唇呈黑紫色，呼吸困难，说明患者极度缺氧，应立刻开放气道，缓解呼吸困难的症状，并测量生命体征。

14．B。慢性肺源性心脏病应持续低流量、低浓度给氧，氧流量 1～2L/min，浓度为 25%～29%。防止高浓度吸氧抑制呼吸，加重二氧化碳潴留，导致肺性脑病。

15．D。肺部感染是肺源性心脏病急性加重常见的原因，控制肺部感染才能使病情好转。在应用抗生素之前做痰培养及药物敏感试验，找到感染病原菌作为选用抗生素的依据，根据病原微生物的种类，选用针对性强的抗生素，以 10～14 天为 1 个疗程。若长期服用抗生素，会产生耐药性或发生其他病原菌的感染，使病情继续发展、恶化。

16．B。肺源性心脏病患者由于缺氧和高碳酸血症可引起二氧化碳麻醉，导致肺性脑病。早期可表现为头痛、头晕、记忆力减退、精神不振、工作能力降低等症状，继之可出现不同程度的意识障碍，轻者呈嗜睡、昏睡状态，重者昏迷。此外还可有颅内压升高、视盘水肿、肌阵挛、全身强直-阵挛样发作等各种运动障碍。精神症状可表现为兴奋、不安、言语增多、幻觉、妄想等。

九、血气胸患者的护理

1. 因尖刀刺伤导致开放性气胸的患者，为预防感染可使用
   A. 激素
   B. 维生素
   C. 镇痛药
   D. 止血药
   E. 抗生素

2. 自发性气胸自觉症状是
   A. 呕吐
   B. 心悸
   C. 发热
   D. 胸痛
   E. 咳嗽

3. 自发性气胸的治疗措施中首要的是
   A. 消除病因
   B. 防治感染
   C. 预防复发
   D. 预防并发症
   E. 使肺尽早复张

4. 拔除胸膜腔闭式引流管时，应嘱患者
   A. 深吸气后屏气
   B. 深呼气后屏气
   C. 正常呼吸
   D. 浅呼气后屏气
   E. 浅吸气后屏气

5. 成年人大量血胸是指胸膜腔内积血
   A. >300ml
   B. >500ml
   C. >800ml
   D. >1000ml
   E. >1200ml

6. 患者，男性，25岁。肋骨骨折后合并气胸，急诊行胸膜腔闭式引流术。对胸膜腔闭式引流护理，**错误**的是

A. 嘱患者勿折叠、扭曲、压迫管道
B. 嘱患者翻身时勿牵拉引流管
C. 保持水封瓶长管没入水中 6～8cm
D. 指导患者多做深呼吸运动
E. 更换引流瓶时应双重夹闭引流管

7. 患者，男性，31岁。胸部受伤，急诊入院。经吸氧，呼吸困难无好转，有发绀及休克体征。体格检查：左胸饱满，气管向右移位，左侧可触及骨擦音，叩之鼓音，听诊呼吸音消失，皮下气肿明显。诊断首先考虑是
   A. 肋骨多发骨折
   B. 胸骨骨折合并开放性气胸
   C. 肋骨骨折合并张力性气胸
   D. 心脏挫伤
   E. 闭合性气胸

8. 患者，女性，35岁。车祸后并发血气胸，进行手术治疗后医嘱常规行沐舒坦（盐酸氨溴索）雾化吸入。用该药物的目的是
   A. 解痉
   B. 平喘
   C. 镇痛
   D. 抑制腺体分泌
   E. 稀释痰液，促进排出

9. 患者，男性，33岁。干咳、胸痛，以自发性气胸入院。经积极治疗后已痊愈准备出院。护士告诉患者为预防复发最重要的是
   A. 戒烟
   B. 清淡饮食
   C. 避免屏气用力
   D. 积极锻炼身体
   E. 保持情绪稳定

10. 慢性阻塞性肺疾病合并自发性气胸患者，经过治疗准备出院。为减少气胸复发，护士应告知患者需特别注意的是
    A. 避免进食生冷食物
    B. 不能喝牛奶
    C. 不能快步行走

D. 保持排便通畅
E. 坚持低蛋白质饮食

11. 某患者因胸腔积液行胸膜腔闭式引流术，正确的操作是

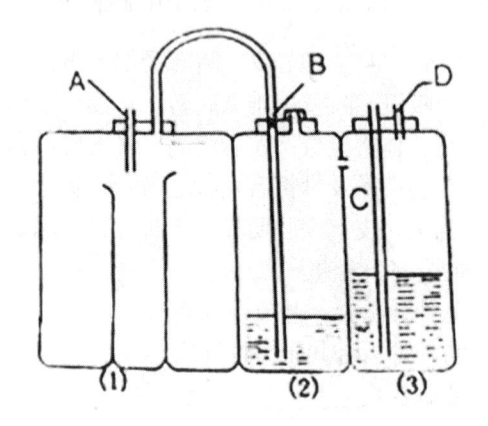

A. 将胸膜腔引流管连接于 A 管
B. 将胸膜腔引流管连接于 D 管
C. 每天记录引流瓶（2）的液体量
D. 观察 C 管中的水柱是否随呼吸上下波动
E. 需要负压吸引时连接于 A 管

12. 患者，男性，23 岁。车祸 30 分钟后，因出现极度呼吸困难送来急诊。体格检查：右胸部饱满，呼吸音消失，叩诊呈鼓音；右胸部有骨擦音，皮下气肿。首要的急救措施是
A. 输血、输液
B. 镇静、吸氧
C. 胸壁固定
D. 剖胸探查
E. 胸腔穿刺排气

13. 患者，女性，31 岁。车祸造成损伤性血胸，来院后立即为其行胸膜腔闭式引流术，现有引流 1 处，在术后观察中，引流量（血量）为多少时护士应立即报告医师提示患者有进行性血胸的可能
A. 每小时 30ml
B. 每小时 50ml
C. 每小时 100ml
D. 每小时 150ml

E. 每小时 200ml

14. 患者，男性，28 岁。突发胸痛 2 小时，以自发性气胸诊断入院。体格检查：体温 36.8℃，脉搏每分钟 90 次，呼吸每分钟 22 次；右侧胸部肋间隙增宽，语颤消失，叩诊鼓音。其肝浊音界的改变是
A. 下移
B. 上移
C. 左移
D. 右移
E. 不变

15. 患者，男性，28 岁。车祸后导致血气胸。下列哪项信息提示患者胸腔有活动性出血
A. 血压逐步回升
B. 血红蛋白、红细胞计数升高
C. 胸膜腔闭式引流每小时引流量超过 200ml
D. 体温升高
E. 白细胞增多

答案与解析

1. E。抗生素是一类用于抑制细菌生长或杀死细菌的药物，可用来预防和治疗感染。
2. D。自发性气胸发作时均有呼吸困难，但正常呼吸功能的患者可无明显感觉；胸痛是气胸患者最常见的主诉，而且在轻度气胸时，可能是唯一症状；自发性气胸偶见刺激性咳嗽；气胸合并血胸时，患者可出现心悸、血压低、四肢发冷等症状。
3. E。自发性气胸患者表现为呼吸困难，气管向健侧移位，呼吸运动减弱或消失，应首先使肺部复张，缓解患者呼吸困难的症状。
4. A。拔除胸膜腔闭式引流管时，患者坐在床边缘或躺向健侧，嘱患者深吸气后屏气拔管，并迅速用凡士林纱布覆盖，再盖上纱布，胶布固定。
5. D。小量血胸（<500ml）、中等量血胸（500～1000ml）和大量血胸（>1000ml）。

6．C。勿折叠、扭曲、压迫管道以保持导管的通畅；翻身时勿牵拉引流管，防止导管滑脱；多做深呼吸运动利于胸膜腔内液体和气体的排除；更换引流瓶时应双重夹闭引流管可保持导管的密闭性。胸膜腔闭式引流时水封瓶长管没入水中3～4cm，并始终保持直立。

7．C。患者左侧可触及骨擦音，叩之鼓音，可确定患者有骨折和气胸。开放性气胸患侧多见伤道，张力性气胸患侧胸部饱满，且多见皮下气肿。

8．E。氨溴索能增加呼吸道黏膜浆液腺的分泌，减少黏液腺分泌，从而降低痰液黏度，促进肺表面活性物质的分泌，增加支气管纤毛运动，使痰液易于咳出。

9．C。自发性气胸患者出院后要注意避免剧烈运动或用力，防止气胸复发。

10．D。慢性阻塞性肺疾病合并自发性气胸患者出院指导，吸烟者劝其务必戒烟。避免重体力劳动及用力提拉等动作，适量运动，增强机体抵抗力；清淡饮食，保持排便通畅；预防感染，定期复诊。患者应尤其注意不可剧烈运动或用力，便秘时屏气排便，可能造成气胸复发。

11．A。胸膜腔引流管应该连接于A管，记录引流瓶（1）液体量，观察B管中的水柱波动，负压吸引装置应该连接于D管。

12．E。右胸部饱满，呼吸音消失，叩诊呈鼓音，皮下气肿，可知患者出现了张力性气胸，应当立即进行胸膜腔穿刺排气。

13．E。引流血量每小时超过200ml，连续3小时以上提示出现进行性血胸。

14．A。气胸的形成多由于肺组织、气管、支气管、食管破裂，空气逸入胸膜腔，或因胸壁伤口穿破胸膜，外界空气进入胸膜腔所致。轻者胸闷、胸痛，重者出现呼吸困难，主要与胸膜腔积气量和肺萎陷程度有关。该患者出现右侧自发性气胸，同侧胸腔积气过多，压力增大就会导致横膈下移，肝也相应下移，肝浊音界下移。

15．C。胸膜腔内活动性出血的征象：①脉搏逐渐加快，血压持续下降；②经补充血容量后血压虽有短暂回升，但又迅速下降；③血红蛋白、血细胞、血细胞比容持续降低；④胸膜腔闭式引流出血量每小时＞200ml，并持续2小时以上；⑤胸膜腔穿刺抽出的血液很快凝固或因血液凝固抽不出，且胸部X线显示胸膜腔阴影继续增大者。

十、呼吸衰竭患者的护理

1．呼吸衰竭发生时，最早因缺氧发生损害的组织器官是
A．大脑
B．心
C．肝
D．肾
E．肺

2．"三凹征"是指
A．胸骨上窝，锁骨上窝，肋间隙在吸气时明显下陷
B．胸骨上窝，锁骨上窝，肋间隙在呼气时明显下陷
C．胸骨上窝，锁骨上窝，纵隔在吸气时明显下陷
D．胸骨上窝，锁骨上窝，纵隔在呼气时明显下陷
E．胸骨上窝，锁骨下窝，纵隔在吸气时明显下陷

3．呼吸衰竭的患者，在临床上出现最早的症状是
A．胸部疼痛
B．呼吸困难
C．咯血
D．发绀
E．精神错乱

4．呼吸衰竭的患者，呼吸中枢兴奋性下降，应使用的药物是

A. 沙丁胺醇
B. 酚妥拉明
C. 头孢曲松
D. 尼可刹米
E. 卡托普利

5. 慢性呼吸衰竭患者最早、最突出的临床表现是
A. 发绀
B. 发热
C. 咳嗽
D. 神经精神症状
E. 呼吸困难

6. **可能**发生呼吸肌无力引起呼吸衰竭的疾病是
A. 慢性阻塞性肺疾病
B. 重症支气管疾病
C. 重症肺炎
D. 肺栓塞
E. 重症肌无力

7. 慢性呼吸衰竭的患者，医嘱给予洛贝林静脉滴注，提示患者可能存在
A. 心力衰竭
B. 外周循环衰竭
C. 尿量减少
D. 呼吸中枢抑制
E. 严重感染

8. 患者，男性，65岁。诊断慢性呼吸衰竭，现病情稳定。护士给其进行呼吸功能锻炼前，应该评估的是
A. 体温
B. 脉搏
C. 营养
D. 尿量
E. 活动能力

9. 患者，女性，68岁。有慢性哮喘史15年。近日感冒后病情加重，夜间咳嗽频繁，痰量多。以急性呼吸衰竭入院治疗。经治疗后病情缓解，准备出院，但氧分压仍低（55mmHg）。为防止心脏进一步受累，最有效的措施是
A. 做腹式呼吸加强膈肌运动
B. 避免吸入有害气体
C. 保持室内清洁
D. 进行家庭氧疗
E. 坚持步行或慢跑等全身运动

10. 患者，男性，65岁。因"呼吸衰竭"入院，住院期间应用呼吸兴奋药。患者出现了何种情况时提示药物过量
A. 烦躁不安
B. 面色苍白
C. 呼吸深快
D. 四肢湿冷
E. 高热不退

11. 某慢性呼吸衰竭痰多的患者，在使用哪种药物后可能因为痰液黏稠度增加而使排痰困难加重
A. 泼尼松
B. 沙丁胺醇
C. 呋塞米
D. 氨茶碱
E. 盐酸氨溴索

12. 患者，男性，76岁。COPD病史5年。因受凉并发肺部感染咳嗽、咳痰入院。血气分析：PaO_2 50mmHg，$PaCO_2$ 55mmHg，pH7.35。该患者最可能的诊断是
A. 支气管哮喘
B. 支气管肺炎
C. 支气管扩张
D. Ⅰ型呼吸衰竭
E. Ⅱ型呼吸衰竭

答案与解析

1. A。大脑，中枢神经系统皮质神经元细胞

对缺氧最敏感。缺氧、二氧化碳潴留及酸中毒可造成脑组织水肿，甚至颅内压增高造成脑疝危象。

2．A。由于上呼吸道部分梗阻，气流进入肺部不畅，导致肺内负压极度增高，患者吸气费力，辅助呼吸肌收缩增强，出现三凹征，表现为吸气时胸骨上窝、锁骨上窝和肋间隙或腹上角凹陷。

3．B。呼吸困难是急性呼吸衰竭患者最早出现的症状；发绀是缺氧的最典型表现。

4．D。沙丁胺醇用于松弛平滑肌，缓解呼吸困难；酚妥拉明用于血管痉挛性疾病；头孢曲松用于敏感致病菌所致的各种感染及炎症；尼可刹米用于中枢性呼吸抑制及各种原因引起的呼吸抑制；卡托普利用于高血压及心力衰竭。

5．E。慢性呼吸衰竭患者最早、最突出的临床表现是呼吸困难，最典型的表现是发绀。

6．E。重症肌无力患者肌无力症状突然加重时，会出现呼吸肌、吞咽肌进行性无力或麻痹等现象，12%～16%的重症肌无力患者可发生呼吸衰竭。

7．D。洛贝林的药理作用为兴奋颈动脉窦和主动脉体化学感受器而反射性兴奋呼吸中枢；对迷走神经中枢和血管运动中枢也同时有反射性兴奋作用；对自主神经节先兴奋而后抑制。

8．E。鼓励患者进行呼吸功能锻炼，以加强胸、膈呼吸肌的肌力和耐力，改善呼吸功能。在进行呼吸功能训练前首先应评估患者的活动能力以确定呼吸功能锻炼的内容及强度。

9．D。呼吸衰竭的患者出现心动过速、严重缺氧和酸中毒，可引起周围循环衰竭、血压下降、心肌损害、心律失常，甚至心搏骤停，最有效的措施是进行氧疗。

10．A。应用呼吸兴奋药后，若出现颜面潮红、面部肌肉颤动、烦躁不安等现象，表示用药过量，应减慢滴速或停用。

11．C。泼尼松：具有抗炎及抗过敏作用，能抑制结缔组织的增生，降低毛细血管壁和细胞膜的通透性，减少炎性渗出，并能抑制组胺及其他毒性物质的形成与释放；沙丁胺醇：松弛平滑肌；氨茶碱：松弛平滑肌；盐酸氨溴索：促进呼吸道内部黏稠分泌物的排除及减少黏液的滞留，因而显著促进排痰。呋塞米：利尿作用，水分的排出，导致痰液变得黏稠，不易排出。

12．E。根据该患者的血气分析结果，排除患者存在心内解剖分流和原发于心排血量降低等因素，可以初步判断该患者发生了呼吸衰竭。由于该患者同时还存在 $PaCO_2>50mmHg$，可知其为Ⅱ型呼吸衰竭。

十一、急性呼吸窘迫综合征患者的护理

1．诊断急性呼吸窘迫综合征（ARDS）的必要条件是

A．肺毛细血管楔压（PWCP）＜18mmHg

B．氧合指数 $PaO_2/FiO_2<200mmHg$

C．氧合指数 $PaO_2/FiO_2<300mmHg$

D．氧合指数 $PaCO_2/FiO_2<200mmHg$

E．氧合指数 $PaCO_2/FiO_2<300mmHg$

2．ARDS 患者在使用人工呼吸机时，若通气过度可出现

A．皮肤潮红、出汗

B．表浅静脉充盈消失

C．呼吸浅快

D．呼吸性酸中毒

E．呼吸性碱中毒

3．患者，男性，37岁。因感染性休克入院。护士在观察病情时，下列哪项症状提示其发生急性呼吸窘迫综合征的可能

A．呼吸音减弱

B．肺部湿啰音

C．躁动不安

D．动脉氧分压下降

E．呼吸困难迅速加重

4. 患者，男性，65岁。心脏瓣膜置换术后并发急性呼吸窘迫综合征。须使用呼吸机治疗。患者家庭经济负担大，其家属很担心费用问题，询问护士是否可以不使用呼吸机，护士最佳的做法是

A. 强调使用呼吸机的重要性
B. 告知使用呼吸机的费用
C. 让其直接去问医师
D. 告诉其若放弃治疗则后果自负
E. 与医师讨论是否使用其他治疗方法

答案与解析

1. B。氧合指数（PaO_2/FiO_2）为最常使用的肺氧合功能指标，是诊断 ARDS 的必要条件，ARDS 时 $PaO_2/FiO_2 \leqslant 200mmHg$。

2. E。呼吸机通气不足时出现呼吸性酸中毒表现为色潮红、出冷汗。通气过度出现呼吸性碱中毒表现抽搐昏迷等。

3. E。ARDS 常在受到发病因素攻击后 12~48 小时突然出现进行性呼吸困难、发绀，常伴有烦躁、焦虑、出汗。

4. A。患者心脏瓣膜置换术后并发急性呼吸窘迫综合征，须使用呼吸机治疗，若放弃使用呼吸机，可能导致患者呼吸停止。故应向家属强调使用呼吸机的重要性。

第5章 传染病患者的护理

一、传染病概述

1. 列入乙类传染病，但按甲类传染病管理的是
A. 肺炭疽
B. 血吸虫病
C. 肺结核
D. 百日咳
E. 疟疾

2. 下列属于甲类传染病的疾病是
A. 肺炎
B. 猩红热
C. 肺结核
D. 霍乱
E. 伤寒

3. 属于甲类传染病的是
A. 疟疾
B. 炭疽
C. 艾滋病
D. 黑热病
E. 鼠疫

4. 护士在工作中患血源性传染病最常见的原因是
A. 针刺伤
B. 侵袭性操作
C. 接触被污染体液
D. 为污染伤口换药
E. 接触被污染的衣物

5. 属于乙类传染病，但按照甲类传染病管理的疾病是
A. 伤寒
B. 破伤风
C. 鼠疫
D. 霍乱
E. 传染性非典型肺炎

6. 需要采取传染病防治法所称"甲类传染病的预防、控制措施的疾病" **不包括**
A. 急性严重呼吸综合征（SARS）
B. 猩红热
C. 肺炭疽
D. 霍乱
E. 鼠疫

7. 属于传染病预防措施中保护易感人群的是
A. 计划免疫
B. 封锁疫区
C. 环境消毒
D. 限制集会
E. 停工停课

答案与解析

1. A。乙类传染病按甲类传染病管理的是传染性非典型肺炎和肺炭疽。

2. D。甲类传染病为强制管理传染病，包括鼠疫和霍乱，其他选项均属于乙类传染病。

3. E。甲类传染病包括鼠疫和霍乱。

4. A。针刺伤为护士在工作中患血源性传染病的最常见的、最直接的原因，针刺伤可将经血液传播疾病的病原菌迅速传播给被刺伤者，引起感染。

5. E。属于乙类传染病，但按照甲类传染病

管理的疾病有传染性非典型肺炎和肺炭疽。

6. B。按甲类传染病预防、控制的疾病包括甲类传染病（鼠疫和霍乱）及乙类传染病中的肺炭疽、SARS。

7. A。传染病的预防包括①管理传染源。对患者的管理：早发现、早诊断、早报告、早隔离、早治疗；对接触者的管理；对病原携带者的管理；对动物传染源的管理。②切断传播途径。③保护易感人群：人体可通过隐性感染、显性感染或预防接种获得对该种传染病的特异性免疫力，其中以预防接种起关键作用。

二、流行性感冒患者的护理

对鉴别急性支气管炎与流行性感冒最有意义的是
A. 发热
B. 咳嗽、咳痰
C. 肺部啰音
D. X线检查
E. 流行病学史

答案与解析

E。急性支气管炎与流行性感冒都可有发热、咳嗽咳痰等症状，肺部可闻及散在干、湿啰音，X线片检查多无异常，或仅有肺纹理增粗。流行性感冒多发生在冬春季节的同一地区，1~2天有大量上呼吸道感染患者发病的集体发病史或某地区有本病流行等流行病学资料。急性气管炎多发生在寒冷季节或气候突变时。

三、麻疹患者的护理

1. 预防小儿麻疹最有效的措施是
A. 注射干扰素
B. 输注丙种球蛋白
C. 输注血浆
D. 输注全血
E. 接种疫苗

2. 针对麻疹患儿的护理措施，应**除外**
A. 高热时用乙醇擦浴或药物迅速降温
B. 剪短指甲，防止抓伤皮肤，继发感染
C. 做好口腔、眼部的护理
D. 及时做好隔离措施
E. 观察有无合并症出现

3. 麻疹患者在出疹期首先出现皮疹的部位是
A. 前额、面、颈
B. 耳后、发际
C. 胸、背
D. 胸、腹
E. 四肢

4. 患儿，男，4岁。患麻疹在家隔离治疗，下列对家长的消毒隔离指导哪项是**不正确**的
A. 隔离至出疹后5天
B. 接触的易感儿需隔离观察7天
C. 房间应经常通风换气
D. 患儿衣被及玩具等在阳光下暴晒2小时
E. 家长护理患儿后，须在流动空气中停留30分钟以上才能接触其他人

5. 患儿，女，10月龄。发热4天，体温39~40℃，同时伴流涕。体格检查：口腔黏膜充血、粗糙，在颊黏膜处可见白色点，耳后皮肤可见斑丘疹。护士考虑该患儿是
A. 麻疹
B. 水痘
C. 猩红热
D. 病毒疹
E. 幼儿急疹

答案与解析

1. E。预防小儿麻疹最有效的措施是接种疫苗，8个月以上未患过麻疹者均应接种麻疹

减毒活疫苗，7 岁时进行复种。
2．A。麻疹患儿处理高热时需兼顾透疹，不宜使用药物及物理方法强行降温，尤其禁用冷敷及乙醇擦浴，以免皮肤血管收缩、末梢循环障碍，使皮疹不宜透发或突然隐退。如体温升至 40℃以上时，可用小剂量解热药或温水擦浴，使体温稍降以免发生惊厥。
3．B。皮疹多在发热 3～4 天后出现，先见于耳后、发际、颈部到颜面部，然后从上而下蔓延。
4．B。对接触麻疹的易感儿需隔离观察 3 周，并给予被动免疫。隔离患儿至出疹后 5 天，并发肺炎者延长至出疹后 10 天。麻疹病毒在外界生存力弱，不耐热，对紫外线和消毒剂敏感。
5．A。麻疹好发于 6 月龄至 5 岁，主要表现为高热、上呼吸道感染症状及麻疹黏膜斑。麻疹黏膜斑为麻疹早期特征性体征，开始时见于第二磨牙相对的颊黏膜上，为灰白色小点，可累及整个颊黏膜。皮疹多在发热 3～4 天后出现，先在耳后发际，渐及额、面、颈部，自上而下蔓延至躯干和四肢，最后达手掌和足底。

四、水痘患者的护理

1．水痘皮肤病变的病理特征是
A．仅限黏膜
B．仅限表皮
C．仅限真皮
D．可侵及皮下组织
E．可侵及肌层

2．3 岁幼儿，未患过水痘。现该幼儿班级里出现水痘患儿。该幼儿应在家隔离观察的时间是
A．1 周
B．2 周
C．3 周
D．4 周
E．5 周

答案与解析

1．B。水痘病变主要发生在表皮棘细胞层，皮肤表皮棘状细胞层上皮细胞水肿变性、肿胀细胞裂解、液化及组织液渗入后，即形成水疱，疱液内含大量病毒。
2．C。水痘潜伏期一般为 2 周左右，易感儿接触后应隔离观察 3 周。

五、流行性腮腺炎患者的护理

1．流行性腮腺炎的潜伏期平均为
A．6 天
B．9 天
C．12 天
D．15 天
E．18 天

2．对无并发症的急性腮腺炎患儿，正确的隔离方式是
A．保护性隔离
B．接触隔离
C．血液隔离
D．消化道隔离
E．家中隔离

3．患儿，男，6 岁。因腮腺炎入院，给予对症治疗。该患儿特别害怕打针，为其输液时，下列措施**不正确**的是
A．待其睡眠后输液
B．与患儿建立相互信赖的友好关系
C．给患儿讲故事
D．指导患儿深呼吸
E．以鼓励的态度支持患儿

答案与解析

1．E。流行性腮腺炎潜伏期为 14～25 天，平均 18 天。大多无前驱期症状。

2．E。腮腺炎主要传播途径为呼吸道飞沫传播，或直接接触经唾液污染的食具或玩具传播。所以对无并发症的急性腮腺炎患儿，一般在家中隔离治疗，采取呼吸道隔离。

3．A。对于患儿害怕输液的心理，应该采取措施帮助患儿克服恐惧心理，而不是采用待其睡眠后输液的方法。且睡眠后扎针，可能会惊醒患儿，使其睡眠紊乱。

六、病毒性肝炎患者的护理

1．急性黄疸前期最突出的表现是
A．消化道症状
B．呼吸道症状
C．泌尿道症状
D．神经系统症状
E．血液系统症状

2．乙型肝炎患者入院时换下的衣服应
A．统一焚烧
B．包好后存放
C．消毒后存放
D．交给家属带回
E．消毒后交给患者

3．丙型肝炎的主要传播途径是
A．粪-口传播
B．水传播
C．食物传播
D．血液传播
E．媒介传播

4．患者，男性，27岁。既往体健，体检时肝功能正常，抗HBs抗体阳性，HBV其他血清病毒标记物均为阴性。其很担心自己患上乙型肝炎，护士应告知患者此时的状况是
A．乙型肝炎且有传染性
B．乙型肝炎但病情稳定
C．乙型肝炎病毒携带状态
D．处于乙型肝炎恢复期
E．对乙型肝炎病毒具有免疫力

5．患者，女性，32岁。因"乏力、食欲缺乏5天，尿黄1天"来诊，经实验室检查诊断为急性病毒性肝炎（甲型）。对于其5岁的儿子，适宜的做法是
A．不需采取任何措施
B．预防性服用抗病毒药物
C．进行相关检查，若未感染可不做处理
D．进行相关检查，若未感染可注射人丙种球蛋白
E．进行相关检查，若未感染可注射高价特异性免疫球蛋白

答案与解析

1．A。黄疸前期：平均5~7天。表现：①病毒血症，畏寒、发热、疲乏及全身不适等。②消化系统症状，食欲缺乏、恶心呕吐、厌油、腹痛、腹胀等。③其他症状，部分可出现荨麻疹、斑丘疹、血管神经性水肿和关节痛。其中以消化道症状最为突出。

2．C。乙型肝炎通过性交、母婴、血液及密切的生活接触传播，一般不会通过衣物传播，经过一般的消毒即可。

3．D。丙型肝炎的传播途径与乙型肝炎相似：①血液传播；②性传播；③生活密切接触、母婴途径均可传播丙型肝炎。

4．E。抗HBs抗体阳性主要见于预防接种乙型肝炎疫苗后或过去感染HBV并产生免疫力的恢复者。乙型肝炎5项检查里面，当出现只有抗HBs抗体阳性，其他均为阴性时，是最好的情况，说明对HBV有免疫力。

5．E。HAV主要经粪-口传播，日常生活密切接触大多为散发性发病，所以应进行相关检查，易感者可接种甲型肝炎减毒活疫苗，对接触者可注射高价特异性免疫球蛋白防止发病。

七、艾滋病患者的护理

1．对于无症状HIV携带者进行免疫学检查

的建议是

A. 每2年检查1次
B. 每6～12个月检查1次
C. 每年检查1次
D. 每2个月检查1次
E. 每3～6个月检查1次

2. 预防、医疗、保健机构发现艾滋病病毒感染者时，以下措施**不正确**的是

A. 身体约束
B. 留观
C. 给予宣教
D. 医学观察
E. 定期和不定期访视

3. 艾滋病患者需要吸痰时，做法**错误**的是

A. 吸痰前洗手，戴好口罩、护目镜
B. 吸痰前穿好隔离衣
C. 不与其他患者共用中心吸引系统
D. 吸痰后吸痰管误落地上，立即进行地面的清洁处理
E. 用过的吸痰管及纱布装入高危品袋中焚烧

4. HIV感染后对免疫系统造成损害，主要的机制是损害哪类细胞

A. 中性粒细胞
B. B淋巴细胞
C. $CD4^+T$淋巴细胞
D. $CD8^+T$淋巴细胞
E. 自然杀伤（NK）细胞

5. 患者在体格检查中发现血清抗-HIV阳性，护士在对其进行健康教育指导时，**不正确**的是

A. 排泄物用漂白粉消毒
B. 严禁献血
C. 性生活应使用安全套
D. 不能和他人共用牙刷
E. 外出时应戴口罩

6. 患者，男性，32岁。反复发热、腹泻2个月。经实验室检查"抗HIV阳性"，初步诊断为"艾滋病"。护士对患者进行健康史评估时，下列内容中最**不重要**的是

A. 有无输血史
B. 有无静脉吸毒史
C. 有无吸食大麻史
D. 性伴侣的情况
E. 有无不洁性行为史

（7～9题共用题干）

患者，男性，60岁。确诊艾滋病病毒感染1年，现阑尾炎术后1天，创面有少量渗血。

7. 对该患者的护理措施正确的是

A. 禁止陪护及探视
B. 限制患者与他人接触
C. 在患者床头卡贴隔离标识
D. 告知患者应履行"防止感染他人"的义务
E. 在患者床头柜上旋转预防艾滋病提示

8. 护士更换被血液污染的被服时防护重点是

A. 手部皮肤完好，可不戴手套
B. 血液污染面积少时，可不戴手套
C. 戴手套操作，脱手套后认真洗手
D. 未戴手套时，应避免手部被污染
E. 只要操作时戴手套，操作后不须洗手

9. 采血后注射器最恰当的处理方法是

A. 毁形
B. 分离针头
C. 回套针帽
D. 放入垃圾袋
E. 转入锐器盒

答案与解析

1. E。艾滋病又称获得性免疫缺陷综合征（AIDS），是由人免疫缺陷病毒（HIV）所引起的传染病。无症状HIV携带者应每3个月做1次临床及免疫学检查，如出现症状随时就诊。

2. A。艾滋病主要经过性传播、血液传播和

母婴传播，一般接触不会发生传染。不应对其进行身体约束。

3. D。为艾滋病患者吸痰时，若吸痰管误落地上，应立即进行地面的消毒处理，艾滋病毒对热较为敏感，56℃30分钟、25%以上浓度乙醇、0.2%次氯酸钠和漂白粉能将其灭活。

4. C。HIV特异性侵犯并破坏辅助性T淋巴细胞即 $CD4^+T$ 淋巴细胞，并使多种免疫细胞受损，最终并发各种严重的机会性感染和恶性肿瘤。

5. E。艾滋病主要通过性接触、血液、母婴传播，不能经过呼吸道传播，所以外出时不用戴口罩。

6. C。艾滋病主要通过性接触、血液、母婴传播，所以吸食大麻不会传染艾滋病。输血、静脉吸毒、不洁性行为都可以传播传染病。

7. D。艾滋病患者术后创面有渗血，为了防止艾滋病毒的传播，告知患者应履行"防止感染他人"的义务。

8. C。医护人员接触患者的体液、污物时应戴手套，同时脱手套后应认真洗手。

9. A。沾有传染病毒的注射器应进行毁形处理。

八、流行性乙型脑炎患者的护理

1. 乙型脑炎病毒主要侵犯的人体系统是
A. 免疫系统
B. 呼吸系统
C. 循环系统
D. 骨骼肌肉系统
E. 中枢神经系统

2. 流行性乙型脑炎极期最严重的3种症状是
A. 高热、意识障碍、呼吸衰竭
B. 意识障碍、呼吸衰竭、循环衰竭
C. 高热、惊厥、呼吸衰竭
D. 高热、惊厥、循环衰竭
E. 惊厥、呼吸衰竭、循环衰竭

3. 患儿，男，5岁。因"高热、头疼伴烦躁不安3天，时有抽搐"收入院。查体：体温41℃，呼吸32次/分；神志清，颈项强直。实验室检查：血白细胞 $15×10^9/L$，中性粒细胞 0.82；脑脊液：有核细胞数 $100×10^5/L$，蛋白400mg/L，糖和氯化物正常。临床诊断流行性乙型脑炎简称乙脑。目前首要的护理措施是
A. 使用脱水药预防抽搐
B. 给氧以改善呼吸困难
C. 应用抗病毒药物
D. 静脉补液维持水和电解质平衡
E. 采用物理降温和解热药降低体温

4. 患者，男性，35岁。因高热急诊入院。体温39.5℃，主诉头痛、恶心、呕吐和嗜睡，并有颈项强直，诊断为流行性乙型脑炎。应采取的隔离方式是
A. 肠道隔离
B. 昆虫隔离
C. 接触性隔离
D. 呼吸道隔离
E. 保护性隔离

5. 某社区护士拟向社区居民宣传乙脑的预防知识，在强调接种乙脑疫苗的同时，还应动员社区居民做好
A. 家禽管理
B. 家畜管理
C. 灭蝇工作
D. 灭蚊工作
E. 灭鼠工作

6. 患儿，男，10岁。以发热40.2℃收入院，诊断为乙脑。针对该患儿的高热，护理措施是
A. 严格限制钠盐的摄入
B. 早期足量给予脱水治疗
C. 以药物降温为主，无效时给予物理降温
D. 以物理降温为主，可用小量阿司匹林或肌内注射安乃近

E．密切观察低钾的表现

答案与解析

1．E。流行性乙型脑炎简称乙脑，是由乙型脑炎病毒引起，以脑实质炎症为主要病变的中枢神经系统急性传染病。

2．C。流行性乙型脑炎简称乙脑，是由乙型脑炎病毒引起的一种急性传染病，病情重而且预后较差。其中处于极期的患者主要表现为脑实质受损症状，以高热、惊厥、呼吸衰竭3种症状最为严重。

3．E。处理好高热、惊厥、呼吸衰竭是抢救乙脑患者的关键。目前患者体温为41℃，属于超高热状态，超高热对人体危害很大，也易引起惊厥，因此，首先需要降低体温，可选用物理降温结合药物降温的方法使患者体温回归正常水平。

4．B。流行性乙型脑炎简称乙脑，是由乙型脑炎病毒引起的一种急性传染病，临床体征为高热、惊厥、意识障碍和呼吸衰竭。蚊虫是乙型脑炎的主要传播媒介，故应进行昆虫隔离。

5．D。流行性乙型脑炎简称乙脑，是由乙型脑炎病毒引起的一种急性传染病，临床体征为高热、惊厥、意识障碍和呼吸衰竭。蚊虫是乙脑的主要传播媒介，故应做好灭蚊工作。

6．D。乙脑患者的主要症状是高热、惊厥、抽搐。而抽搐又可导致脑组织缺氧、水肿，水肿又促进惊厥和抽搐。因此，对乙脑的降温是治疗的关键。主要以物理降温为主，可用小量阿司匹林或肌内注射安乃近等综合措施，使体温控制在38℃以内，高热伴抽搐可用冬眠疗法。脑水肿颅内压升高采取脱水治疗时，密切观察水电解质的平衡情况。

九、猩红热患者的护理

1．引起猩红热的病原体是

A．金黄色葡萄球菌

B．A组β型链球菌

C．B组链球菌

D．C组链球菌

E．肺炎链球菌

2．猩红热患儿特有的体征是

A．口周苍白圈

B．躯干糠皮样脱屑

C．皮疹多在发热2天后出现

D．疹间无正常皮肤

E．多为持续性高热

3．患儿，女，8岁。患猩红热入院，现处于脱屑期，躯干呈糠皮样脱屑，手足为大片状脱皮，患儿拒绝与外界交流，原因是"现在我太难看了"。护士给予心理疏导时，<u>不恰当</u>的内容是

A．介绍疾病的预后，加强其战胜疾病的信心

B．关心爱护患儿，与其建立良好的护患关系

C．鼓励患儿与他人及社会进行交往

D．介绍病情观察的要点

E．正确对待自我形象改变

4．患儿，男，2岁。患猩红热入院治疗。现患儿处于脱屑期，躯干呈糠皮样脱屑，手足为大片状脱皮。针对患儿该阶段的皮肤护理指导，<u>错误</u>的是

A．观察脱皮进展情况

B．勤换衣服，勤晒衣被

C．用温水清洗皮肤，以免感染

D．脱皮大时可用手轻轻撕掉

E．剪短患儿指甲避免抓破皮肤

5．患儿，女，5岁。发热、出疹3天，诊断为猩红热收住院。医师嘱家长在病程2～3周时检查尿液，护士应向家长解释

A．了解有无肾损害

B．为控制活动量提供依据

C．决定饮食调整方案

D．了解药物不良反应

E. 了解疾病恢复情况

6. 患儿，男，6岁。1天前突发高热，体温达39℃，并伴有咽痛、吞咽痛。发现耳后、颈部及上胸部出现丘疹，舌肿胀，呈杨梅舌。正确的护理措施是
A. 严密隔离
B. 呼吸性隔离
C. 消化性隔离
D. 保护性隔离
E. 无须隔离

答案与解析

1. B。猩红热是一种由A组β型溶血性链球菌所致的急性呼吸道传染病，主要表现为发热、咽峡炎、全身弥漫性红色皮疹及疹退后皮肤脱屑为特征。多见于3~7岁儿童。
2. A。口周苍白圈是猩红热的特有体征，躯干糠皮样脱屑可见于麻疹患者，猩红热多见于发病后1~2天出疹，疹间皮肤不正常，持续性高热也可见于伤寒。
3. D。目前患儿出现了自我形象紊乱，护士应给予患儿心理疏导，应向家长介绍病情观察的要点，而不是向患儿。
4. D。在恢复期脱皮时，应待皮屑自然脱落，不宜人为剥离，以免损伤皮肤。
5. A。猩红热患儿少数起病后2~3周可发生过敏反应，主要表现为肾小球肾炎或风湿热。
6. B。患儿考虑为猩红热，主要表现为发热、咽峡炎、杨梅舌、全身弥漫性红色皮疹及疹退后皮肤脱屑为特征，主要通过飞沫传播，故采取呼吸道隔离。

十、中毒性细菌性痢疾患者的护理

1. 患儿，女，3岁。因高热、腹泻、进行性呼吸困难入院，考虑为中毒性细菌性痢疾，护士在为患者留取粪便标本时应注意
A. 在抗菌治疗后采集标本
B. 选择有黏液脓血部分的粪便送检
C. 留取部分成形粪便送检
D. 可多次采集标本，集中送检
E. 患者无大便时，用导泻药后留取标本

2. 患者，男性，28岁。在大排档聚餐后出现高热、腹泻，诊断为细菌性痢疾。对该患者采取的护理措施中，**不正确**的是
A. 给予胃肠道隔离
B. 给予高蛋白质饮食
C. 酌情给予流食或半流食
D. 记录排便的性状、次数
E. 留取粪便标本送检

答案与解析

1. B。粪便培养可分离出志贺菌属痢疾杆菌，早期、连续多次及抗菌治疗前、采新鲜粪便的脓血部分可提高培养阳性率，应及时送检。患者无粪便时，可用肛拭子采集标本。
2. B。严重腹泻伴呕吐的患者可暂禁食，静脉补充营养，使肠道休息，能进食者给予营养丰富、易消化的流食或半流食。

十一、流行性脑脊髓膜炎患者的护理

1. 流行性脑脊髓膜炎（流脑）患者最典型的皮肤、黏膜体征是
A. 瘀点、瘀斑
B. 色素沉着
C. 白斑
D. 发绀
E. 黄疸

2. 暴发性流脑病情危重，病死率高，患者、家属均可产生焦虑及恐惧心理，护士进行护理时**不妥**的做法是
A. 镇静，守候在患者床前
B. 鼓励患者朋友、家人探视
C. 密切观察患者病情变化

D. 取得患者及其家属的信赖
E. 做好安慰解释工作

3. 患儿，男，15 岁。因发热，头痛 4 天，以流行性脑脊髓炎（普通型）入院。对于与其密切接触的妹妹，需要
A. 隔离观察 5 天
B. 隔离观察 7 天
C. 医学观察 5 天
D. 不需要观察
E. 医学观察 7 天

4. 患儿，女，12 岁。以"流行性脑脊髓膜炎"入院治疗。查体：体温 39.6℃，脉搏 108 次/分，呼吸 20 次/分，血压 110mmHg。神志清楚，呼吸规则；双侧瞳孔等大等圆，对光反射灵敏；手臂、胸、腹及下肢等处散在瘀点；凯尔尼格征（+）、颈强直（+）。该患儿目前所处的临床类型为
A. 脑型
B. 轻型
C. 休克型
D. 普通型
E. 暴发型

5. 患者，男性，45 岁。以流行性脑脊髓膜炎收入传染病区治疗。护士接待过程中，**不妥**的是
A. 患者衣服经消毒后交由家属带回
B. 护士进入隔离室需戴口罩、帽子
C. 告知患者落地物品分为污染和未污染两种
D. 关闭通向走廊的门窗
E. 紫外线消毒病室时应戴好眼罩

答案与解析

1. A。流行性脑脊髓膜炎简称为流脑，是由脑膜炎奈瑟菌引起的急性化脓性脑膜炎。其主要临床表现为突发高热、剧烈头痛、频繁呕吐、皮肤黏膜瘀点、瘀斑及脑膜刺激征，严重者可有败血症休克和脑实质损害，常可危及生命。

2. B。暴发性流脑具有传染性，病情危重，病死率高，鼓励患者朋友、家人探视可增加传染的风险，且不利于病情的恢复。

3. E。为防止感染传播，流行性脑脊髓膜炎患者应呼吸道隔离至症状消失后 3 天，但不少于发病后 7 天。与其密切接触者可用药物预防，连用 3 天，并医学观察 7 天。

4. D。普通型败血症期表现为患者突发高热、头痛，70%～90%患者有皮疹，皮肤黏膜瘀点、瘀斑为本期特征性表现。该患者神志清、瞳孔正常，呼吸规则，血压正常，没有头痛、呕吐等脑膜刺激征表现，可以排除轻型、脑型、休克型、暴发型。加之患者有皮肤瘀点、瘀斑，可知为普通型。

5. C。传染病区病房内的落地物品均视为污染物品，其他选项均正确。

十二、结核病患者的护理

1. 肺结核患者出现下列何种情况提示病情较重
A. 低热盗汗，颧部潮红
B. 软弱疲乏，精神不振
C. 食欲缺乏，体重减轻
D. 高热不退，脉搏快速
E. 胸闷不适，咳嗽咳痰

2. 肾结核多继发于
A. 骨结核
B. 肺结核
C. 肠结核
D. 肝结核
E. 脑结核

3. 关于肠结核，下列叙述正确的是
A. 好发于儿童
B. 主要位于结肠部

C. 主要位于直肠部
D. 主要位于回盲部
E. 腹痛多位于上腹部

4. 预防肺结核流行的最重要措施是
A. 加强营养
B. 接种卡介苗
C. 加强登记管理
D. 做好痰的处理
E. 隔离和有效治疗排痰患者

5. 肺结核化学治疗原则的描述，**错误**的是
A. 早期使用抗结核药
B. 联合使用两种以上药物
C. 间断使用抗结核药
D. 严格遵照适当的药物剂量
E. 坚持完成规定疗程

6. 最容易引起听神经损害的抗结核药物是
A. 异烟肼
B. 利福平
C. 链霉素
D. 吡嗪酰胺
E. 乙胺丁醇

7. 关于肺结核患者咯血时的护理措施的叙述，**不正确**的是
A. 绝对卧床休息
B. 消除紧张情绪
C. 鼓励患者轻咳将血排出，不可屏气
D. 协助患者健侧卧位，轻拍患者后背刺激咳嗽
E. 发现窒息先兆时立即报告医师

8. 肺结核的化疗原则**不包括**
A. 早期
B. 规律
C. 全程
D. 足量
E. 联合

9. 可使人体产生对结核获得性免疫力的预防措施是
A. 进行卡介苗接种
B. 普及结核病防治知识
C. 及早发现并治疗患者
D. 消毒衣物，隔离患者
E. 加强锻炼，增强体质

10. 肺结核患者在家休养治疗期间，最简便有效的处理痰液的方法是
A. 煮沸
B. 深埋
C. 焚烧
D. 75%乙醇浸泡
E. 5%苯酚消毒

11. 骨结核患者中，最常见的发病部位是
A. 指骨
B. 股骨
C. 胫骨
D. 脊椎骨
E. 趾骨

12. 患者，女性，43岁。患肺结核2年。现使用链霉素抗结核治疗，用药期间应注意监测
A. 肝功能
B. 心功能
C. 肾功能
D. 肺功能
E. 胃肠功能

13. 患者，男性，39岁。近日来咳嗽，食欲缺乏，四肢乏力。入院时患者面色晦暗、消瘦，结核菌检查结果为阳性，诊断为肺结核。患者呈现的面容属于
A. 急性病容
B. 慢性病容
C. 病危面容
D. 二尖瓣面容
E. 贫血面容

14. 患者，男性，70 岁。患肺结核 20 年，近年来病情反复，经常呕血，表现为烦躁、焦虑。护士在护理过程中，应注意的是
A．采取严密隔离
B．讲解疾病知识，给予鼓励和帮助
C．采取健侧卧位
D．患者咯血时可进温软饮食
E．高流量、高浓度吸氧

15. 患者，男性，30 岁。咳嗽 3 个月，咳白色黏痰，内带血丝，午后低热，面颊潮红，疲乏无力，常有心悸、盗汗，较前消瘦。痰结核分枝杆菌检查阳性。对该患者的护理措施，正确的是
A．不需隔离
B．常到室外晒太阳
C．服药至症状消失即可
D．加强活动锻炼，增强体质
E．做好用具、餐具、病室和痰的消毒

（16～17 题共用题干）

患者，男性，35 岁。3 个月来发热、乏力、盗汗、食欲缺乏。体格检查：体重减轻，一般状况尚可，实验室检查：痰结核分枝杆菌检查阳性，初步诊断为肺结核收入院，医嘱行 PPD 试验。

16. PPD 试验结果阳性的判定标准为皮肤硬结直径达
A．≤4mm
B．5～9mm
C．10～19mm
D．≥20～24mm
E．≥25mm

17. 护士对患者营养失调的护理措施，<u>不正确</u>的是
A．制订合理的饮食营养计划
B．采用增进食欲的食谱
C．检测体重变化
D．给予高蛋白质、高热量饮食
E．给予低蛋白质、低脂肪饮食

（18～19 题共用题干）

患者，男性，31 岁。2 个月来出现午后低热、盗汗、乏力、消瘦、食欲缺乏，近 1 周高热、咳嗽、痰中带血，痰结核分枝杆菌检查阳性，应用链霉素抗结核治疗。

18. 链霉素长期应用可出现的不良反应是
A．周围神经炎
B．肝损害
C．眩晕、听力障碍
D．高尿酸血症
E．视神经炎

19. 对患者的痰液简单有效的处理方法是
A．深埋
B．焚烧
C．阳光下暴晒
D．用开水煮沸
E．过氧乙酸浸泡

（20～23 题共用题干）

患者，女性，33 岁。干咳伴乏力、低热、夜间盗汗、体重减轻 2 个月余。X 线胸片：右上肺阴影。疑诊肺结核收住入院。

20. 为明确诊断应进行的检查是
A．结核菌素试验
B．痰结核分枝杆菌检查
C．呼吸功能检查
D．肺部超声
E．纤维支气管镜检查

21. 经检查确诊为肺结核，拟行异烟肼、利福平和吡嗪酰胺化疗。利福平的不良反应是可引起
A．周围神经炎
B．听力障碍
C．球后视神经炎
D．胃肠道反应
E．肝损害

22. 应采取的隔离措施是
A．消化道隔离
B．呼吸道隔离
C．保护性隔离
D．接触隔离
E．床边隔离

23．在治疗过程中，患者突然大量咯血，应采取的体位是
A．右侧卧位
B．左侧卧位
C．俯卧位
D．仰卧位
E．坐位

答案与解析

1．D。肺结核患者若高热持续不退、脉搏快速、呼吸急促，均提示病情较重。

2．B。泌尿、男性生殖系统结核是结核分枝杆菌侵犯泌尿生殖器官引起的慢性特异性感染，大多继发于肺结核。

3．D。肠结核一般见于中青年，女性稍多于男性，肠结核主要位于回盲部，也可累及结肠和直肠。肠结核的腹痛多位于右下腹或脐周，并有排便习惯的改变。

4．B。卡介苗（BCG）是一种无毒的牛型结核菌活菌疫苗，接种后可使未受过结核分枝菌感染者获得对结核病的特异免疫力。其接种对象主要为未受感染的新生儿、儿童及青少年。

5．C。结核病化学治疗原则：早期、适宜、联合、规律、全程。

6．C。异烟肼的主要不良反应为周围神经炎，偶有肝功能损害；利福平的主要不良反应为肝功能损害和过敏反应；链霉素的主要不良反应为听力障碍、眩晕和肾功能损害；吡嗪酰胺的主要不良反应为胃肠道不适、肝功能损害、高尿酸血症和关节痛；乙胺丁醇的主要不良反应为视神经炎。

7．D。中等或大量咯血时应严格卧床休息（患侧卧位），保证气道通畅，注意防止窒息，并配血备用。

8．D。早期、联合、适量、规律和全程治疗是肺结核化学治疗的原则。整个化疗方案分强化和巩固两个阶段。

9．A。卡介苗（BCG）是一种无毒的牛型结核菌活菌疫苗，接种后可使未受过结核菌感染者获得对结核病的特异免疫力。其接种对象主要为未受感染的新生儿、儿童及青少年。

10．C。嘱患者在咳嗽或打喷嚏时，用双层纸巾遮住口鼻，防飞沫传染。将痰吐在纸上用火焚烧。

11．D。结核分枝杆菌可以通过血液传播到很多系统中，骨骼系统是其中之一，而脊椎骨因为活动大、负重多，容易发生劳损的部位最易发生感染，故最常见的是脊椎骨。

12．C。链霉素的主要不良反应为听力障碍、眩晕和肾功能损害，故应注意监测肾功能。

13．B。急性面容往往是面色潮红、兴奋不安，与此题描述不同，排除A；二尖瓣面容是有口唇轻度发绀，故排除D；肺结核也是一种消耗性疾病，所以只有慢性病容是最符合。

14．B。结核通过飞沫传播，采用呼吸道隔离，A项错误；患者应该采取患侧卧位，有利于健侧通气，还可以防止病灶扩散，C项错误；大咯血者暂禁食，小量咯血者宜进少量凉或温的流质饮食，D项错误；患者反复呕血不可高流量、高浓度吸氧，E项错误。

15．E。肺结核属于传染病，应做好隔离，做好日常物品的消毒，防止传播，A错误，E正确；疾病恢复前应注意休息，避免剧烈活动，减少能量消耗，B、D错误；肺结核的治疗应坚持全疗程规律性用药，禁止患者时用时停或随意变换用量，症状消失不代表疾病痊愈，应去医院复查后再决定停药时间，C错误。

16．C。结核菌素试验通常取0.1ml结核菌素，在左前臂屈侧做皮内注射，注射48～72

小时后测量皮肤硬结的横径和纵径，得出平均直径=（横径+纵径）/2。硬结直径≤4mm为阴性（-）；5~9mm为弱阳性（+）；10~19mm为阳性（++）；≥20mm或虽＜20mm但局部出现水疱、坏死或淋巴管炎为强阳性（+++）。

17．E。肺结核是一种慢性消耗性疾病，应制订膳食计划，宜给予高热量、高蛋白质、富含维生素的易消化饮食，增加食欲，监测体重。

18．C。链霉素的主要不良反应为听力障碍、眩晕和肾功能损害。

19．B。结核分枝杆菌对干燥、酸、碱、冷有较强抵抗力，在烈日下暴晒2~7小时可被杀死，紫外线照射30分钟有明显杀菌作用，煮沸5分钟即可被杀死。常用杀菌剂中，70%乙醇最佳，接触2分钟即可杀死。将痰吐在纸上直接焚烧是最简单的灭菌方法。

20．B。痰结核分枝杆菌检查是确定肺结核最特异的方法，也是制订化疗方案和考核疗效的主要依据。临床上以直接涂片镜检最常用，若抗酸杆菌阳性，肺结核诊断基本可以确立。

21．E。利福平的主要不良反应为肝功能损害和过敏反应。

22．B。飞沫传播是肺结核最主要的传播途径，传染源主要是痰中带菌的肺结核患者，尤其是未经治疗者。

23．A。大咯血患者应绝对卧床休息，减少翻动，同时协助患者取患侧卧位，该患者为右上肺阴影，故应取右侧卧位。

第6章 皮肤及皮下组织疾病患者的护理

一、皮肤及皮下组织化脓性感染患者的护理

1. 患者诊断为痈时，最可能出现下列哪项血常规检查结果
   A. 嗜酸粒细胞增加
   B. 淋巴细胞增加
   C. 网织红细胞增加
   D. 中幼粒细胞增加
   E. 中性粒细胞比例增加

2. 挤压面部"危险三角区"内的疖，容易导致
   A. 全身性感染
   B. 颅内感染
   C. 局部脓肿形成
   D. 面神经瘫
   E. 破伤风

3. 对青少年痤疮的护理措施，**不恰当**的是
   A. 多吃清淡食物
   B. 不吸烟，不饮酒
   C. 保持乐观情绪
   D. 保持皮肤清洁
   E. 挤净痤疮内容物

4. 挤压面部"危险三角区"未成熟的疖，最严重的后果是
   A. 鼻部感染
   B. 面部肿胀
   C. 形成痈
   D. 留瘢痕
   E. 化脓性海绵状静脉窦炎

5. 急性蜂窝织炎患者应用抗生素治疗，选择抗生素最理想的依据是
   A. 感染发生部位
   B. 感染的严重程度
   C. 药物敏感试验结果
   D. 患者的抵抗力
   E. 病菌的类型

6. 急性淋巴管炎患者首选的抗生素是
   A. 庆大霉素
   B. 青霉素
   C. 头孢菌素
   D. 卡那霉素
   E. 氨苄西林

7. 患儿，女，15岁。因患"痤疮"3年入院，经实验室和影像学检查后，必要的护理评估是
   A. 心理状态
   B. 营养状态
   C. 皮肤/黏膜状态
   D. 意识状态
   E. 心率、心律

8. 患者，女性，68岁。因面部肿块疼痛来诊，诊断面部疖肿。与患者的疾病相关度最低的健康史内容是
   A. 局部受伤史
   B. 糖尿病史
   C. 营养状况
   D. 卫生习惯
   E. 家庭史

9. 患者，男性，68岁。因颈部蜂窝织炎入

院，医嘱给予气管切开。操作前，护士向其解释该措施的目的是预防

A．窒息
B．肺不张
C．全身感染
D．吞咽困难
E．化脓性海绵状静脉窦炎

10．患者，女性，17岁。面部"危险三角区"长了一个疖，因怕影响形象而想自行挤破清除。护士告诉患者这样做的主要危险是可能导致

A．面部蜂窝织炎
B．眼球内感染
C．上颌骨骨髓炎
D．海绵状静脉窦炎
E．脑脓肿

11．患者，女性，30岁。下肢急性蜂窝织炎伴全身感染症状，须采血做抗生素敏感试验。最佳的采血时间应是在患者

A．寒战时
B．高热时
C．发热间歇期
D．静脉滴注抗生素时
E．抗生素使用后

12．患者，女性，20岁。寒战、发热，右小腿内侧皮肤出现鲜红色片状疹，烧灼样疼痛，附近淋巴结大、痛。**错误**的护理措施是

A．遵医嘱使用抗生素
B．嘱患者勿抬高患肢
C．局部温热敷
D．给予物理降温
E．嘱患者卧床休息

答案与解析

1．E。痈的血常规检查可见白细胞总数明显增高，中性粒细胞比例增加。
2．B。面部上唇周围和鼻部"危险三角区"的疖如被挤压或处理不当，病菌可沿内眦静脉和眼静脉向颅内扩散，引起化脓性海绵状静脉窦炎。
3．E。面部上唇周围和鼻部"危险三角区"的痤疮如被挤压或处理不当，病菌可沿内眦静脉和眼静脉向颅内扩散，引起颅内感染。
4．E。面部上唇周围和鼻部"危险三角区"的疖如被挤压或处理不当，病菌可沿内眦静脉和眼静脉向颅内扩散，引起化脓性海绵状静脉窦炎。
5．C。细菌药物敏感试验可以了解病原微生物对各种抗生素的敏感（或耐受）程度，用来指导临床合理选用抗生素药物。
6．B。积极处理原发感染病灶是治疗急性淋巴管炎的重要措施，可局部热敷，并全身应用抗生素，首选青霉素。
7．C。痤疮是由于毛囊皮脂腺导管因角质物堵塞，造成皮脂排出不畅，从而引起毛囊、皮脂腺慢性炎症，是一种慢性炎症性皮肤病，主要好发于青少年。因此，需要首先评估皮肤情况。
8．E。疖是单个毛囊及其周围组织的化脓性感染，好发于毛囊及皮脂腺丰富的部位，如头面部、颈项、背部等。与皮肤不洁、局部擦伤或摩擦、环境温度高及机体抵抗力降低有关，常见于免疫力较低的糖尿病患者和小儿。
9．A。颌下急性蜂窝织炎可发生喉头水肿和气管受压，引起呼吸困难，甚至窒息。
10．D。面部上唇周围和鼻部"危险三角区"的疖如被挤压或处理不当，病菌可沿内眦静脉和眼静脉向颅内扩散，引起化脓性海绵状静脉窦炎。
11．A。对多发、反复感染者，可由脓肿处直接抽取血液进行细菌培养，阳性结果有助于下肢急性蜂窝织炎的诊断，血培养一般选择患者寒战时采血，这样可以避免应用抗生素以后出现的假阴性结果，较易发现致病菌。
12．B。由题干中该患者的症状表现可推断其可能患了网状淋巴管炎。患肢制动并抬高，可以促进静脉和淋巴回流，减轻局部充

血、水肿，缓解疼痛。

二、手部急性化脓性感染患者的护理

1. 脓性指头炎典型的临床表现是
A．手指发麻
B．搏动性跳痛
C．寒战、发热
D．晚期疼痛加剧
E．晚期指头明显发红、肿胀

2. 关于脓性指头炎切开引流的叙述，正确的是
A．在波动最明显处切开
B．在患指侧面横行切开
C．在患指侧面纵行切开
D．在患指背侧切开
E．在患指掌侧切开

答案与解析

1．B。早期为指头发红、轻度肿胀、针刺样疼痛，继而肿胀加重、疼痛剧烈。当指动脉受压时，疼痛转为搏动性跳痛，患指下垂时加重，剧痛常使患者烦躁，彻夜不眠，此时多伴有全身症状。

2．C。指头炎出现跳痛，明显肿胀，应即切开减压、引流，以免发生指骨坏死和骨髓炎，不能等待波动出现。在切开引流时，应从手指末节的一侧做纵形切口。

第7章 妊娠分娩和产褥期疾病患者的护理

一、女性生殖系统解剖生理

正常宫颈阴道部上皮为
A. 单层立方上皮
B. 单层柱状上皮
C. 复层柱状上皮
D. 复层鳞状上皮
E. 单层鳞状上皮

答案与解析

D。宫颈下端伸入阴道内的部分称为宫颈阴道部，宫颈阴道部表面主要由非角化的复层鳞状上皮所覆盖。宫颈管主要由柱状上皮覆盖。子宫颈外口柱状上皮和鳞状上皮交界处，是宫颈癌的好发部分。

二、妊娠期妇女的护理

1. 下列针对妊娠期妇女便秘的护理措施，**不恰当**的是
A. 养成定时排便的习惯
B. 每天多饮水
C. 适当运动
D. 自行服用缓泻药
E. 多食高纤维素食物

2. 组成胎膜的是
A. 真蜕膜和羊膜
B. 底蜕膜和羊膜
C. 绒毛膜和羊膜
D. 包蜕膜和羊膜
E. 绒毛膜和底蜕膜

3. 胎动减少是指胎动 12 小时<u>少于</u>
A. 5 次
B. 10 次
C. 15 次
D. 20 次
E. 25 次

4. 孕妇自我监测胎儿安危最简单有效的方法是
A. 胎动计数
B. 计算孕龄
C. 测量体重
D. 睡眠情况
E. 情绪波动

5. 某孕妇，30 岁。妊娠 36 周，主诉近 2 天胎动时感觉腹痛明显。查体：胎位枕左前（LOA），头先露、浮，胎心率 140 次/分，羊水指数 6cm。孕妇情绪紧张，担心会影响胎儿。护士首先要做的是
A. 安慰孕妇，向其讲解相关知识
B. 尽快协助医生完善各项检查
C. 教会孕妇自我监测胎儿宫内情况的方法
D. 密切关注 B 超动态监测羊水量
E. 让孕妇回家取左侧卧位

6. 孕妇，29 岁。尿绒毛膜促性腺激素（HCG）阳性。超声检查：宫内妊娠 6 周，对孕期健康指导正确的是用
A. 妊娠初期 8 周内谨慎用药
B. 妊娠 28 周后每天数胎动 1 次
C. 妊娠 12～28 周避免性生活
D. 胎心率 160～180 次/分
E. 妊娠 30 周后进行乳房护理

7. 某孕妇，38 岁。孕 2 产 0，妊娠 40 周临产，该患者为
A．高龄初产妇
B．低龄初产妇
C．高龄经产妇
D．低龄经产妇
E．正常初产妇

8. 孕妇，25 岁，妊娠 6 周。医师建议其口服叶酸。孕妇向门诊护士询问服用该药的目的时，正确的回答是
A．促进胎盘的形成
B．预防缺铁性贫血
C．防止发生胎盘早剥
D．预防脑神经管畸形
E．帮助消化

9. 孕妇，28 岁。平素月经规律，末次月经为 2012 年 1 月 6 日，其预产期是
A．2012 年 9 月 6 日
B．2012 年 9 月 13 日
C．2012 年 10 月 6 日
D．2012 年 10 月 13 日
E．2013 年 1 月 6 日

10. 某初孕妇，32 岁。妊娠 38 周。腹部触诊：宫底部可触及圆而硬胎儿部分，腹部右侧凹凸不平，左侧相对平坦，胎心音在脐上左侧听得最清楚。该孕妇的胎儿胎位最可能是
A．枕左前位
B．枕右前位
C．骶左前位
D．骶右前位
E．肩右前位

答案与解析

1. D。便秘是妊娠期常见症状之一，应嘱孕妇养成每日定时排便的习惯，增加每日饮水量，注意适当运动，多吃水果、蔬菜等含纤维素多的食物。未经医师许可不可随便使用大便软化剂或缓泻药。

2. C。胎膜由绒毛膜和羊膜组成。胎膜外层为绒毛膜，在发育过程中因缺乏营养而逐渐退化成平滑绒毛膜。胎膜内层为羊膜，为半透明的薄膜，与覆盖胎盘、脐带的羊膜层相连接。

3. B。胎动是指胎儿在子宫腔里的活动冲击到子宫壁的动作。胎动的次数多少、快慢强弱等表示胎儿的安危。如果 12 小时胎动少于 20 次，则可疑异常，应做胎心监测；少于 10 次，为胎动减少，表明胎儿有宫内缺氧现象。

4. A。自数胎动也是健康宣教的重点内容，妊娠期应嘱孕妇在早、中、晚自数 1 小时的胎动，每小时的胎动为 3～5 次，每 12 小时不得少于 10 次，如果 12 小时胎动累计数小于 10 次，则高度考虑为胎儿宫内缺氧，应该及时就诊。

5. D。根据题干可知胎儿胎心率正常、胎位正常，但羊水指数 6cm，<8cm 提示羊水偏少；且胎动时孕妇感觉腹痛，符合羊水过少的表现。故应先进行 B 超动态监测羊水量。

6. A。妊娠初期 8 周内谨慎用药，A 正确；妊娠 28 周后每天早中晚各数胎动 1 次，B 错误；妊娠前 3 个月及末 3 个月，均应避免性生活，C 错误；胎心率每分钟 120～160 次，D 错误；妊娠 37 周后进行乳房护理，E 错误。

7. A。年龄超过 35 岁即为高龄产妇，孕 2 产 0 即为初产妇。

8. D。孕早期（妊娠 1～3 个月）是胎儿器官系统分化，胎盘形成的关键时期，细胞生长，分裂十分旺盛。此时叶酸缺乏可导致胎儿畸形、胎儿神经管发育缺陷，从而增加包括无脑儿、脊柱裂的发生率。另外还可引起早期的自然流产。

9. D。计算方法：末次月经第 1 日起，月份减 3 或加 9，日期加 7。如为阴历，月份依

然减3或加9，但日期加15。

10．C。宫底部可触及圆而硬胎儿部分，为胎儿的头部，所以胎位为臀位。腹部右侧凹凸不平为胎儿肢体，左侧相对平坦为胎背。臀先露时，胎心音在脐上方右或左侧，在左侧为骶左前位。

三、分娩期妇女的护理

1．在第三产程中，对产妇的评估最重要的是
A．乳汁分泌的情况
B．宫缩情况，阴道出血的量及颜色
C．生命体征
D．疼痛
E．会阴伤口情况

2．在胎儿分娩过程中，贯穿于整个产程的是
A．衔接
B．下降
C．俯屈
D．仰伸
E．内旋转

3．正常分娩胎膜破裂的时间一般是
A．临产期
B．潜伏期
C．活跃期
D．第二产程
E．第三产程

4．临产后最主要的产力是
A．子宫收缩力
B．腹肌收缩力
C．膈肌收缩力
D．肛提肌收缩力
E．骨骼肌收缩力

5．胎儿娩出后，护士首先进行的护理措施是
A．保暖
B．擦干羊水
C．结扎脐带
D．清理呼吸道
E．新生儿阿普加（Apgar）评分

6．进入第二产程的标志是
A．宫口开全
B．胎头拨露
C．胎头着冠
D．胎膜已破
E．外阴膨隆

7．为临产后产妇进行胎心听诊应选择在
A．宫缩刚开始时
B．宫缩期
C．宫缩快结束时
D．宫缩间歇期
E．宫缩任何时间

8．正常情况下，产妇顺产后需继续留在产房观察的时间是
A．1小时
B．2小时
C．3小时
D．4小时
E．5小时

9．产检项目中能够反映胎儿生长发育状况最重要的指标是
A．孕妇体重
B．胎方位
C．宫高与腹围
D．胎动
E．胎心率

10．可以动态监测产妇产程进展和识别难产的重要手段是
A．胎儿监护
B．多普勒听胎心
C．产程图
D．阴道检查
E．肛门检查

11．初产妇，正常阴道分娩。第二产程时宫

缩频繁，疼痛难忍，痛苦呻吟。此时护士最恰当的沟通方式是
A．劝其忍耐
B．默默陪伴
C．抚摸腹部
D．握紧产妇的手
E．投以关切的目光

12．30岁初产妇，妊娠40周顺产。胎儿经阴道娩出后护士立即为其按摩子宫并协助胎盘娩出，这一行为可能导致的<u>不良后果</u>是
A．胎盘粘连
B．胎盘卒中
C．胎盘嵌顿
D．胎盘植入
E．胎盘剥离不全

13．初产妇，26岁。足月临产，进入第二产程，宫缩规律有力。宫缩时因疼痛加剧，产妇烦躁不安、大声喊叫，要求行剖宫产尽快结束分娩。此时，产妇主要的心理特点是
A．焦虑
B．内省
C．依赖
D．悲伤
E．抑郁

14．患者，28岁。分娩时行会阴侧切，分娩后用25%硫酸镁湿敷，护士在操作过程中应特别注意的是
A．热敷局部皮肤涂凡士林
B．保持合适的水温
C．敷料拧至不滴水为止
D．严格执行无菌操作
E．操作完毕后及时更换敷料

答案与解析

1．B。产后出血是我国产妇死亡的首因，故在第三产程要密切观察宫缩及阴道出血情况，以尽早发现产后出血征象。正常产妇子宫收缩良好，胎盘娩出，阴道出血，正常分娩的出血量一般不超过300ml；若子宫收缩乏力，可能会有产后出血；若产后24小时出血量超过500ml提示产后出血。

2．B。胎头沿盆骨轴前进的动作称为下降，是胎儿娩出的首要条件，下降动作贯穿于分娩全过程，与其他动作相伴随。

3．C。胎膜破裂简称破膜。胎儿先露部衔接后，将羊水阻断为前后两部，在胎先露部前面的羊水称为前羊水，约100ml，宫缩时前羊水囊楔入宫颈管内，有助于扩张宫口。当羊膜腔内压力增加到一定程度时胎膜自然破裂。破膜多发生在宫口接近全开时，而活跃期指宫口扩张3cm至宫口全开。

4．A。子宫收缩力是临产后的主要产力，贯穿于整个的分娩过程。临产后的宫缩能使宫颈管缩短直至消失、宫口扩张、胎先露部下降、胎儿和胎盘娩出。腹肌及膈肌收缩力是第二产程时娩出胎儿的重要辅助力量。肛提肌肌力有助于内旋转及胎头仰伸，以及胎盘娩出。

5．D。胎儿娩出后应用新生儿吸痰管或导尿管轻轻吸除新生儿咽部及鼻腔黏液和羊水，以免发生吸入性肺炎。当确定未误吸而未啼哭时，可用手轻拍新生儿足底。新生儿大声啼哭表示呼吸道已通畅，即可处理脐带。

6．A。第二产程又称胎儿娩出期，指从宫口全开到胎儿娩出。初产妇需1~2小时，经产妇较快，但也有长达1小时者，但不应该超过1小时。进入第二产程的标志是宫口开全。

7．D。首先通过四步触诊法确定胎心最响亮的部位，在宫缩间歇期时用听诊器或多普勒仪听胎心音，每次测1分钟。正常胎心率为120~160次/分。

8．B。产后应在产房观察2小时，重点观察血压、脉搏、子宫收缩情况、宫底高度、阴道出血量，是否膀胱充盈，会阴及阴道有无血肿，发现异常及时处理。因临床约有80%产后出血发生在产后2小时内，因此也称第

四产程。

9．C。随着孕期的进展，子宫顺应胎儿的发育而增大，通过宫高和腹围的测量即可初步判断孕周，并间接了解胎儿生长发育状况，估计胎儿体重。

10．C。产程图的横坐标为临产时间，纵坐标左侧为宫口扩张程度，右侧为先露下降程度，画出宫口扩张曲线和胎头下降曲线。通过绘制产程图，可动态监测产程进程，可发现宫缩乏力、胎位异常、头盆不称等异常。

11．D。在分娩过程中产妇因为疼痛加剧而出现焦虑。护士应该守护在产妇身边，握紧产妇双手，给予安慰和鼓励，消除其紧张情绪。

12．E。接产者切忌在胎盘尚未完全剥离时用手按揉、下压宫底或牵拉脐带，以免造成胎盘部分剥离而出血或拉断脐带，甚至造成子宫内翻。

13．A。在分娩过程中产妇因为疼痛加剧而出现明显的焦虑心理。护士应该守护在产妇身边，给予安慰和鼓励，消除其紧张情绪。

14．D。进行湿热敷时，若热敷部位有伤口，须按无菌技术处理，以防伤口感染，加重病情。

四、产褥期妇女的护理

1．产妇的血性恶露一般持续多久
A．1～2 天
B．3～4 天
C．8～10 天
D．10～15 天
E．15～20 天

2．评估子宫体肌纤维缩复正确的是
A．产后 10 日缩小至约妊娠 12 周大小
B．产后 10 日子宫降至骨盆腔内
C．产后 7 周子宫恢复至孕前大小
D．产后 2 周子宫重量约为 500g
E．产后 5 周子宫重量恢复至未孕时 50g

3．初产妇，26 岁。足月妊娠，行会阴侧切分娩。产后第 2 日主诉会阴切口处疼痛剧烈伴有肛门坠胀感，考虑发生了
A．切口水肿
B．产后便秘
C．胎盘残留
D．尿潴留
E．阴道后壁血肿

4．经产妇，2 天前顺产一健康新生儿，该产妇出现下述哪项临床表现时，护士应立即报告医师
A．口腔温度 36.8℃
B．脉率每分钟 109 次
C．汗液分泌增多
D．排尿次数频繁
E．呼吸为每分钟 22 次

5．产妇，35 岁。因胎儿宫内窘迫行低位产钳助产术娩出一活婴。产后 3 天诉会阴部疼痛难忍。体格检查：会阴部肿胀，左侧切口红肿，有触痛。以下处理<u>不正确</u>的是
A．红外线照射
B．50%硫酸镁湿敷切口
C．每日冲洗外阴
D．取健侧卧位
E．1∶5000 高锰酸钾溶液坐浴

6．初产妇，顺产后第 4 天，新生儿采用母乳喂养。产妇诉乳房胀，乳汁排出不畅。首先应采取的措施是
A．冷敷乳房
B．生麦芽煎服
C．新生儿多吮吸
D．芒硝外敷乳房
E．口服己烯雌酚

7．产妇，28 岁。2 天前经阴道分娩一女婴。今日查房发现其乳头皲裂，为减轻母乳喂养时的不适，正确的护理措施是

A. 先在损伤较重的一侧乳房哺乳
B. 为减轻疼痛应减少喂哺的次数
C. 哺乳前用毛巾和肥皂水清洁乳头和乳晕
D. 喂哺后挤出少许乳汁涂在乳头和乳晕
E. 哺乳时让婴儿含吮乳头即可

8. 初产妇，35 岁。自然分娩，产程延长，手取胎盘。出院时，责任护士告知其预防产褥感染的措施，**错误**的内容是
A. 加强营养
B. 不能外出
C. 注意卫生
D. 禁止盆浴
E. 防止感冒

答案与解析

1. B。血性恶露一般持续 3~4 天，出血量逐渐减少，浆液增加，转变为浆液恶露。
2. B。产后 1 周子宫缩小至妊娠 12 周大小，在耻骨联合上方可扪及；产后 10 日子宫降至骨盆腔内，腹部检查摸不到子宫底；产后 6 周子宫恢复至正常非孕前大小。分娩结束时子宫约重 1000g，产后 1 周约重 500g，产后 2 周约重 300g，产后 6 周约重 50g。
3. E。产妇会阴切口处疼痛剧烈或有肛门坠胀感时，应该高度怀疑阴道壁或会阴部血肿发生，需要立即报告医生并给予相应的处理。
4. B。产褥期妇女可有泌乳热、褥汗，血压与呼吸频率正常，脉率每分钟 60~70 次。该产妇脉率每分钟 109 次，远高于正常。
5. E。会阴或会阴伤口水肿的患者，可用 50%硫酸镁湿热敷，产后 24 小时可用红外线照射外阴。每日应进行会阴及伤口的擦洗 2~3 次，嘱其健侧卧位。产后不足 2 周的产妇禁止坐浴。
6. C。初产妇诉乳房胀，乳汁排出不畅，可让新生儿多吮吸，排空乳腺管，可缓解症状。

7. D。若为皲裂乳头，轻者可继续哺乳，先喂健侧，后喂患侧，严重者可用吸乳器吸出或用乳头罩；喂哺后挤出少许乳汁涂在乳头和乳晕，短暂暴露使乳头干燥，因乳汁具有抑菌作用，且含丰富的蛋白质，能起到修复作用。
8. B。产妇可以外出，但应注意保暖，不可去人口密集的地方，注意不要感冒。

五、流产患者的护理

1. 早期流产最常见的病因是
A. 胚胎染色体异常
B. 宫颈内口松弛
C. 子宫畸形
D. 子宫肌瘤
E. 母儿血型不合

2. 患者，26 岁。停经 52 天，阴道点滴出血 2 天，伴轻度下腹阵发性疼痛，尿妊娠试验（+）。体格检查：宫口闭，子宫如妊娠 7 周大小。最可能的诊断是
A. 先兆流产
B. 难免流产
C. 不全流产
D. 稽留流产
E. 习惯性流产

答案与解析

1. A。导致流产的原因有很多，除胚胎因素外，还与母体因素、胎盘因素和环境因素有关。其中胚胎及胎儿染色体异常是自然流产最常见的原因。
2. A。先兆流产表现为停经后出现少量阴道出血，量比月经少，可伴有轻微下腹痛、腰痛。子宫大小与停经周数相符，宫颈口未开，胎膜未破，妊娠产物未排出。

六、早产患者的护理

1．孕妇发生早产时容易变得焦虑，主要是因为担心
A．难产
B．胎儿畸形
C．产程延长
D．早产儿预后
E．宫缩乏力

2．某初产妇，26 岁。双胎妊娠 35 周，因下腹疼痛 2 小时入院。体格检查：宫口开大 6cm，其最可能发生的情况是
A．早产
B．前置胎盘
C．胎盘早剥
D．妊娠高血压综合征
E．子宫收缩乏力

3．某孕妇，G_3P_0。妊娠 30 周，规律下腹疼痛伴阴道血性分泌物 6 小时。体格检查：胎位 LOA，胎心率每分钟 146 次，7～8 分钟宫缩 20 秒，宫缩力弱，肛查胎先露 S-3，宫颈管缩短，宫口可容一指尖。目前最恰当的处理措施是
A．严密观察等待自然分娩
B．静脉滴注缩宫素加强宫缩
C．抑制宫缩保胎治疗
D．立即行剖宫产终止妊娠
E．阴道检查后确定分娩方式

答案与解析

1．D。早产儿因为在子宫内生长发育的时间较短，容易在出生后产生各种问题，因此，孕妇在发生早产时最担心的是早产儿预后问题。
2．A。早产的临床表现主要是子宫收缩，最初为不规律宫缩，常伴有少许阴道血性分泌物或出血，继之可发展为规律有效宫缩，与足月临产类似，使宫颈管消失和宫口扩张。本题患者为双胎妊娠，是早产的危险因素。
3．C。妊娠 28～37 周出现有明显的规律宫缩（至少每 10 分钟 1 次）伴有宫颈管缩短，可诊断为先兆早产。先兆早产的主要治疗为抑制宫缩，与此同时，还要积极控制感染、治疗合并症和并发症。本题中胎位和胎心率均正常，没有早产临产，所以应进行保胎治疗。

七、过期妊娠患者的护理

过期妊娠是指孕妇妊娠期达到或超过
A．37 周
B．39 周
C．40 周
D．42 周
E．44 周

答案与解析

D。过期妊娠是指孕妇妊娠期达到或超过 42 周尚未分娩者。其发生率占妊娠总数的 3%～15%。过期妊娠是胎儿窘迫、胎粪吸入综合征、成熟障碍综合征、新生儿窒息、围生儿死亡及巨大儿、难产的重要原因。

八、妊娠期高血压疾病患者的护理

1．使用硫酸镁治疗妊娠期高血压疾病时要注意
A．使用前应测体温、脉搏
B．尿量每日＞360ml，每小时＞15ml
C．呼吸每分钟不少于 16 次
D．膝腱反射增强提示中毒
E．严格控制静脉滴注速度，以每小时 2g 为宜

2．妊娠期高血压疾病的基本病理变化是
A．脑血管痉挛
B．胎盘血管痉挛
C．肾小血管痉挛

D. 冠状动脉痉挛

E. 全身小动脉痉挛

3. 孕妇，妊娠38周。因先兆子痫入院。目前患者轻微头痛，血压140/90mmHg，尿蛋白（++），呼吸、脉搏正常。在应用硫酸镁治疗过程中，护士应报告医师停药的情况是

A. 呼吸18次/分

B. 膝反射消失

C. 头痛缓解

D. 血压130/90mmHg

E. 尿量800ml/24h

4. 初孕妇，24岁，妊娠36周。近1周来水肿加重，并有头痛。体格检查：血压160/120mmHg，水肿（++）。实验室检查：尿蛋白（+++）。护理该孕妇时，应特别注意的是

A. 严格限制食盐摄入

B. 平卧休息

C. 服用镇静药

D. 不能服用降血压药物

E. 服用硫酸镁有无中毒现象

5. 某孕妇，28岁，妊娠34周。因"头晕、头痛"就诊。体格检查：血压160/115mmHg，水肿（+）。实验室检查：尿蛋白定量5.5g/24h，临床诊断为重度子痫前期。首选的解痉药物是

A. 地西泮（安定）

B. 阿托品

C. 硫酸镁

D. 冬眠合剂

E. 卡托普利

6. 某孕妇，孕前基础血压为120/80mmHg，妊娠30周时出现下肢水肿，头痛、头晕。体格检查：血压150/100mmHg，蛋白尿（+），诊断为妊娠期高血压疾病。患者出现上述症状的病理生理变化基础是

A. 底蜕膜出血

B. 全身小动脉痉挛

C. 水、钠潴留

D. 内分泌功能失调

E. 肾小管重吸收能力降低

答案与解析

1. C。硫酸镁治疗妊娠期高血压疾病时，静脉滴注速度以每小时1～1.5g为宜，应每小时≤2g。维持用量每天15～20g，中毒现象首先表现为膝反射减弱或消失。用药前及用药过程中均应监测孕妇血压及下述内容：①膝腱反射必须存在；②呼吸≥每分钟16次；③尿量每天≥600ml，或每小时≥25ml。

2. E。妊娠期高血压疾病的基本病理变化是全身小动脉痉挛。由于小动脉痉挛，造成管腔狭窄，周围阻力增大，内皮细胞损伤，通透性增加，体液和蛋白质渗漏，表现为血压上升、蛋白尿、水肿和血液浓缩等。

3. B。硫酸镁的治疗浓度和中毒浓度相近，因此，在进行硫酸镁治疗的时候，应严密观察其毒性作用。并控制硫酸镁的入量。中毒现象首先表现为膝反射减弱或消失，随着血镁浓度升高，还会出现全身肌张力减退及呼吸抑制，尿量24小时少于600ml或每小时少于25ml，严重者心搏可突然停止。

4. E。硫酸镁的治疗浓度和中毒浓度相近，因此，在进行硫酸镁治疗的时候，应严密观察其毒性作用。并控制硫酸镁的入量。中毒现象首先表现为膝反射减弱或消失。

5. C。子痫前期的治疗原则是解痉、降血压、镇静，合理扩容及利尿，适时终止妊娠。解痉药物首选硫酸镁，其有预防子痫和控制子痫发作的作用。

6. B。妊娠期高血压疾病是妊娠期特有的疾病，包括妊娠期高血压、子痫前期、子痫、慢性高血压并发子痫前期及妊娠合并慢性高血压。该病的基本病理生理变化是全身小动脉痉挛。

九、异位妊娠患者的护理

1. 输卵管妊娠患者前来就诊时,最常见的主诉是
A. 腹痛
B. 胸痛
C. 咳嗽
D. 咯血
E. 呼吸急促

2. 关于输卵管妊娠非手术治疗患者的护理措施,正确的叙述是
A. 多活动
B. 流质饮食
C. 定期腹部触诊
D. 避免做增加腹压的动作
E. 无出血危险不必严密观察

答案与解析

1. A。腹痛是输卵管妊娠患者就诊最常见的症状,未发生流产或破裂前,常表现为一侧下腹隐痛或酸胀感。发生流产或破裂时,突感一侧下腹部撕裂样疼痛,常伴有恶心、呕吐。

2. D。针对输卵管妊娠的非手术患者的护理措施包括:患者应卧床休息,避免增加腹压的活动;随时观察患者的阴道出血量、腹痛程度等症状的发展;及时发现病情变化;密切关注患者生命体征,重视患者主诉。

十、胎盘早期剥离患者的护理

(1~3题共用题干)

患者,女性,30岁,妊娠35周。受到撞击后腹部剧烈疼痛1小时。体格检查:体温36℃,脉搏每分钟110次,血压140/100mmHg,阴道无出血,宫口未开,未破膜,子宫足月妊娠大小,板状硬,有压痛,胎心音每分钟90次,胎位不清。

1. 该患者可能发生的问题是
A. 前置胎盘
B. 胎盘早期剥离(简称胎盘早剥)
C. 流产
D. 早产
E. 宫外孕

2. 为明确诊断,应进一步做哪项检查
A. 血生化
B. 超声检查
C. 妊娠试验
D. 血、尿HCG检查
E. 胎心监护

3. 以下哪项处理措施是<u>不正确</u>的
A. 迅速建立静脉通路,补充血容量及凝血因子
B. 静脉滴注缩宫素
C. 选择剖宫产终止妊娠
D. 做好术前准备
E. 做好抢救新生儿准备

答案与解析

1. B。胎盘剥离面超过胎盘的1/3,伴有较大的胎盘后血肿,常有内出血或混合性出血称为重型胎盘早剥,腹部持续性疼痛,可无阴道出血或少量阴道出血及血性羊水,子宫多处于高张状态,硬如板状,压痛明显,胎位不正,子宫收缩间歇期不能放松,胎位触不清楚。

2. B。正常位置的胎盘超声检查图像应紧贴子宫体部后壁、前壁或侧壁,若胎盘与子宫壁之间有血肿时,在胎盘后方出现液性低回声区,暗区常不止一个,并见胎盘增厚。重型胎盘早剥时常伴胎心、胎动消失。

3. B。产妇为重型胎盘早剥,胎心音每分钟90次,应立即选择剖宫产,不能进行顺产,所以,不能静脉滴注缩宫素。

十一、前置胎盘患者的护理

1. 孕妇，29岁。妊娠37周，G_2P_0，前置胎盘入院。现有少量阴道出血，孕妇担心胎儿安危会产生的心理问题是
A．无助感
B．恐惧
C．悲哀
D．自尊低下
E．倦怠

2. 某产妇，妊娠29周。因出现无诱因、无痛性阴道出血来院检查，此时一般<u>不主张</u>进行的检查是
A．测量血压
B．胎心监护
C．超声检查
D．腹部检查
E．阴道检查

3. 孕妇，29岁，妊娠31周，因突然发生持续性腹部疼痛伴阴道少量出血就诊。腹部产科检查：子宫硬如板样，压痛明显，胎位扪不清。该孕妇最可能是
A．胎盘早期剥离
B．羊水栓塞
C．前置胎盘
D．流产
E．早产

（4～6题共用题干）

患者，女性，29岁。妊娠32^{+3}周，晨起醒来发现阴道出血，量较多。体格检查：宫高26cm，腹围83cm，胎心音每分钟154次，未入盆。

4. 最可能的诊断是
A．早产
B．流产
C．前置胎盘
D．胎盘早剥

E．子宫破裂

5. 患者入院后非常紧张，不停地询问"对胎儿影响大吗？我有生命危险吗？"目前对其首要的护理是
A．心理护理，减轻恐惧
B．输液输血
C．抗生素预防感染
D．吸氧
E．给予镇静药

6. 在进行身体评估时，<u>错误</u>的是
A．监测血压、脉搏、呼吸
B．腹部检查时注意胎位有无异常
C．做输血输液的准备时做阴道检查
D．做肛门检查
E．超声检查

答案与解析

1. B。孕妇因阴道出血而感到恐惧，既担心自身的健康，也担心胎儿的安危。

2. E。前置胎盘是妊娠中晚期阴道出血最常见的原因，起病急，进展快，严重威胁母儿的生命安全。其对母儿的危害程度主要取决于前置胎盘的类型，在低位性、边缘性、部分性、中央性4种类型，辅助检查包括产科检查、超声波检查、产后检查胎盘与胎膜，阴道检查一般不主张使用。

3. C。重型前置胎盘主要症状为突然发生的持续性腹部疼痛和（或）腰酸、腰背痛，阴道出血量少或无。腹部检查：子宫硬如板状，有压痛，但子宫比妊娠周数大，宫底随胎盘后血肿增大而增高。根据患者表现可知患者为重型前置胎盘。

4. C。妊娠晚期或临产时，突发性无诱因、无痛性阴道出血是前置胎盘的典型症状。该产妇有无痛性阴道出血，量较多。

5. A。孕妇因阴道出血而感到恐惧，既担心自身的健康，也担心胎儿的安危。所以应先

给予安慰，缓解其恐惧情绪。

6．D。目前一般不主张应用阴道检查。只有在近预产期出血不多时，终止妊娠前为除外其他出血原因或明确诊断决定分娩方式前考虑采用，要求阴道检查操作必须在输血、输液和做好手术准备的情况下方可进行，故 C 正确。怀疑前置胎盘的个案，切忌肛查。

十二、羊水量异常患者的护理

1．羊水过少的定义是足月妊娠时，羊水量少于

A．300ml
B．400ml
C．500ml
D．800ml
E．1000ml

2．羊水过多常见于
A．多胎妊娠
B．过期妊娠
C．胎膜早破
D．孕妇脱水
E．胎儿先天性肾缺如

3．某孕妇，30 岁。G_1P_0，妊娠 37 周，羊水过多行羊膜腔穿刺术后为该孕妇腹部放置沙袋的目的是
A．减轻疼痛
B．减少出血
C．预防休克
D．预防血栓形成
E．预防感染

答案与解析

1．A。妊娠足月时羊水量少于 300ml 者称为羊水过少。若羊水量少于 50ml，胎儿窘迫的发生率高达 50%以上，围生儿的死亡率也高达 88%。

2．A。多胎妊娠并发羊水过多者是单胎的 10 倍，尤以单卵多胎居多。

3．C。羊膜腔穿刺放羊水时应防止速度过快、量过多，一次放羊水量不超过 1500ml，放羊水后腹部放置沙袋或加腹带包扎以预防血压骤降发生休克。

十三、多胎妊娠及巨大胎儿患者的护理

初孕妇，29 岁。妊娠 20 周行产前检查。检查时腹部触及多个小肢体，考虑多胎妊娠。以下检查方法中最有助于明确诊断的是
A．腹部超声
B．胎心监护
C．腹部 X 线片
D．腹部 MRI 检查
E．腹部 CT

答案与解析

A。腹部超声对于超对双胎的诊断最有价值。

十四、胎儿窘迫患者的护理

1．下述哪项**不是**急性胎儿窘迫临床表现
A．胎心 140 次/分
B．胎心 100 次/分
C．胎动频繁
D．胎动减弱
E．胎心低弱而不规律

2．胎儿在子宫内急性缺氧初期，主要表现为胎动
A．减弱
B．消失
C．增强
D．频繁
E．次数减少

3．急性胎儿窘迫最早出现的症状是
A．胎动减少

B. 胎动消失
C. 胎心音加快
D. 胎儿生长受限
E. 胎盘功能减退

4. 初孕妇，37岁，足月顺产，子宫口近开全时胎膜自然破裂，听胎心170次/分，立即给予左侧卧位，吸氧，严密监测胎心音变化，静脉注射葡萄糖和维生素C，做好手术助产的准备，做好新生儿抢救的准备。给予葡萄糖和维生素C的主要目的是
A. 加强胎儿对缺氧的耐受性
B. 加强母体和胎儿营养
C. 加强胎儿能量和抵抗力
D. 加强母体对缺氧的耐受性
E. 加强母体能量和抵抗力

5. 孕妇，26岁，妊娠39周。上午家务劳动时突感胎动较频繁，至傍晚胎动率减弱，消失，急诊入院，听诊胎心音90次/分，下列护理措施**不妥**的是
A. 左侧卧位，间断吸氧
B. 行胎心监护
C. 嘱孕妇增加营养和休息即可，继续观察病情
D. 协助做好手术产的准备
E. 做好新生儿的抢救和复苏准备

6. 孕妇，26岁。妊娠40周，入院待产。夜间呼唤护士，自述感觉胎动过频。此时最**不恰当**的处理是
A. 立即听胎心音
B. 通知值班医师
C. 吸氧
D. 左侧卧位
E. 立即做剖宫产准备

答案与解析

1. A。胎心率是了解胎儿是否正常的一个重要标志，正常胎心率为110～160次/分。胎心率>160次/分或<110次/分，提示胎儿缺氧。急性胎儿窘迫初期，最初表现为胎动频繁，继而转弱及次数减少，进而消失。

2. D。急性胎儿窘迫初期，表现为胎动过频，继而转弱及次数减少，直至消失。

3. C。胎儿窘迫的主要表现是胎心音改变、胎动异常及羊水胎粪污染或羊水过少，严重者胎动消失。急性胎儿窘迫最早出现胎心率加快，随着病情进展胎心率逐渐减慢。

4. A。为提高胎儿对缺氧的耐受力，可按医嘱使用营养药物，如10%葡萄糖500ml加维生素C2g静脉缓慢滴注。

5. C。根据孕妇及胎儿表现，考虑可能出现了胎儿宫内窘迫，应严密监测胎心变化，做好术前准备，不能掉以轻心。

6. E。应让孕妇采取左侧卧位，间断吸氧，通知值班医师，严密监测胎心变化，安慰患者，做好术前准备，做好新生儿抢救和复苏的准备。胎动过频无法改善后方考虑结束分娩。

十五、胎膜早破患者的护理

1. 孕妇，24岁。妊娠31周，因胎膜早破入院，入院后肌内注射地塞米松，其目的是
A. 促进胎儿肾发育
B. 促进胎儿心脏发育
C. 促进胎儿肺成熟
D. 促进胎儿肝发育
E. 促进胎儿大脑发育

2. 孕妇，31岁。妊娠38周，因阴道持续性流液2小时入院。医师诊断为胎膜早破。护士协助其采用的卧位应为
A. 平卧位
B. 头低足高位
C. 头高足低位
D. 截石位

E. 膝胸卧位

3. 孕妇产前检查时发现胎儿臀位，需要给予胎位矫治。护士应告知其最佳的干预时间是
A. 妊娠 8 周
B. 妊娠 16 周
C. 妊娠 24 周
D. 妊娠 30 周
E. 妊娠 36 周

4. 孕妇，36 岁。产前检查漏斗骨盆。现足月妊娠，胎膜早破来诊。体格检查：胎头未入盆。医嘱：入院行各项检查，拟次日行剖宫产术。护士对其进行健康教育，<u>不正确</u>的内容是
A. 讲明产道异常对母儿的影响
B. 说明剖宫产的必要性
C. 解释剖宫产术前、术后注意事项
D. 嘱其保持会阴清洁
E. 鼓励术前适当下床活动

5. 孕妇，32 岁，妊娠 32 周。阴道不自主流液 3 小时住院，指导孕妇预防感染的正确措施是
A. 坐浴
B. 外阴热敷
C. 外阴湿敷
D. 保持外阴清洁
E. 外阴远红外线照射

答案与解析

1. C。妊娠 28～33 周的胎膜早破孕妇若无妊娠禁忌、无宫内感染，可以在严密监护下延长孕周，并给予糖皮质激素促进胎肺成熟。
2. B。为防止胎膜早破患者发生脐带脱垂，应协助患者采取头低足高位。
3. D。胎位异常者在 30 周前多能自行转为头先露，若 30 周后仍未纠正，可指导孕妇采取膝胸卧位。
4. E。产妇应绝对卧床，左侧卧位，注意抬高臀部防止脐带脱垂造成胎儿缺氧或宫内窘迫，进行阴道检查确定有无隐形脐带脱垂，如有脐带脱垂，应在数分钟内结束分娩。
5. D。嘱孕妇保持外阴清洁，每日会阴护理 2 次，使用消毒会阴垫，勤换会阴垫，保持清洁干燥，防止上行性感染。

十六、妊娠期合并症患者的护理

1. 为避免加重心脏负担，妊娠合并心脏病孕妇整个孕期体重增加不应超过
A. 25kg
B. 10kg
C. 5kg
D. 15kg
E. 20kg

2. 某产妇妊娠合并糖尿病，孕期无其他合并症。于妊娠 39 周剖宫产一健康男婴，对于该新生儿应重点监测的内容是
A. 大、小便
B. 体重
C. 黄疸
D. 血糖
E. 体温

3. 产妇，29 岁。因双胎妊娠行剖宫产娩出两个活婴。新生儿均因轻度窒息转儿科治疗。该产妇因患有活动性乙型肝炎，护士告知其需要退奶，产后第 2 天值班护士查房时发现产妇情绪低落，其可能的原因<u>不包括</u>
A. 母婴分离
B. 手术后疲劳
C. 生产过程中缩宫素的使用
D. 产妇体内雌、孕激素水平急剧下降
E. 家属对新生儿的高度关注带来的失落感

4. 孕妇，25 岁。妊娠 17 周，诊断淋病入院，护士向其解释淋病对妊娠、分娩及胎儿和新生儿的影响后，孕妇出现下列哪一项表述

时，表明护士仍需要对其进行健康教育
A．"淋病会导致胎儿窘迫"
B．"淋病会导致新生儿肺炎"
C．"我不想让我丈夫知道这事"
D．"我会因此发生盆腔感染"
E．"孕晚期我要注意胎膜早破的症状"

B．妊娠 24~26 周
C．妊娠 28~30 周
D．妊娠 32~34 周
E．妊娠 36~38 周

（5~6题共用题干）

孕妇，26岁。妊娠7个月。孕期检查：尿糖（+++），空腹血糖 7.8mmol/L，餐后2小时血糖 16.7mmol/L，诊断妊娠期糖尿病。

5．该患者最适宜的治疗是
A．单纯饮食控制治疗
B．运动治疗
C．综合生活方式干预治疗
D．口服降血糖药治疗
E．胰岛素注射治疗

6．治疗过程中，如果患者出现极度乏力、头晕、心悸、多汗等，应考虑孕妇发生
A．上呼吸道感染
B．饥饿
C．高血糖反应
D．低血糖反应
E．糖尿病酮症酸中毒

（7~8题共用题干）

孕妇，25岁。妊娠8周，先天性心脏病，妊娠后表现为一般体力活动受限制，活动后感觉心悸、轻度气短，休息时无症状。

7．患者现在很紧张，询问是否能继续妊娠。护士应告诉她做决定的依据主要是
A．年龄
B．心功能分级
C．胎儿大小
D．心脏病种类
E．病变发生部位

8．患者整个妊娠期心脏负担最重的时期是
A．妊娠 12 周内

答案与解析

1．B。为预防心力衰竭，应保证合并心脏病孕妇每天至少 10 小时的睡眠且中午宜休息 2 小时，休息时应采取左侧卧位或半卧位。指导心脏病孕妇摄入高热量、高维生素、低盐低脂饮食，少量多餐，多食蔬菜和水果，保持排便通畅，勿用力排便。妊娠 16 周起，应限制食盐摄入，每日食盐量不超过 4~5g，防止水肿。整个妊娠期体重增加不宜超过 10kg。

2．D。新生儿出生后仍存在高胰岛素血症，如不及时补充糖易发生新生儿低糖血症，严重时危及生命。

3．C。缩宫素常用于引产、催产、产后及流产后因宫缩无力或缩复不良而引起的子宫出血等。较少引起不良反应，偶有恶心、呕吐、心率增快或心律失常。大剂量应用时可引起高血压或水滞留。因此该产妇的情绪低落与缩宫素的使用无关。

4．C。淋病具有传染性，必须告知其丈夫。治疗期间禁止性生活，注意隔离。污染物（如浴巾及其他衣物等）应煮沸消毒。

5．C。产妇应正确控制血糖，控制饮食，适度运动，提高自我监护和自我护理能力，与家人共同制订健康教育计划。

6．D。产妇出现心悸、出汗、面色苍白、饥饿感等症状为低血糖症的表现。

7．B。根据心脏病的类型、病变程度、心功能分级及是否有手术矫治史等具体情况，决定是否适宜妊娠。其中心功能分级是决定是否妊娠的主要依据。

8．D。妊娠期妇女循环血量于妊娠第 6 周开始逐渐增加，妊娠 32~34 周达高峰，产后

2~6周逐渐恢复正常。

十七、产力异常患者的护理

1. 协调性子宫收缩乏力表现为
A. 子宫收缩无对称性
B. 容易发生胎膜早破
C. 不宜静脉滴注缩宫素
D. 产程常延长
E. 不易发生产后出血

2. 孕妇，26岁。宫口开大4cm后产程进展缓慢，诊断为协调性子宫收缩乏力，产妇因此烦躁不安，情绪不稳定，对自然分娩失去信心，针对此孕妇最主要的护理措施是
A. 提供心理支持，减轻焦虑
B. 促进子宫收缩，加快产程
C. 鼓励孕妇多进食，恢复体力
D. 做剖宫产准备
E. 开放静脉

答案与解析

1. D。协调性子宫收缩乏力又称低张性子宫收缩乏力，是指子宫收缩具有正常的节律性、对称性及极性，但收缩力弱，宫腔压力低于15mmHg，持续时间短，间歇期长且不规律，每10分钟宫缩少于2次。在宫缩的高峰期，宫体隆起不明显，用手指压宫底部肌壁仍可出现凹陷，可使产程延长甚至停滞。
2. A。产妇的精神心理因素对分娩很重要，该产妇对分娩失去信心，分娩难以成功，故首先要关心安慰产妇，消除紧张情绪，可给镇静药，补充营养、水分电解质，适当进食，保持膀胱和直肠的空虚状态。加强子宫收缩，加快产程。

十八、产道异常患者的护理

轻度头盆不称的正确试产为
A. 给予镇静药
B. 观察2~4小时
C. 给予灌肠
D. 给予静脉输液
E. 观察1~2小时

答案与解析

B。轻度头盆不称在严密监护下可以试产，一般不可用镇静药，少肛查，禁灌肠。试产2~4小时，胎头仍未入盆，并伴胎儿窘迫者，应停止试产，及时剖宫产。

十九、胎位异常患者的护理

1. 孕妇，妊娠30周。臀先露，为矫正胎位，可采取的体位是
A. 膝胸卧位
B. 半卧位
C. 左侧卧位
D. 膀胱截石位
E. 俯卧位

2. 某初孕妇，28岁。妊娠30周，胎儿臀位，目前护士对孕妇的护理和指导，**不正确**的是
A. 可采用膝胸卧位矫正
B. 矫正无效时，可提前住院待产
C. 膝胸卧位须排空膀胱
D. 可行外转胎位术矫正
E. 胎位可自行转为头先露

答案与解析

1. A。胎位异常者在妊娠30周前多能自行转为头先露，若妊娠30周后仍未纠正，可指导孕妇采取膝胸卧位。胎位异常于30周前多能自行转为头先露。
2. E。胎位异常者于30周前多能自行转为头先露，若30周后仍不纠正，可采取膝胸卧位纠正，1周后复查；还可以采用激光或艾灸"至阴穴"等。该孕妇已经妊娠30周，

需要进行干预胎位方可纠正。

二十、产后出血患者的护理

1. 产后出血是指胎儿娩出后 24 小时内出血量超过

A．100ml
B．200ml
C．300ml
D．400ml
E．500ml

2. 产妇，妊娠 39 周分娩，在会阴左侧切开下顺产一活婴。胎盘胎膜娩出完整，产后 30 分钟阴道出血增多，测血压 90/60mmHg，脉搏每分钟 90 次。宫底位于脐上 3 横指，子宫软，按压宫底排出血液及血块约 500ml。首要的处理原则是

A．抗休克
B．抗感染
C．检查软产道
D．加强宫缩
E．清理宫腔

答案与解析

1. E。胎儿娩出后 24 小时内出血量超过 500ml 者为产后出血。
2. D。宫收缩乏力导致的产后出血，子宫轮廓不清，触不到宫底或宫底升高。治疗时针对原因迅速止血，应先加强宫缩。患者血压与脉率正常，故不需要抗休克。

二十一、羊水栓塞患者的护理

（1～3题共用题干）

初产妇，30 岁。妊娠 39 周，于胎儿分娩后突然出现烦躁不安、恶心、呕吐，继而出现呛咳、呼吸困难，呼吸每分钟 24 次，心率每分钟 126 次，血压 80/50mmHg。

1. 此时，产妇很可能发生

A．失血性休克
B．羊水栓塞
C．心力衰竭
D．哮喘发作
E．急性胃肠炎

2. 针对产妇的病情紧急处理哪项**不妥**

A．立即分娩
B．抗过敏
C．用阿托品解痉
D．纠正心力衰竭
E．抗休克

3. 为该产妇提供的心理支持**不适宜**的是

A．给予安慰，增强信心
B．适当允许家属陪伴
C．向家属介绍患者病情
D．鼓励下床活动，利于康复
E．病情稳定后共同制订康复计划

答案与解析

1. B。羊水栓塞起病急骤，来势凶险，多发生在分娩过程中，尤其是胎儿娩出前后的短时间内。多表现为烦躁不安、恶心、呕吐，继而出现呛咳、呼吸困难、发绀、昏迷、血压急剧下降。
2. A。处理原则上应在产妇呼吸循环功能得到明显改善，并已纠正凝血功能障碍后再处理分娩。
3. D。对于神志清醒的患者，应给予鼓励，使其增强信心并相信自己的病情会得到控制。对于家属的恐惧情绪表示理解和安慰，适当的时候允许家属陪伴患者，向家属介绍患者病情的严重性，以取得配合。待病情稳定后与其共同制订康复计划，针对患者具体情况提供健康教育与出院指导。患者应卧床休息，短时间内不能下床活动。

二十二、子宫破裂患者的护理

1．初产妇，妊娠40周。产程进展24小时，宫口开大4cm，给予静脉滴注缩宫素后，宫缩持续不缓解，胎心音每分钟100次，耻骨联合处有压痛。应考虑为
A．前置胎盘
B．胎盘早期
C．痉挛性子宫
D．先兆子宫破裂
E．子宫收缩过强

2．某产妇，29岁。G_1P_0，妊娠39周。因胎儿畸形分娩时子宫破裂行子宫修补术。该患者术后再次妊娠至少需要
A．3个月
B．6个月
C．1年
D．2年
E．3年

答案与解析

1．D。先兆子宫破裂的4大主要临床表现是子宫形成病理性缩复环、下腹部压痛、胎心音改变及血尿出现。
2．D。子宫破裂行子宫修补术后应注意修养，再次妊娠至少需要2年。再次妊娠子宫破裂的可能性很大，再次怀孕需要谨慎。

二十三、产褥感染患者的护理

1．产妇，33岁，足月产后3天，出现下腹痛，体温不高，恶露多，有臭味，子宫底脐上1指，子宫体软，边界不清且有明显压痛。最有可能的诊断是
A．急性盆腔炎
B．急性外阴、阴道炎
C．急性宫颈炎
D．急性子宫内膜炎
E．盆腔血栓性静脉炎

2．患者，女性，25岁。产后1周出现会阴侧切伤口感染，细菌培养结果为金黄色葡萄球菌感染。该细菌最有可能对下列哪种抗生素存在耐药性
A．头孢菌素
B．红霉素
C．甲硝唑
D．青霉素
E．两性霉素B

3．某产妇，足月产后3天，出现下腹痛，体温不高，恶露多，有臭味，子宫底位于脐上1指，子宫体软。以下护理措施中，**错误**的是
A．做好会阴护理
B．半卧位或抬高床头
C．监测体温变化
D．做好心理支持
E．红外线照射会阴部每日3次，每次1小时

答案与解析

1．D。子宫内膜炎表现为子宫内膜充血、坏死，恶露量多且有臭味，伴有下腹疼痛、子宫复旧不良，与患者表现相符合。
2．D。金黄色葡萄球菌最初对青霉素的敏感度在90%以上，后来由于青霉素滥用使得耐青霉素的金黄色葡萄球菌大量繁殖，所以，金黄色葡萄球菌对青霉素最可能存在耐药性。
3．E。题干中并未提及会阴或会阴伤口出现水肿，故不用红外线照射，同时，采取红外线照射时，每次20~30分钟。

第8章 新生儿和新生儿疾病的护理

一、正常新生儿的护理

1. <u>不属于</u>新生儿常见的正常生理状态的是
A. "马牙"
B. 生理性黄疸
C. 臀红
D. 假月经
E. 乳腺肿大

2. 新生儿出生时存在，以后逐渐消失的神经反射是
A. 角膜反射
B. 结膜反射
C. 拥抱反射
D. 瞳孔反射
E. 吞咽反射

3. 新生儿室的室温应保持在
A. 18～20℃
B. 20～22℃
C. 22～24℃
D. 24～26℃
E. 28～30℃

4. 对正常新生儿的心理护理，<u>错误</u>的是
A. 母婴同室
B. 父亲应参与照顾婴儿
C. 保持安静不与新生儿说话
D. 经常与新生儿进行目光交流
E. 给色彩鲜艳会转动的玩具看

5. 一健康女婴，足月顺产后5天，因出现阴道血性分泌物被父母送来医院，该现象最可能是

A. 假月经
B. 阴道直肠瘘
C. 尿道阴道瘘
D. 会阴损伤
E. 血友病

6. 健康足月新生儿生后第2天，对其脐部的护理，<u>错误</u>的是
A. 勤换尿布，衣物柔软
B. 脐部保持清洁、干燥
C. 接触新生儿前后要洗手
D. 严格执行无菌操作技术
E. 用3%过氧化氢液清洗脐部

7. 新生儿，女，4日龄。出生后第3天发现乳腺肿大，目前应采取的护理措施是
A. 立即报告医师，及时诊疗
B. 将内容物挤出，以免病情恶化
C. 预防性使用抗生素
D. 无须处理，并告知家长正确认识
E. 对患儿乳房进行常规消毒

8. 足月新生儿，女，5日龄。阴道流出少量血性液体，无其他出血倾向。反应好，吸吮有力，大小便正常。正确的护理措施是
A. 无须处理
B. 换血治疗
C. 局部包扎止血
D. 静脉滴注卡巴克络（安络血）
E. 连续肌内注射维生素K

9. 某新生儿，5日龄。出生体重3kg，目前体重2.8kg，妈妈很担心孩子的体重会继续下降，护士向妈妈解释孩子的体重将恢复正

常，下列解释正确的是
A．1天内恢复正常
B．7天内恢复正常
C．10天内恢复正常
D．2周内恢复正常
E．3周内恢复正常

答案与解析

1．C。新生儿正常生理状态：生理性黄疸，一般于出生后2～3天出现，5～7天最重，10～14天消退。乳房胀大及假月经，新生儿出生后3～4天发生乳房肿胀，2～3周自然消失，部分女婴在出生后5～7天阴道流出少许血性分泌物或大量非脓性分泌物。一般持续2～3天自然停止。口腔内改变，出现"马牙""螳螂嘴"。臀红属病理性改变。

2．C。出生时存在，以后逐渐消失的神经反射包括觅食反射、拥抱反射、握持反射、吸吮反射及颈肢反射等。

3．C。新生儿所处环境应光线充足，空气流通，保持室内温度恒定在22～24℃，相对湿度55%～65%。

4．C。新生儿的心理社会发展的主要问题是信任与不信任，新生儿的发展任务是与照顾者（通常是父母）建立信任感，学习爱和被爱。因此，母婴同室，父亲参与照顾婴儿及目光交流，转动玩具等都是建立信任感的良好措施，而不与新生儿说话则不利于信任感的建立。

5．A。部分女婴在出生后5～7天阴道流出少许血性分泌物或大量非脓性分泌物即假月经，受母体激素影响，一般持续2～3天自然停止。

6．E。新生儿每次沐浴后用75%乙醇消毒脐带残端及脐轮周围，然后用无菌纱布覆盖包扎。

7．D。新生儿出生后3～4天发生乳房肿胀，2～3周自然消失，属于正常现象，无须处理。

8．A。此种现象属于假月经，受孕期母体激素的影响，在出生后5～7天阴道流出少许血性分泌物或大量非脓性分泌物，无须处理，一般持续2～3天自然停止。

9．C。生理性体重下降：新生儿出生后由于摄入少，经皮肤和肺部排出的水分相对较多，所出现体重下降。下降的范围为6%～9%，最多不超过10%。一般在出生后4天开始回升，7～10天恢复到出生时的体重。

二、早产儿的护理

1．下列符合早产儿外观特点的是
A．皮肤红润，胎毛少
B．耳壳软骨发育好
C．乳晕明显，有结节
D．指（趾）甲长过指（趾）端
E．足底光滑，纹理少

2．早产儿，胎龄35周。目前体重2100g，护士应将室温保持在
A．18～20℃
B．21～23℃
C．24～26℃
D．27～28℃
E．29～30℃

3．患儿，男，妊娠32周早产儿。体重1450g，体温不升，呼吸每分钟50次，血氧饱和度95%，胎脂较多。护士首先应采取的护理措施是
A．将患儿置于暖箱中
B．给予鼻导管低流量吸氧
C．立即擦净胎脂
D．接种卡介苗
E．立即向患儿家长进行入院宣教

4．新生儿，女，胎龄35周。生后第1天，基本情况可。其母尚无乳汁分泌。为预防新生儿低血糖症，护理措施重点是
A．可试喂米汤
B．及时喂葡萄糖水

C．应果断进行人工喂养
D．配合进行静脉滴注葡萄糖液
E．等待母亲乳汁开始分泌再开奶，坚持母乳喂养

5．早产儿，2日龄，胎龄34周。因发绀给予氧气吸入，为预防其氧中毒，正确的做法是
A．维持动脉血氧分压80～9mmHg
B．维持经皮血氧饱和度85%～93%
C．连续吸氧时间不超过7天
D．吸氧浓度在70%～80%
E．给予机械正压通气

6．某早产儿出生后因阿普加（Apgar）评分低转入新生儿病房，治疗12天后身体状况好转，今日医师通知家长出院，护士在出院指导时应向家长重点强调
A．及时添加辅食
B．预防感染
C．培养良好生活习惯
D．预防外伤
E．及早训练按时排便

答案与解析

1．E。早产儿外观特点：皮肤红嫩、胎毛多、头发分条不清楚；耳郭软骨发育不好；扪不到乳房结节；指（趾）甲未超过指（趾）尖；男婴睾丸未降或未全降，阴囊少皱襞；女婴大阴唇不能遮盖小阴唇；足底纹少，足跟光滑。
2．C。早产儿应与足月儿分开护理，早产儿棕色脂肪含量少，产热能力差，寒冷时更易出现低体温，甚至寒冷损伤综合征，因此，室内温度保持在24～26℃，相对湿度55%～65%。
3．A。早产患儿保暖尤其重要，该患儿体温不升，体重小于2000g，应尽早暖箱保暖。
4．B。早产儿为预防低血糖症应及时哺乳，无法母乳喂养者先试喂5%～10%葡萄糖水。
5．B。早产儿氧疗应注意控制吸入氧流量，

监测血氧状态，维持动脉血氧分压50～70mmHg，A错误。或经皮血氧饱和度在85%～93%，一般不宜超过95%，B正确。为避免继发氧疗的不良反应，不应长时间持续吸氧，应该有间歇，C错误。吸入氧浓度应根据吸氧方式来决定，D错误。机械正压通气操作麻烦，不作为首选方法，E错误。
6．B。早产儿皮肤娇嫩，屏障功能弱，体液及细胞免疫功能均很不完善，IgG和补体水平较足月儿更低，极易发生各种感染，所以，应向家长重点强调预防感染，室内物品定期消毒，每次接触早产儿前要洗手等。

三、新生儿窒息的护理

1．新生儿出生后进行阿普加（Apgar）评分的评价指标**不包括**
A．皮肤颜色
B．角膜反射
C．心率
D．呼吸
E．肌张力

2．某早产儿，胎龄34周。生后2小时出现呼吸困难、呻吟。X线胸片提示肺透明膜变早期。应首先给予的处理措施是
A．地塞米松
B．氧气枕吸氧
C．纠正酸中毒
D．气管内插管，机械通气
E．持续气道正压通气

3．一男性新生儿经产钳助产娩出。出生后心率95次/分，呼吸浅慢，皮肤发绀，四肢稍屈，喉反射消失。Apgar评分为
A．4分
B．5分
C．6分
D．7分
E．8分

4. 某新生儿出生时全身发绀，四肢伸展，无呼吸，心率每分钟 80 次，用洗耳球插鼻有皱眉动作，该新生儿 Apgar 评分是

A. 0 分
B. 1 分
C. 2 分
D. 3 分
E. 4 分

5. 某患儿，1 日龄。诊断为"新生儿窒息"入暖箱治疗。该新生儿室的相对湿度波动范围应为

A. 25%~35%
B. 35%~45%
C. 45%~55%
D. 55%~65%
E. 65%~75%

6. 某新生儿出生时无呼吸，心率每分钟<90 次，全身苍白，四肢瘫软，经清理呼吸道后的下一步抢救措施是

A. 药物治疗
B. 胸外按压
C. 保暖
D. 建立呼吸，增加通气
E. 建立静脉通道

7. 患儿女，足月儿。出生后 1 分钟评估患儿情况：躯干皮肤色红，四肢发绀，心率每分钟 120 次，哭声响亮，肌张力好，呼吸每分钟 45 次。该足月儿最终的 Apgar 评分是

A. 6 分
B. 7 分
C. 8 分
D. 9 分
E. 10 分

8. 患儿，女，足月儿。因脐带绕颈，出生后 1 分钟 Apgar 评分为 1 分。经窒息复苏后，目前患儿仍嗜睡、反应差、呕吐。此时对该患儿**不恰当**的护理是

A. 头罩吸氧
B. 监测生命体征
C. 立即开奶
D. 配合亚低温治疗
E. 注意保暖

答案与解析

1. B。Apgar 评分的评价指标包括皮肤颜色、心率、呼吸、对刺激的反应，以及肌肉张力。

2. E。气道内正压通气（CPAP）辅助呼吸，使有自主呼吸的患儿在整个呼吸周期都能接受高于大气压的气体，以增加功能残气量，防止肺泡萎陷。如用 CPAP 后，病情仍无好转者，采用间隙正压通气（IPPV）及呼气末正压呼吸（PEEP）。

3. A。心率每分钟 95 次，评分 1 分；呼吸浅慢，评分 1 分；皮肤发绀，评分 1 分；四肢稍屈，评分 1 分；喉反射消失，评分 0 分。Apgar 评分为 4 分。

4. C。全身发绀，评分 0 分；四肢伸展，评分 0 分；无呼吸 0 分；心率每分钟 80 次，评分 1 分；用洗耳球插鼻有皱眉动作，评分 1 分。故该新生儿 Apgar 评分是 2 分。

5. D。病室相对湿度一般指相对湿度，湿度会影响皮肤蒸发散热的速度，而造成人对环境舒适感的差异。人体对湿度的需要随温度的不同而不同，温度越高，对湿度的需要越小。病室的相对湿度一般以 50%~60% 为宜，新生儿室可保持在 55%~65%。

6. D。由题干中该患儿的临床表现可判断其发生了新生儿窒息，而对于该类患儿，及时启动有效的复苏工作是抢救的重点。新生儿窒息的复苏工作应按 ABCDE 方案执行：A. 清理呼吸道；B. 建立呼吸，增加通气；C. 维持正常循环；D. 药物治疗；E. 评价和环境保温。因此，清理呼吸道以后下一步抢救措施为建立呼吸，增加通气。

7. D。一般在出生后 1 分钟和 5 分钟分别评

分，5项相加，0~3分为重度窒息，4~7分为轻度窒息，8~10分正常。心率每分钟>100次，呼吸为佳，哭声响亮，肌张力是四肢活动，弹足底反应好，全身红记2分；心率每分钟<100次，呼吸为浅表，哭声弱，肌张力是四肢屈曲，弹足底有些动作，躯干紫四肢红记1分；心率为0，呼吸为无，肌张力是松弛，弹足底无反应，肤色发绀或者发白记0分；四肢发绀，扣除1分，其他均正常。

8. C。新生儿窒息后应进行复苏，复苏后监护的主要内容为体温、呼吸、心率、血压、尿量、肤色和神经系统症状，必要时给予头罩吸氧，A、B正确。治疗新生儿缺血缺氧性脑病用亚低温治疗的方法，D正确。整个治疗过程中应注意患儿的保暖，可将患儿置于远红外保暖床上，E正确。该患儿立即开奶可能出现胃肠道功能障碍，引起肠道感染和坏死性小肠结肠炎，故C不恰当。

四、新生儿缺氧缺血性脑病的护理

新生儿，胎龄38周。因围生期窒息出现嗜睡、肌张力低下、拥抱、吸吮反射减弱，诊断为新生儿缺血缺氧性脑病，进行亚低温（头部降温）治疗。此时，护士应持续监测的是

A. 头罩温度
B. 暖箱温度
C. 腋下温度
D. 肛门温度
E. 环境温度

答案与解析

D。亚低温治疗的同时必须注意保暖，同时要保证亚低温的温度要求，患儿给予持续的肛温监测，以了解患儿的体温波动情况。

五、新生儿颅内出血的护理

患儿，男，10日龄。出生后诊断为颅内出血，经治疗后病情好转，留后遗症，出院时护士应重点指导家长

A. 测量血压的方法
B. 测量体重、身长、头围的方法
C. 服用铁剂预防贫血的方法和注意事项
D. 补充叶酸、维生素B_{12}的方法
E. 进行功能训练、智力开发的意义及方法

答案与解析

E。患儿病后及早进行功能锻炼和智能开发，可减轻后遗症状。因此，出院时护士应重点指导家长进行功能训练、智力开发的意义及方法。

六、新生儿黄疸的护理

1. 以下哪项**不是**病理性黄疸特点
A. 黄疸在24小时内出现
B. 黄疸程度重或进行性加重
C. 足月儿>2周未消退
D. 早产儿>3周未消退
E. 黄疸消退后再出现

2. 关于新生儿黄疸健康教育的叙述，<u>错误</u>的是
A. 保管患儿衣物时勿放樟脑丸
B. 保持患儿排便通畅
C. 母乳性黄疸的患儿须中断母乳喂养
D. 葡萄糖-6-磷酸脱氢酶（G6PD）缺乏症的患儿，忌食蚕豆
E. 有后遗症的患儿，给予康复治疗和功能锻炼

3. 某产妇，妊娠38^{+1}周顺产一女婴，女婴出生体重3200g，出生后第3天皮肤逐渐出现黄染，目前为出生后第5天，采用母乳喂

养，食欲及大小便均正常，血清胆红素值为7mg/dL。目前对婴儿正确的处置是
A．蓝光照射治疗
B．多晒太阳
C．抗感染治疗
D．及时补充维生素D
E．暂停母乳喂养

4．早产儿，2日龄。全身皮肤黄染，诊断为新生儿溶血病。患儿出现拒食、嗜睡、肌张力减退。考虑该患儿并发了
A．败血症
B．颅内出血
C．胆红素脑病
D．病毒性脑炎
E．缺血缺氧性脑病

5．患儿，女，7日龄。诊断为新生儿黄疸收入院行蓝光照射治疗。光疗时，护士应特别注意的是
A．保护眼睛
B．及时喂养
C．监测血压
D．保持安静
E．皮肤清洁

6．某新生儿，5日龄。面部黄染，血清胆红素5mg/dl，吃奶好，大小便正常。家属询问出现黄疸的原因，护士正确的回答是
A．生理性黄疸
B．新生儿肝炎
C．新生儿败血症
D．新生儿溶血病
E．新生儿胆道闭锁

（7～8题共用题干）
新生儿，男，3日龄。皮肤、巩膜出现黄染，精神、食欲尚好，粪便黄色糊状，血清胆红素浓度128μmol/L，血常规无异常，小儿血型为O型，其母血型为B型。

7．该男婴最可能是
A．溶血性黄疸
B．阻塞性黄疸
C．先天性黄疸
D．肝细胞性黄疸
E．生理性黄疸

8．此时最佳的处理措施是
A．给予肝酶诱导剂
B．立即蓝光照射
C．观察黄疸变化
D．给予保肝药物
E．输清蛋白

（9～11题共用题干）
新生儿，男，3日龄。体重3200g，皮肤、巩膜发黄，血清总胆红素280μmol/L。

9．根据该新生儿的临床表现，应考虑为
A．正常新生儿
B．生理性黄疸
C．高胆红素血症
D．新生儿低血糖
E．新生儿颅内出血

10．应立即采取的处理措施为
A．换血疗法
B．光照疗法
C．输全血
D．输血浆
E．输清蛋白

11．对该新生儿最主要的观察重点是
A．尿量
B．瞳孔
C．体重
D．体温变化
E．皮肤、巩膜黄染的程度

答案与解析

1．D。病理性黄疸特点：黄疸出现早，一般

在出生后 24 小时出现；黄疸程度重；黄疸退而复现；黄疸持续时间长，足月儿>2周，早产儿>4周。

2．C。母乳性黄疸的患儿应暂停母乳喂养1~4天，或改为隔次母乳喂养，黄疸消退后再恢复母乳喂养，而不是中断母乳喂养。

3．B。该婴儿在生后3天才开始出现黄疸，且其他情况良好，皮肤胆红素值也正常，未达病理性黄疸的数值要求。因此，多晒太阳即可减轻皮肤黄疸。

4．C。胆红素脑病一般发生在生后2~7天，早产儿尤易发生。典型临床表现包括警告期、痉挛期、恢复期及后遗症期，拒食、嗜睡、肌张力减退属于警告期表现。

5．A。光疗时，双眼应佩戴眼罩，避免光线损伤视网膜。

6．A。血清胆红素<12.9mg/dl，且吃奶好，大小便正常，应为生理性黄疸。

7．E。新生儿生理性黄疸一般情况良好，除皮肤、巩膜出现黄染，无其他临床症状。一般出生后2~3天出现，4~5天达高峰，5~7天消退，最迟不超过2周，血清胆红素<221μmol/L。根据该题男婴的表现，可能为生理性黄疸。

8．C。生理性黄疸时观察黄疸的变化，不需要特殊的治疗措施。

9．C。血清胆红素足月儿>221μmol/L，早产儿>257μmol/L，皆为病理性黄疸的检查结果。该新生儿血清总胆红素280μmol/L，考虑为病理性的黄疸。

10．B。采用蓝光照射疗法，降低血清胆红素，防止胆红素脑病的发生。

11．D。光照疗法时应监测体温和温箱变化，每4小时测体温1次，使体温保持在36~37℃为宜，根据体温调节箱温，若光疗时体温上升超过38.5℃。要暂停光照疗法。

七、新生儿寒冷损伤综合征的护理

1．某患儿因"新生儿寒冷损伤综合征"入院，家长可能出现的心理反应中**不包括**
A．焦虑不安
B．否认疾病
C．角色紊乱
D．害怕担忧
E．自我责怪

2．患儿，女，4日龄，足月顺产。现该患儿反应低下，拒乳，哭声低弱，下肢及臀部皮肤暗红，发硬，压之凹陷，拟诊为寒冷损伤综合征，在进一步收集的评估资料中，对判断病情最有价值的是
A．体温
B．体重
C．脉搏
D．呼吸
E．血压

（3~4题共用题干）

新生儿，女，5日龄。因全身冰冷、拒奶24小时入院。体格检查：体温35℃，反应差，皮肤呈暗红色，心音低钝，双小腿皮肤如硬橡皮样。脐带已脱落。

3．最可能的诊断是
A．新生儿水肿
B．新生儿红斑
C．新生儿寒冷损伤综合征
D．新生儿败血症
E．新生儿皮下坏疽

4．应首先采取的护理措施是
A．指导母乳喂养
B．复温
C．加强脐部护理
D．给予氧气吸入
E．遵医嘱用抗生素

答案与解析

1．C。家长对患儿住院的心理反应包括否认和质疑、自责和内疚、不平和愤怒、痛苦和无助、焦虑和悲伤。
2．A。寒冷损伤综合征表现为低体温和皮肤硬肿，肛温<35℃。所以对判断病情最有价值的是体温。
3．C。新生儿寒冷损伤综合征表现为低体温和皮肤硬肿，根据题意可知患儿可能的诊断为新生儿寒冷损伤综合征。
4．B。复温是新生儿寒冷损伤综合征治疗的关键，其复温原则是逐步复温，循序渐进。

八、新生儿脐炎的护理

1．新生儿脐炎最常见的致病菌为金黄色葡萄球菌，治疗应首选的抗生素是
A．庆大霉素
B．头孢呋辛
C．林可霉素
D．红霉素
E．阿米卡星

2．患儿，女，足月新生儿。10日龄，吃奶差，精神欠佳。脐部出现红肿、渗液，最可能的诊断是
A．新生儿感染
B．新生儿脐炎
C．新生儿湿疹
D．新生儿破伤风
E．新生儿败血症

答案与解析

1．D。金黄色葡萄球菌所致新生儿脐炎时首选的抗生素是红霉素。
2．B。新生儿脐炎的表现为脐带根部及周围皮肤发红，脐窝有带臭味脓液，可形成局部脓肿。严重时可有全身中毒症状。

九、新生儿低血糖的护理

预防新生儿低血糖的主要措施是
A．尽早喂养
B．静脉补液
C．监测血糖
D．观察病情
E．注意保暖

答案与解析

A。出生后能进食应尽早喂养，根据情况给予10%的葡萄糖溶液或吸吮母乳，以预防新生儿低血糖。

十、新生儿低钙血症的护理

某新生儿确诊为低钙血症。医嘱：静脉注射10%葡萄糖酸钙。护士要注意观察的是
A．防止心动过缓，保持心率每分钟>80次
B．防止心动过缓，保持心率每分钟>90次
C．防止心动过缓，保持心率每分钟>100次
D．防止心动过速，保持心率每分钟<80次
E．防止心动过速，保持心率每分钟<100次

答案与解析

A。钙浓度过高抑制窦房结引起心动过缓，所以，在静脉注射10%葡萄糖酸钙时护士要注意观察的是防止心动过缓，保持心率每分钟>80次。

第9章 泌尿生殖系统疾病患者的护理

一、泌尿系统的解剖生理

尿路感染女性发病率高于男性,是因为女性尿道较男性尿道
A. 短而宽
B. 长而窄
C. 扁而平
D. 宽而长
E. 短而窄

答案与解析

A。男性尿道长 18~20cm,女性尿道长 4~5cm,较男性尿道短、直、粗,富于扩张性,尿道外口位于阴蒂下方,与阴道口、肛门相邻,比男性容易发生尿路感染。

二、肾小球肾炎患者的护理

1. 关于急性肾小球肾炎的叙述,正确的是
A. 女性多见
B. 蛋白尿多见
C. 镜下血尿少见
D. 血压明显升高
E. 常发生于感染后 1 周

2. 患者,男性,22 岁。无明显诱因出现双下肢水肿 2 周,尿蛋白(++++)、测血压 142/86mmHg,导致其水肿最主要的因素是
A. 肾小球滤过率下降
B. 血浆胶体渗透压下降
C. 继发性醛固酮增多
D. 抗利尿激素增多
E. 有效滤过压降低

3. 患者,女性,40 岁。慢性肾小球肾炎病史 10 年,因反复发作不愈,影响生活和工作,患者表现非常焦虑。护士针对该患者采取的心理护理内容中,重要性**最低**的是
A. 注意观察患者心理活动
B. 及时发现患者不良情绪
C. 主动与患者沟通,增加信任感
D. 与家属共同做好患者的疏导工作
E. 向患者讲解慢性肾小球肾炎的病因

4. 患者,男性,30 岁。因慢性肾小球肾炎收入院。目前主要临床表现为眼睑及双下肢轻度水肿,血压 150/100mmHg。护士在观察病情中应重点关注
A. 精神状态
B. 水肿情况
C. 血压变化
D. 心率变化
E. 营养状态

(5~6题共用题干)

患者,男性,55 岁。慢性肾小球肾炎 10 年,1 周前受凉后出现食欲缺乏、恶心、呕吐,晨起明显,夜尿增多。内生肌酐清除率为 30ml/min。

5. 患者饮食中蛋白质的选择正确的是
A. 大量动物蛋白质
B. 大量植物蛋白质
C. 少量动物蛋白质
D. 少量植物蛋白质
E. 禁食蛋白质

6. 为了维持水、电解质、酸碱平衡,下列

护理措施**不正确**的是
A. 食用含钾高的食物
B. 限制磷的摄入
C. 补充活性维生素 D_3
D. 限制钠、水摄入
E. 补充钙、铁

答案与解析

1. B。急性肾小球肾炎以男性儿童多见，A 错误；绝大多数患者有蛋白尿，多为轻度至中度，B 正确；血尿常为首发症状，几乎见于所有患者，C 错误；80%的患者多为一过性的轻度至中度高血压，D 错误；发病前常有前驱感染，潜伏期为 1~3 周，E 错误。

2. B。由题干可考虑患者为肾病综合征，导致水肿的最主要因素是低蛋白血症所致的血浆胶体渗透压低下。

3. E。慢性肾小球肾炎因反复发作不愈，影响生活和工作，患者表现非常焦虑，此时，最重要的是调节患者情绪。

4. C。该患者为青年男性，肾病不会影响神智变化，精神状态不是观察重点，A 错误；慢性肾小球肾炎早期水肿时有时无，且多为眼睑和（或）双下肢轻中度水肿，晚期持续存在，该患者处于慢性肾小球肾炎早期，水肿、心率、营养状态都不是观察的重点，B、D、E 错误；高血压可引起肾小动脉硬化性损伤，血压为观察之重点，C 正确。

5. E。慢性肾小球肾炎内生肌酐清除率 30ml/min 以下，为肾功能重度损害。蛋白尿与肾功能减退密切相关，肾功能重度损害时应暂时禁食蛋白质。

6. A。食用含钾高的食物，可导致钾潴留，引起高钾血症。

三、肾病综合征患者的护理

1. 肾病综合征最根本的病理生理改变是
A. 水肿
B. 高血压
C. 低蛋白血症
D. 大量蛋白尿
E. 高胆固醇血症

2. 肾病综合征患者最突出的体征是
A. 高血压
B. 水肿
C. 肾区叩击痛
D. 嗜睡
E. 昏迷

3. 患儿男，5 岁。全身水肿，尿少 6 天，以"原发性肾病综合征"入院，护士进行健康评估时，最重要的评估内容是
A. 饮食情况
B. 排便情况
C. 尿量情况
D. 睡眠情况
E. 水肿情况

4. 患儿，男，5 岁。因"肾病综合征"用肾上腺皮质激素治疗 5 个月，出现水肿减轻，食欲增加，双下肢疼痛，最应关注的药物不良反应是
A. 高血压
B. 骨质疏松
C. 白细胞减少
D. 消化性溃疡
E. 下肢静脉血栓

5. 某肾病综合征患者入院治疗。体格检查：双下肢水肿。实验室检查：尿蛋白 4.5g/d，血浆白蛋白 20g/L。该患者水肿的主要原因是
A. 醛固酮增多症
B. 球-管失衡
C. 饮水过多
D. 肾小球过滤下降
E. 血浆胶体渗透压下降

（6~8题共用题干）

患儿，男，8岁。双眼睑水肿、尿少3天，以肾病综合征收入院。体格检查：双下肢水肿明显。实验室检查血浆白蛋白27g/L，尿蛋白定性（+++）。

6. 目前患儿最主要的护理问题是
A. 焦虑
B. 知识缺乏
C. 体液过多
D. 有感染的危险
E. 有皮肤完整性受损的危险

7. 最常见的并发症是
A. 感染
B. 电解质紊乱
C. 血栓形成
D. 急性肾衰竭
E. 生长延迟

8. 最主要的护理措施是
A. 绝对卧床休息
B. 给予高蛋白质饮食
C. 增加钠盐、水的摄入量
D. 加强皮肤护理
E. 限制热量的摄入

答案与解析

1. D。蛋白尿是本病最根本和最重要的病理生理改变，是导致肾病综合征其他3大临床特点的基本原因，长期持续大量蛋白尿能促进肾小球系膜硬化和间质病变，导致肾功能不全。

2. B。水肿是肾病综合征最突出的体征，其发生与低蛋白血症所致血浆胶体渗透压明显下降有关，严重水肿者可出现胸腔积液、腹水和心包积液。

3. E。评估患儿目前的体征，包括一般状态，如神志、体位、呼吸、脉搏、血压、腹围及体重等。检查水肿的部位、程度，以及是否为凹陷性等，目前患儿全身水肿，故最重要的评估内容为水肿的状况。

4. E。高血压、消化性溃疡、骨质疏松属于激素治疗的不良反应，但患者没有出现相应症状，A、B、D错误；白细胞计数下降与免疫抑制药的使用有关，与激素无关，C错误；因大量利尿可致血容量不足，有出现低血容量性休克或静脉血栓形成的危险，E正确。

5. E。水肿是肾病综合征最突出的体征，当血浆白蛋白低于25g/L时，其发生与低蛋白血症所致血浆胶体渗透压明显下降有关，严重水肿者，血浆白蛋白低于25g/L时可出现胸腔积液、腹水和心包积液。

6. C。患儿双下肢水肿明显表示水肿严重，且患儿尿少，故最紧急的护理问题为体液过多，应立即给予患儿利尿药以减轻水肿，缓解病情，C正确；其他选项不是主要护理问题。

7. A。感染是本病最常见的并发症，由于肾病患儿免疫功能低下，蛋白质营养不良及患儿多用皮质激素和（或）免疫抑制药治疗等，使患儿常合并各种感染，常见的有呼吸道感染、皮肤感染、泌尿系感染和原发性腹膜炎等，A正确；其他选项也都属于本病并发症，但感染是最常见的。

8. A。该患儿为严重水肿状态，须卧床休息来减轻肾及心脏负担，但应经常变换体位，防止血栓栓塞等并发症发生，A正确；大量蛋白尿期间应减少蛋白质的摄入，B错误；水肿患者应限制水钠的摄入，C错误；皮肤护理不是最主要的护理措施，D错误；本病应给予足够的热量供机体消耗，E错误。

四、慢性肾衰竭患者的护理

1. 尿毒症晚期患者的呼气中可有
A. 尿味
B. 樱桃味
C. 大蒜味
D. 甜味

E. 烂苹果味

2. 患者，男性，46岁。3年前诊断慢性肾衰竭，1个月前出现进餐后上腹饱胀、恶心、呕吐，加重2天入院。体格检查：尿量减少，内生肌酐清除率20ml/min，目前正确的饮食方案是
A. 高钠饮食
B. 高钾饮食
C. 高脂肪饮食
D. 高蛋白质饮食
E. 高热量饮食

3. 患者，男性，46岁。患尿毒症2年。血常规示红细胞计数（RBC）$2.35×10^{12}$/L，血红蛋白（Hb）70g/L。导致该患者贫血的最主要原因是
A. 出血
B. 低蛋白
C. 促红细胞生成素缺乏
D. 缺铁
E. 叶酸缺乏

4. 患者，男性，73岁。慢性肾功能不全尿毒症期患者，需进行维持性血液透析治疗。常抱怨家属照顾欠周到。今天早上对护士说"你们治来治去，怎么也治不好，我不治了！"下列护士的答复中，最恰当的是
A. "您的心情我理解，我们也在努力，需要您的配合。"
B. "要是不治疗，您的病情比现在严重多了！"
C. "尿毒症是终末期疾病，治愈是不可能的。"
D. "您觉得治疗效果不理想，可以找找别的治疗途径。"
E. "您这样扰乱了病房的秩序，影响了我们工作。"

5. 患者，男性，45岁。慢性肾衰竭尿毒症期。因酸中毒给予5%碳酸氢钠250ml静脉滴注后出现手足抽搐，最可能的原因是发生了
A. 低钾血症
B. 低钙血症
C. 高钠血症
D. 碱中毒
E. 脑出血

6. 患者，女性，45岁，清洁工。患尿毒症入院，入院后家人一直陪伴身边，当得知需要长期透析治疗后，患者经常独自垂泪，默默发呆，不愿与他人交流，最可能的原因是
A. 担心疾病影响工作
B. 家属感情支持不足
C. 无力承受高额费用
D. 害怕透析带来后遗症
E. 尿毒症引起的精神症状

答案与解析

1. A。尿毒症晚期患者呼气中可有尿味，口腔炎、口腔黏膜溃疡、消化道黏膜糜烂、溃疡，以及消化道出血也很常见。

2. E。患者内生肌酐清除率严重降低，尿量减少，首先要限制水钠摄入，防止水肿加重，A错误；防止高钾血症，B错误；防止高脂血症，C错误；防止酸中毒，应进食优质低蛋白饮食，D错误；高热量饮食可减少体内蛋白质的消耗，应供给患者足够的热量，E正确。

3. C。导致贫血的主要原因是由于肾促红细胞生成素（EPO）缺乏生成减少所致，其次为铁摄入不足、叶酸缺乏、营养不良、红细胞寿命缩短、慢性失血、感染等。

4. A。患者此时正处于愤怒期，医护人员应对患者的情况表示理解，同时寻求患者的配合。

5. D。如使用碳酸氢钠（$NaHCO_3$）纠正代谢性酸中毒速度过快，细胞外液HCO_3^-浓度迅速升至正常，但通过血脑屏障很慢，此时脑内仍为代谢性酸中毒，可表现为手足麻木或抽搐。

6. C。患者自得知需要长期透析治疗后开始独自垂泪发呆，考虑到患者工作是清洁工，收入不高，而患者的家人对患者照顾良好，故最可能的原因是无力承担高额费用。

五、急性肾衰竭患者的护理

1. 急性肾衰竭患者电解质失调，以下哪项危害最为严重
   A. 低钠血症
   B. 高钾血症
   C. 低钙血症
   D. 高磷血症
   E. 高镁血症

2. 急性肾衰竭患者可选择的抗生素是
   A. 磺胺药
   B. 卡那霉素
   C. 链霉素
   D. 青霉素
   E. 阿米卡星

3. 高钾血症引起心律失常时，静脉注射应首选的药物是
   A. 10%硫酸镁溶液
   B. 5%碳酸氢钠溶液
   C. 5%氯化钙溶液+等量 5%葡糖糖溶液
   D. 利尿药
   E. 5%葡萄糖溶液+胰岛素

4. 患者，男性，70 岁。因肾衰竭住院。护士观察其24 小时尿量为360ml，该患者的排尿状况是
   A. 正常
   B. 尿量偏少
   C. 无尿
   D. 少尿
   E. 尿潴留

（5～7 题共用题干）

患者，男性，54 岁。1周前尿量减少，每日 500～600ml，食欲缺乏、双眼睑水肿就诊。体格检查：血压 170/100mmHg。实验室检查：血肌酐 726μmol/L，尿素氮 26.8μmol/L，血钾 6.5mmol/L，红细胞计数 $23.5×10^{12}$/L，血红蛋白 70g/L。初步诊断为肾衰竭收住入院。

5. 引起该患者高血压的最主要原因是
   A. 肾素活性增高
   B. 水钠潴留
   C. 使用环孢素等药物
   D. 精神应激
   E. 钠盐摄入过多

6. 该患者应**避免**摄取哪种食物
   A. 苹果
   B. 芋头
   C. 橘子
   D. 马铃薯
   E. 鸡蛋

7. 该患者每天摄入的液体量应为
   A. 前 1 天的尿量加上 500ml
   B. 相当于前 1 天的尿量
   C. 前 1 天的尿量减去 500ml
   D. 2000～2500ml
   E. 一般不需严格限水，但不可过多饮水

答案与解析

1. B。高钾血症患者可出现周身无力、肌张力低下、手足感觉异常、神志恍惚、烦躁、嗜睡等一系列神经系统症状，检查时可发现腱反射减退或消失、心搏缓慢等，影响心脏功能时可出现心律失常，甚至心搏骤停。因此，高钾血症需紧急处理。

2. D。磺胺药、卡那霉素、链霉素、阿米卡星具有肾毒性，青霉素无肾毒性。

3. C。对抗心律失常时，因钙与钾有对抗作用，故给予 10%葡萄糖酸钙 20ml 缓慢静脉注射，能缓解钾离子对心肌的毒性作用，此题中用 5%氯化钙溶液和等量 5%葡糖糖溶

液也是有同样的效果。

4. D。每天尿量约1500ml为尿量正常，A错误；成年人每天尿量少于1000ml，且大于400ml时称尿量偏少，B错误；每天尿量少于100ml称无尿，C错误；膀胱内充满尿液不能排出称为尿潴留，患者无此症状，E错误；每天尿量少于400ml称少尿。

5. B。主要原因为水钠潴留，其次与肾素-血管紧张素-醛固酮系统功能紊乱、血管舒张因子分泌减少有关。

6. C。橘子、香蕉等水果中钾含量较高，而该患者血钾偏高，为防止患者高钾血症的发生，应避免摄取橘子、香蕉等；其他选项含有丰富的维生素、高能量及优质蛋白质，适合肾衰竭患者食用。

7. A。水肿严重的患者须限制水钠入量，每日摄入的液体量应为前1天24小时的尿量加上不显性失水量（500ml），A正确；B、C选项水量过少，不能维持机体正常运行，B、C错误；D选项水量过多，会加重病情，D错误；若每日尿量达1000ml以上，可不严格限水，但不可饮水过多，E错误。

六、尿石症患者的护理

患者，男性，40岁。诊断为膀胱结石，行碎石术后，护士发现膀胱冲液着色较红时正确的处理是
A．立即送手术室
B．尽快输新鲜血
C．加快冲洗速度
D．用冰盐水冲洗
E．手动高压冲洗

答案与解析

D。术后发现膀胱冲液着色较红时应持续膀胱冲洗，血块阻塞导尿管后可致尿潴留，膀胱壁静脉受压而回流障碍，会加重出血，用肾上腺素1mg加入200ml冲洗液中注入膀胱或用冰盐水冲洗膀胱可有助止血，上述处置无效时，应及时手术，患者未出现血容量严重不足时不需要输注血液。

七、泌尿系统损伤患者的护理

1．应紧急手术的肾损伤是
A．明显血尿
B．严重休克不能纠正
C．疼痛明显
D．抗休克治疗后，病情好转
E．体温升高

2．护士告诉肾挫伤非手术治疗的患者，其至少需要卧床的时间是
A．5周
B．2周
C．6周
D．7周
E．8周

3．膀胱损伤患者出现休克的常见原因是
A．合并骨盆骨折
B．合并心力衰竭
C．痛性休克
D．神经源性休克
E．感染性休克

答案与解析

1．B。应紧急手术的肾损伤：①开放性肾损伤；②经抗休克治疗后生命体征仍未改善者；③血尿逐渐加重者；④腰、腹部肿块明显增大；⑤有腹腔脏器损伤的可能。

2．B。非手术治疗的患者须绝对卧床休息2～4周，待病情稳定、血尿消失后可下床活动；通常损伤后4～6周，肾挫裂伤才趋于愈合，下床活动过早、过多，有可能再度出血。

3．A。膀胱损伤患者出现休克主要是骨盆骨折引起大出血所致；其次膀胱破裂引起尿外

渗及腹膜炎时，常发生感染性休克。

八、尿路感染患者的护理

1. 对尿路感染患者的健康教育中，<u>错误</u>的是
A．鼓励患者多饮水
B．长期预防性服用抗生素
C．及时治疗尿路结石
D．及时治疗尿路损伤
E．保持会阴部清洁

2. 服用磺胺类药物治疗尿路感染时，加服碳酸氢钠的作用是
A．抗炎
B．增加尿量
C．碱化尿液
D．保护尿路黏膜
E．增加肾血流量

3. 患者，女性，26岁。尿频、尿急、尿痛8天，以"急性尿路感染"在门诊应用抗生素治疗，进行尿细菌培养检查前，应嘱患者停用抗生素
A．1天
B．2天
C．3天
D．4天
E．5天

4. 患者，女性，37岁。出租车司机，每天工作10小时。今日以尿频、尿急、尿痛1天，诊断肾盂肾炎收入院。护士向其进行健康宣教时，应说明最可能的感染途径是
A．上行感染
B．下行感染
C．血液感染
D．直接感染
E．淋巴系统播散

5. 患者，女性，60岁。近2天出现尿频、尿急、尿痛、耻骨弓上不适，且有肉眼血尿，初诊为急性膀胱炎，最适宜的口服药物是
A．红霉素
B．氧氟沙星
C．甲硝唑
D．氨苄西林
E．碳酸氢钠

答案与解析

1. B。多饮水、勤排尿是预防尿路感染最简便而有效的措施，A正确；尿路结石、尿路损伤患者的尿路感染危险性高，应及时治疗，C、D正确；每日保持会阴清洁也是预防尿路感染的有效措施，E正确；治愈后长期服用抗生素易造成机体耐药，B错误。

2. C。尿路感染患者服用磺胺类药物治疗时，加口服碳酸氢钠片（1.0g，每日3次），可碱化尿液、增强上述抗菌药物的疗效，减轻尿路刺激症状。

3. E。尿培养标本的采集注意事项：①在应用抗菌药之前或停用抗菌药5天之后留取尿标本；②留取尿液时要严格无菌操作；③尿标本必须在1小时内做细菌培养，否则需要冷藏保存；④勿混入消毒液及患者阴道分泌物。

4. A。患者感染途径应为上行性感染，细菌由输尿管进入肾盂，再侵入肾实质，70%的急性肾盂肾炎是源于此途径，患者由于职业影响，每日憋尿时间长，易造成上行感染。

5. E。急性膀胱炎患者应卧床休息，多饮水，避免刺激性食物，热水坐浴或耻骨上热敷可改善局部血液循环，减轻症状。口服碳酸氢钠或枸橼酸钾碱性药物可碱化尿液，减少对尿路的刺激。

九、前列腺增生患者的护理

1. 前列腺切除术后早期护理的重点应是
A．观察和防治出血
B．防止感染

C. 防止尿道狭窄
D. 防止血栓形成
E. 防止尿失禁

2. 良性前列腺增生的典型症状是
A. 尿频
B. 尿痛
C. 血尿
D. 尿潴留
E. 进行性排尿困难

3. 患者，男性，50岁。因前列腺增生入院，行经尿道前列腺电切术治疗。术后健康教育措施中，**错误**的是
A. 进食高纤维素食物
B. 多饮水
C. 尽早锻炼（如跑步等）
D. 进行盆底肌肉锻炼
E. 2个月后可行性生活

4. 患者，男性，60岁。行前列腺肥大摘除术。术后进行膀胱冲洗时，应选择的溶液是
A. 0.02%呋喃西林
B. 3%硼酸
C. 0.9%氯化钠溶液
D. 0.1%新霉素
E. 5%葡萄糖溶液

5. 患者，男性，71岁。因良性前列腺增生行前列腺切除术，术后留置气囊导尿管的主要目的是
A. 引流膀胱
B. 防止感染
C. 膀胱冲洗
D. 观察尿量
E. 压迫前列腺窝

6. 患者，男性，56岁。前列腺切除术后行膀胱冲洗时，冲洗液引流不畅。护士应首先采取的护理措施是
A. 夹闭冲洗管，暂停冲洗

B. 继续冲洗
C. 加快冲洗速度
D. 检查引流管是否通畅
E. 通知医师

7. 患者，男性，64岁。良性前列腺增生术后3天，护士对其进行健康教育，正确的内容是
A. 手术后加强运动
B. 手术后早期少饮水
C. 排尿异常会在术后2个月内消失
D. 术后要进行肛提肌锻炼
E. 术后半年避免外出

答案与解析

1. A。前列腺切除术后早期有出血的可能，所以，在护理方面应该注意：①指导患者术后逐渐下床活动；②保持排便通畅，预防粪便干结及用力排便时腹内压增高引起出血；③术后早期禁止灌肠或肛管排气，以免造成前列腺窝出血。

2. E。进行性排尿困难是前列腺增生最主要的症状，典型表现是排尿迟缓、断续、尿细而无力、射程短、终末滴沥、排尿时间延长。如梗阻加重，残余尿量较多，常需要用力并增加腹压以帮助排尿。

3. C。①术后进食高纤维素食物，保持排便通畅，A正确；②留置尿管期间鼓励患者多饮水，以稀释尿液、预防感染，B正确；③术后1~2个月避免久坐、提重物，避免剧烈活动，如跑步、骑自行车、性生活等，防止继发性出血，C错误；④进行盆底肌肉锻炼，以尽快恢复尿道括约肌功能，D正确；⑤经尿道前列腺电切术后2个月原则上可恢复性生活，E正确。

4. C。前列腺肥大摘除术后，应用生理盐水持续冲洗膀胱3~7天，防止血凝块形成致尿管堵塞。

5. E。良性前列腺增生行前列腺切除术后，

在尿道放置三腔气囊导尿管,利用导尿管的水囊压迫前列腺窝与膀胱颈,起到局部压迫止血的目的。

6．D。应确保膀胱冲洗及引流通畅,若血凝块堵塞管道致引流不畅,可采取挤捏尿管、加快冲洗速度、施行高压冲洗、调整导管位置等方法；如无效可用注射器吸取无菌生理盐水进行反复抽吸冲洗,直至引流通畅。

7．D。前列腺增生术后健康教育:①病情观察,密切观察患者的生命体征的变化。②生活指导,指导患者做提肛运动,尽快恢复尿道括约肌的功能,故 D 正确。③自我观察,术后半年内,可出现血尿、镜下血尿,及时到医院复查；排尿不畅或尿失禁及时到医院进行治疗；预防复发,故 C 错。④生活指导,多饮水、忌辛辣、不憋尿、忌粪便干燥；不坐硬板凳。避免剧烈活动,防止发生继发性出血,故 A、B 错。

十、外阴炎患者的护理

1．治疗外阴炎时,使用 1∶5000 高锰酸钾溶液坐浴的最主要作用是
A．杀菌
B．止痒
C．镇痛
D．消肿
E．除臭

2．患者,女性,52 岁。外阴瘙痒 5 年。双侧大、小阴唇及其外周皮肤充血肿胀,局部呈点片状湿疹样变,阴道分泌物无异常。医嘱高锰酸钾溶液坐浴,其浓度应是
A．1∶20
B．1∶100
C．1∶500
D．1∶1000
E．1∶5000

答案与解析

1．A。治疗外阴炎时,取 1∶5000 高锰酸钾溶液坐浴,每日 2 次,每次 15~30 分钟,5~10 次为 1 个疗程。高锰酸钾具有消毒、防腐作用,其用于治疗外阴炎主要是通过其氧化菌体的活性基团,发挥杀菌作用。

2．E。患者外阴瘙痒,双侧大、小阴唇及其外周皮肤充血肿胀,局部呈点片状湿疹样变,提示为外阴炎。治疗外阴炎时,取 1∶5000 高锰酸钾溶液坐浴,每日 2 次,每次 15~30 分钟,5~10 次为 1 个疗程。

十一、阴道炎患者的护理

1．滴虫阴道炎分泌物的典型特点是
A．干酪样
B．豆渣样
C．稀薄泡沫状
D．血性
E．脓性

2．患者,女性,25 岁。诊断为滴虫阴道炎,询问用自助冲洗器灌洗阴道的方法。护士应告知她最适宜的冲洗液为
A．5.5%醋酸溶液
B．1‰高锰酸钾溶液
C．生理盐水
D．1%乳酸溶液
E．2%碳酸氢钠溶液

3．患者,女性,35 岁,已婚。主诉近日白带增多,外阴瘙痒伴灼痛 1 周。妇科检查:阴道内多量灰白泡沫状分泌物,阴道壁散在红斑点。有助于诊断的检查是
A．阴道分泌物涂片检查
B．宫颈刮片
C．盆腔超声
D．诊断性刮宫
E．阴道镜检查

答案与解析

1．C。滴虫阴道炎典型症状是稀薄的泡沫状阴道分泌物增多及外阴瘙痒。分泌物可呈脓性、黄绿色，有臭味。分泌物呈脓性是因分泌物中含有白细胞，若合并其他感染则呈黄绿色；呈泡沫状、有臭味是因滴虫无氧酵解糖类，产生腐臭气体。

2．D。滴虫阴道炎局部用药：1%乳酸或0.1%～0.5%醋酸冲洗阴道，阴道放甲硝唑泡腾片。

3．A。阴道内多量灰白泡沫状分泌物，阴道壁散在红斑，考虑为滴虫阴道炎。用生理盐水悬滴法行阴道分泌物涂片检查。由于阴道毛滴虫运动活泼，可在显微镜下观察到运动的虫体，作为诊断的依据。

十二、宫颈炎和盆腔炎患者的护理

1．子宫颈炎的主要症状是
A．外阴皮肤瘙痒
B．阴道分泌物稀薄
C．白带增多
D．泡沫状白带
E．腹痛

2．治疗厌氧菌感染的急性盆腔炎时常使用的抗生素是
A．四环素
B．甲硝唑
C．万古霉素
D．克拉霉素
E．阿奇霉素

3．患者，女性，25岁。因"白带增多7天"就诊。妇产检查：外阴阴道正常，宫颈糜烂，糜烂面积占宫颈面积的1/2。护士评估该患者宫颈糜烂的程度是
A．轻度
B．中度
C．中重度
D．重度
E．特重度

答案与解析

1．C。宫颈炎大部分患者无症状，有症状者主要表现为阴道分泌物增多。阴道分泌物刺激可引起外阴瘙痒及灼热感，有时也可出现经间期出血、性交后出血等症状。若合并尿路感染，可出现尿急、尿频、尿痛等症状。

2．B。治疗厌氧菌感染的急性盆腔炎时常使用的抗生素有头孢菌素、氨苄西林、甲硝唑等，而其他选项中的抗生素在治疗盆腔炎中不常应用。

3．B。宫颈糜烂可根据糜烂面积的大小进行划分，分为轻、中、重3度；①轻度：糜烂面积小于整个宫颈面积的1/3。②中度：糜烂面积占到整个宫颈面积的1/3～2/3；③重度：糜烂面积达到整个宫颈面积的2/3以上。

十三、功能失调性子宫出血患者的护理

1．有排卵型功能失调性子宫出血患者多见于
A．儿童期
B．育龄期
C．青春期
D．围绝经期
E．老年期

2．判断有无排卵最简单的方法是
A．阴道脱落细胞检查
B．子宫镜检查
C．子宫颈黏液检查
D．激素水平测定
E．基础体温测定

3．患者，女性，18岁。经期持续10天，量多，诊断为功能失调性子宫出血（简称功血），给予口服大剂量己烯雌酚治疗，目的是
A．促进女性生殖器官全面发育而止血

B. 促进子宫内膜迅速转化而止血
C. 促进子宫内膜呈分泌期而止血
D. 增强子宫平滑肌张力而减少出血
E. 短期内修复子宫内膜创面而止血

4. 患者，女性，16 岁。月经周期不规则，量多，此次月经持续 11 天未净，量多，基础体温呈单相，采用的止血方法是
A. 诊断性刮宫
B. 雌激素
C. 孕激素
D. 雄激素
E. 雌激素序贯疗法

答案与解析

1. B。有排卵型功能失调性子宫出血较无排卵型功能失调性子宫出血少见，多发生于生育期妇女，有周期性排卵，临床上仍有可辨认的月经周期。
2. E。基础体温测定是测定排卵的简易可行方法。无排卵型功能失调性子宫出血者基础体温无上升改变而呈单相曲线，提示无排卵。排卵型功能失调性子宫出血者则表现为基础体温呈双相，其中黄体功能不全者排卵后体温上升缓慢，上升幅度偏低，升高时间仅维持 9～10 天即下降。
3. E。根据表现，该患者可能为无排卵型功血。而青春期少女和生育期妇女应以止血、调整周期、促使卵巢恢复功能和排卵为原则。止血可给予大剂量雌激素，以促使子宫内膜生长，短期内修复创面而止血。
4. B。患者基础体温呈单相，提示为无排卵型功能失调性子宫出血。无排卵型功能失调性子宫出血的治疗首选性激素，雌激素适用于青春期功能失调性子宫出血患者，通过应用大剂量雌激素可迅速提高血内雌激素浓度，促使子宫内膜生长，短期内修复创面而止血，也称"子宫内膜修复法"。

十四、痛经患者的护理

痛经患者疼痛的性质主要是
A. 针刺样疼痛
B. 刀割样疼痛
C. 坠胀痛
D. 烧灼样疼痛
E. 牵扯痛

答案与解析

C。月经期下腹痛是原发性痛经的主要症状，疼痛多数位于下腹中线或放射至腰骶部、外阴与肛门，少数人的疼痛可放射至大腿内侧。疼痛的性质以坠痛为主，重者呈痉挛性。

十五、围绝经期综合征患者的护理

1. 患者，女性，48 岁。因午后潮热、心悸等症状就诊，诊断为围绝经期综合征。为预防骨质疏松，医嘱用激素替代疗法，同时需要补充
A. 钙剂
B. 铁剂
C. 叶酸
D. 维生素 E
E. 蛋白质

2. 患者，女性，51 岁。主诉"月经紊乱半年，伴潮热、焦虑、睡眠差"就诊，医嘱给予激素治疗。患者询问激素替代治疗的主要目的，护士的正确回答是
A. 调整周期
B. 纠正与性激素不足有关的健康问题
C. 促使卵巢功能的恢复
D. 减少月经量
E. 防止子宫内膜病变

答案与解析

1. A。为预防骨质疏松，用激素替代疗法的同时还应适当地补充钙和维生素 D。规律地

运动（如散步等）可以促进血液循环，维持肌肉良好的张力，延缓老化的速度，刺激骨细胞的活动，延缓骨质疏松症的发生。

2. B。激素替代疗法是一种医疗措施。当机体缺乏性激素，并由此发生或将会发生健康问题时，需要外源地给予具有性激素活性的药物，以纠正与性激素不足有关的健康问题。

十六、子宫内膜异位症患者的护理

1. 子宫内膜异位症患者卵巢最常发生的病变类型是
   A. 卵巢黄素囊肿
   B. 卵巢黄体囊肿
   C. 卵巢滤泡囊肿
   D. 多囊卵巢
   E. 卵巢巧克力囊肿

2. 为了减轻伤口疼痛，子宫内膜异位症患者术后卧位应为
   A. 半卧位
   B. 去枕平卧位
   C. 侧卧位
   D. 头低足高位
   E. 头高足低位

3. 子宫内膜异位症患者的典型症状是
   A. 撕裂样疼痛
   B. 转移性腹痛
   C. 继发性渐进性痛经
   D. 脐周疼痛
   E. 牵拉性疼痛

4. 患者，女性，45岁。因"继发性痛经逐渐加重10年"就诊。双侧卵巢囊性增大，考虑为子宫内膜异位症。既能诊断又能治疗该疾病的最佳方法是
   A. 双合诊
   B. 三合诊
   C. 腹腔镜
   D. 查CA125水平
   E. 盆腔超声

5. 患者，女性，32岁。因白带增多伴下腹坠痛3个月就诊，诊断为宫颈柱状上皮异位，2天前行宫颈锥形切除术；护士指导患者出院后禁止性生活及盆浴的时间应是
   A. 1个月
   B. 2个月
   C. 3个月
   D. 4个月
   E. 5个月

6. 患者，女性，32岁。痛经2年，呈进行性加重。子宫后倾固定，子宫后壁触及3个痛性结节，给予达那唑治疗，目前最重要的护理措施是
   A. 保持心情愉快
   B. 避免剧烈运动
   C. 湿热敷下腹部
   D. 指导规范用药
   E. 给予清淡饮食

答案与解析

1. E。卵巢子宫内膜异位囊肿又称卵巢巧克力囊肿，是子宫内膜异位症卵巢的典型病变类型。卵巢组织内因异位的子宫内膜存在致反复出血形成单个或多个囊肿，囊内液为暗褐色糊状陈旧性血液。

2. A。腹部手术患者术后采取半卧位可减轻伤口张力，减轻疼痛；也促使感染局限化和减少中毒反应。

3. C。约50%子宫内膜异位症患者以痛经为主要症状，其特点为继发性痛经且进行性加重。典型的痛经常于经前1~2天开始，经期第1天最重，以后逐渐减轻并持续至整个月经期。

4. C。腹腔镜检查是目前国际公认的诊断子宫内膜异位症的最佳方法，特别是对不明原

因不育或腹痛者是首选的有效诊断手段。镜下看到典型的病灶即可确诊；对可疑病变进行活体组织检查，同时，在直视情况下有助于确定临床分期。因此，腹腔镜也是治疗子宫内异症最常用的方法。

5. B。宫颈锥形切除术后应注意每日清洗外阴2次，保持外阴清洁，在术后2个月禁盆浴、性交和阴道冲洗，防止感染。

6. D。患者临床表现为痛经，子宫后壁结节，提示为子宫内膜异位症。达那唑适用于轻度及中度子宫内膜异位症痛经明显的患者，不良反应有恶心、体重增加、痤疮、多毛、潮热、性欲减退、情绪不稳定等，对肝有一定损害，长期应用有引起动脉粥样硬化性心脏病的危险，所以，应在指导下规范用药。

十七、子宫脱垂患者的护理

患者，女性，50岁。G_3P_1。主诉腰骶部酸痛，有下坠感。妇科检查：患者平卧向下屏气用力时宫颈脱出阴道口，宫体仍在阴道内，其子宫脱垂为

A. Ⅰ度轻型
B. Ⅰ度重型
C. Ⅱ度轻型
D. Ⅱ度重型
E. Ⅲ度

答案与解析

C。子宫脱垂分为3度：①Ⅰ度，轻型为宫颈外口距离处女膜缘小于4cm，但未达处女膜缘；重型为宫颈外口已达处女膜缘，在阴道口可见到宫颈。②Ⅱ度，轻型为宫颈已脱出阴道口外、宫体仍在阴道内；重型为宫颈及部分宫体已脱出阴道口外。③Ⅲ度，宫颈及宫体全部脱出至阴道口外。

十八、急性乳腺炎患者的护理

1. 急性乳腺炎最初的临床表现是
A. 寒战、高热
B. 乳房肿胀、疼痛
C. 脉搏加快
D. 白细胞明显增高
E. 腋窝淋巴结大

2. 患者，女性，33岁。产后30天出现左侧乳房疼痛，全身畏寒、发热、脉快。体格检查：左侧乳房皮肤红肿明显，可扪及一压痛性硬块。护士应告知患者预防该病的关键在于
A. 防止乳房皮肤破损
B. 保持乳房皮肤清洁
C. 预防性使用抗生素
D. 避免乳汁淤积
E. 尽量采用人工喂养

答案与解析

1. B。急性乳腺炎局部临床表现为患侧乳房胀痛，局部红肿、发热，有压痛性肿块，为首发症状；常伴患侧腋窝淋巴结大和触痛。随着炎症发展，患者可有寒战、高热、脉搏加快、食欲缺乏等。

2. D。急性乳腺炎最主要的病因是乳汁淤积，所以，预防该病的关键在于避免乳汁淤积。除此之外，还应保持乳头清洁，纠正乳头内陷，养成良好哺乳习惯，及时处理乳头破损。

第10章 精神障碍患者的护理

一、精神障碍症状学

1. 患者，女性，19岁。在输液时指着输液管说是一条蛇，应诊断此患者为
A．错觉
B．幻觉
C．思维奔逸
D．感觉障碍
E．妄想

2. 患者，女性，22岁。与家人吵架后倒地翻滚，号啕大哭，之后肢体抽动，接着四肢瘫痪，无法站立行走。下列哪项护理评估属于情感评估
A．有无幻听、幻视
B．有无冲动，易激惹
C．有无自知力
D．有无病理性赘述
E．有无内感性不适

3. 患儿，女，15岁。担心肥胖而节食1年余，近半年来患儿食欲缺乏，厌食，考虑为神经性厌食症。对该患儿处理最合适的是
A．顺应患儿心理
B．培养健康的性心理
C．长期服用促消化药物
D．安排丰富的业余生活
E．引导其树立正确的审美观

答案与解析

1. A。错觉是对客观事物歪曲的知觉，比如将输液管看成蛇，"杯弓蛇影""草木皆兵"等。
2. B。情感是人对客观事物是否满足自己的需要而产生的态度体验，如喜、怒、悲、恐、爱、憎等。欣快、易激惹属于情感的一种。
3. E。神经性厌食症，又称为厌食症，是患者自己有意造成的体重明显下降至正常生理标准体重以下，并极力维持这种状态的一种心理生理障碍。治疗：①营养支持疗法，改善低体重造成的营养不良；②心理治疗以认知疗法为主；③抗精神病药治疗，可选用氯米帕明；④补锌疗法。

二、精神分裂症患者的护理

1. 幻觉是精神分裂症患者最常见的知觉障碍，其中最常见的幻觉是
A．幻视
B．幻听
C．幻嗅
D．幻味
E．内脏性幻觉

2. 精神分裂症的遗传方式最可能的是
A．单基因遗传
B．双基因遗传
C．多基因遗传
D．常染色体显性遗传
E．常染色体隐性遗传

3. 患者，男性，28岁。精神分裂症。第2次复发住院治疗后拟于明日出院。护士在对

患者进行出院指导时,应首先重点强调的是
A. 规律生活
B. 锻炼身体
C. 加强营养
D. 维持药物治疗
E. 参与社会工作

4. 患者,女性,44岁。敏感多疑,怀疑单位同事有意和她作对,故意给其工作和生活设置障碍,近期经常听到耳边有人说话,对其行为进行评论,护士对其心理护理中,正确的是
A. 经常与患者讨论单位同事对她的评价
B. 明确告诉患者没有人陷害她
C. 与患者争辩其说话的对象不存在
D. 耐心倾听患者诉说,尽量满足患者合理要求
E. 在患者面前应低声交谈,以免引起患者猜疑

(5~6题共用题干)

患者,男性,43岁。因"失眠、纳差、凭空闻语3月余,加重1个月"来诊,以精神分裂症收入院。患者病前性格内向、多疑,入院时神志清醒。接触差,多问少答。

5. 针对该患者失眠,**错误**的护理措施是
A. 白天适当参加娱乐活动
B. 睡前不喝浓茶、咖啡
C. 临睡前排尿
D. 睡前访谈患者
E. 创造良好的睡眠环境

6. 患者住院治疗1个月后,病情好转准备出院。正确的出院指导是
A. 低盐、低脂肪饮食
B. 鼓励家人照顾患者日常生活
C. 症状消失后可停止药物治疗
D. 鼓励患者增加人际交往,回归社会

E. 出院1年后再复查

答案与解析

1. B。幻觉是没有客观事物或缺乏现实刺激作用于感官而产生的知觉体验,按知觉体验所涉及的感官,将幻觉分为听幻觉、视幻觉、嗅幻觉、味幻觉、触幻觉、内脏性幻觉。其中听幻觉为临床最常见且具有诊断意义的幻觉。

2. C。对于精神分裂症的遗传途径尚无定论,许多研究者倾向于多基因遗传,起病是由若干基因的叠加作用和环境因素共同作用的结果。

3. D。指导患者遵医嘱按时按量坚持服药,足疗程治疗(预防复发最重要的措施)。

4. D。若患者自行谈及妄想内容时,护士要仔细倾听,接受其真实感,不要急于纠正或与其争辩,防止患者加重妄想,增加对护士的敌意,妨碍良好护患关系的建立。

5. D。睡前应该减少同患者的访谈,帮其稳定情绪,减少刺激,促进睡眠。

6. D。出院应该坚持服药,定期回门诊复查,并且要纠正不良生活习惯,提高综合性自我护理能力,家属除了学会识别判断症状复发的方法外,还应该给患者多创造与社会接触的机会。

三、抑郁症患者的护理

1. 抑郁症患者的核心表现是
A. 情绪低落
B. 思维迟缓
C. 情感淡漠
D. 睡眠障碍
E. 自责自罪

2. 抑郁症患者情绪低落的表现在一天中的规律是
A. 晨轻夜重
B. 晨重夜轻
C. 晨轻夜轻
D. 晨重夜重
E. 无规律

3. 5-羟色胺（5-HT）再摄取抑制药治疗抑郁症时，起效时间是开始服药后
A. 1周
B. 2周
C. 3周
D. 4周
E. 5周

4. 关于对重度抑郁症患者的健康教育，正确的叙述是
A. 建议患者进行自我心理调整为主，用药为辅
B. 鼓励安静休息，避免声光刺激
C. 生活中回避压力，不要主动挑起对抗
D. 尽量减少社会活动，避免受人关注
E. 坚持服药治疗，不要漏服或随意停药

5. 抑郁症患者通过下列语言表达自己的低自尊和无价值感，"我太失败了，我什么事情都做不好"等。护士正确的处理是
A. 指导患者情绪不好时多卧床休息
B. 调动患者积极情绪阻断负向思考
C. 指导患者减少与他人交流
D. 告诉患者生活中比他差的人比比皆是
E. 护士不应给予过度关注

6. 患者，男性，65岁。急性心肌梗死冠状动脉旁路移植术后半年，在家休养，心情低落，少与他人交流，对周围事物不感兴趣。其最可能的心理问题是
A. 谵妄
B. 抑郁
C. 焦虑
D. 恐惧
E. 愤怒

7. 患者，女性，30岁。近3年来出现情绪低落，食欲、性欲减退，觉得自己患了不治之症，给家人带来许多麻烦，生不如死。近2周症状加重，诊断为抑郁症，对该患者进行健康评估的重点是
A. 抑郁心境评估
B. 自杀行为评估
C. 认知行为评估
D. 意志活动评估
E. 睡眠质量评估

8. 患者，女性，35岁。已婚，近3周来无明显诱因出现情绪低落，兴趣缺乏，动作缓慢，自觉"脑子笨，没有以前聪明，好像一块木头"，给予氟西汀（百忧解）等治疗。护士需要向患者说明该药物的不良反应是
A. 过度出汗
B. 嗜睡
C. 胃肠功能紊乱
D. 口唇发干
E. 心血管系统的紊乱

（9～10题共用题干）

患者，男性，56岁。患类风湿关节炎20年，全身关节活动受限，生活部分自理，3天前患者企图自杀被家人发现，及时将其送往医院接受治疗，门诊以"重度抑郁症"收治入院。

9. 在实施患者的入院护理时，需要**避免**的做法是
A. 将患者安排在离护士站近的房间

B. 将患者安排在单人房间
C. 严格检查患者入院携带的物品
D. 向患者介绍主管护士
E. 向患者介绍同病房的其他患者

10. 对患者实施给药护理时，正确的做法是
A. 将药物放在床头柜上，让患者自行服用
B. 将药物交给家属，让其督促患者服用
C. 将药物混合在患者的食物内，一同服用
D. 护士看护患者服药，确认服下后离开
E. 患者拒绝服药时，应以命令或强制的方式执行

（11～12题共用题干）

患者，男性，35岁。因失眠、乏力、少语、少动3个月，加重2周就诊。体格检查：意识清，精神疲倦，消瘦，语音低，情绪低落，诉"不想活了"。诊断为抑郁症收入院。

11. 评估该患者时首先要注意的问题是
A. 躯体的营养状况
B. 认知与感知状况
C. 有无自伤、自杀行为
D. 睡眠与休息状况
E. 注意安慰开导

12. 针对该患者首要的心理护理是
A. 鼓励患者抒发自己的内心情感
B. 调动患者积极情绪
C. 帮助患者学习新的应对技巧
D. 与患者建立良好的护患关系
E. 劝阻患者的自杀想法

答案与解析

1. A。情绪低落（抑郁心境），指患者自感心境或情绪低落，痛苦忧伤、愉快感丧失、高兴不起来、兴趣丧失等。典型病例的患者还会出现晨重夕轻的波动。

2. B。典型病例的患者会出现晨重夕轻的波动。表现为患者清晨很早醒来，醒来后不能再入睡，情绪忧郁，心中极度痛苦，自感又要开始"度日如年"的煎熬。但到傍晚患者自感轻松了很多，有心情豁然开朗之感。这种变化是抑郁患者特有的。

3. B。5-羟色胺（5-HT）再摄取抑制药通过抑制5-HT的再摄取，增加突触间隙递质浓度，增强5-HT能神经作用，抑郁症患者服用后表现精神振奋，情绪提高，产生抗抑郁作用，但须连续服用2周才能起效。

4. E。抑郁症患者的健康教育：①心理护理，抑郁症患者缺乏自信，悲观，家属应该多与之交谈，给予鼓励与信心，但是药物治疗是中度以上抑郁发作的主要治疗措施，故A错误；②密切观察，预防抑郁症患者做出自杀、自伤等行为；③督促服药，家属应该督促患者服药，尤其是病情好转的患者，不应该随意停药，E正确；④鼓励社交，鼓励患者回到亲朋好友的社交圈子里边，接受他人快乐的感染，获取社会支持的力量，而且要教会患者正确的处理压力，而不是一味地回避压力，故C、D不正确。

5. B。抑郁症患者出现负向思考时，医护人员应调动患者的积极情绪，阻断负向思考，防止患者负向情绪的加重。

6. B。抑郁症的主要表现是情感低落、思维迟缓及意志活动减少。

7. B。患者已经感觉到生不如死，并且症状加重，所以需要格外关注患者自杀倾向。

8. C。氟西汀属于新型抗抑郁药中的选择性5-HT再摄取抑制药（SSRI），这类药物的不良反应主要为胃肠道反应，如恶心、呕吐、厌食、腹泻，一般出现于治疗后1～2周，继续服用症状减轻，多不影响治疗。

9．B。对于抑郁症患者，尤其是有自杀倾向的患者，应该避免患者单独活动。

10．D。对于抑郁症患者的用药护理，重点是防藏药，所以护士应该严格检查患者口腔，确认服药后才能离开。

11．C。鉴于患者已经主诉"不想活了"，那么应该首要关注患者的自伤、自杀行为。

12．E。对于有轻生想法的患者应该首先劝阻患者的自杀想法，之后再鼓励患者抒发自己的想法，学习新的应对技巧等。

四、焦虑症患者的护理

1．对焦虑症患者的心理护理，**不恰当**的是
A．建立良好的治疗性护患关系
B．指导患者进行放松训练
C．鼓励患者倾诉内心感受
D．关注患者过多躯体不适的主诉
E．帮助患者认识症状

2．对焦虑症患者生命威胁最大的因素是
A．自杀、自伤倾向
B．药物不良反应
C．暴力冲动行为
D．特殊治疗的并发症
E．噎食

3．焦虑性神经症发作有两种形式，一种为广泛性焦虑障碍，另一种为
A．恐惧症
B．惊恐障碍（惊恐发作）
C．强迫症
D．疑病症
E．癔症

4．常规治疗焦虑症的药物**不包括**
A．地西泮
B．咪达唑仑
C．阿普唑仑
D．劳拉西泮
E．奋乃静

5．患者，女性，18岁。以焦虑症入院，护理措施中最重要的是
A．深入了解引发患者焦虑的来源
B．鼓励患者描述焦虑的感受
C．保护患者安全，降低焦虑程度
D．指导患者认识个人的焦虑行为
E．护士应与患者保持一定距离

6．患者，女性，43岁。以广泛性焦虑障碍入院，广泛性焦虑障碍的征兆**不包括**
A．坐卧不宁
B．出汗、心搏加快
C．尿频、尿急
D．莫名恐惧
E．濒死感

7．患儿，女，3岁。患法洛四联症，择期手术。患儿入院5天，不让父母离开身边，见到医护人员及陌生人靠近会躲避，睡眠中有惊醒。患儿出现上述表现的主要原因是
A．对黑暗恐惧
B．分离性焦虑
C．对死亡恐惧
D．对手术焦虑
E．对医源性限制的焦虑

8．患者，男性，40岁。因工作压力过大出现失眠、焦虑来诊。患者的哪项陈述说明护士需要进一步进行健康指导
A．"无论多忙，我都要争取在晚上11点前睡觉。"
B．"每天吃完晚饭出去走走，散散心。"
C．"在家尽可能不去想工作，放松自己。"
D．"睡觉前洗澡。"

E. "睡觉前喝一瓶啤酒有助睡眠。"

答案与解析

1. D。对主诉躯体不适的患者，注意区别是心因性还是器质性问题，对于后者需要及时向医师反馈，遵照医嘱给予相应处理。

2. C。焦虑症发作的患者常出现运动性不安、自主神经功能亢进、易激惹等。

3. B。焦虑症多表现为两种临床类型：惊恐障碍和广泛性焦虑障碍。惊恐障碍又称惊恐发作，是一种急性焦虑发作形式。

4. E。奋乃静主要用于治疗精神分裂症，不用于治疗焦虑症。

5. C。由于患者常出现有运动性不安、自主神经功能亢进、易激惹等，所以，保障患者安全最为首要。

6. E。濒死感多出现在惊恐障碍的患者上，其余4项多出现在广泛性焦虑障碍的患者上。

7. B。分离性焦虑，患者的行为多是由于同父母分离造成的。

8. E。睡前喝酒不利于良好的睡眠，也不利于身体健康。

五、强迫症患者的护理

1. 对于强迫症患者，在其自愿参与下，要求患者在出现强迫动作前与护士汇报，护士帮助患者
A. 减少诱发因素
B. 改善错误的认知
C. 建立护患关系
D. 落实护理计划
E. 减少和控制症状

2. 强迫症的发病年龄通常为
A. 婴幼儿期
B. 童年期
C. 青少年期
D. 中年期
E. 老年期

3. 强迫人格患者的主要特点为
A. 犹豫不决，追求完美
B. 自我中心，富于幻想
C. 情感体验肤浅，易感情用事
D. 违法乱纪，冷酷无情
E. 情绪不稳，易激惹

4. 患者，男性，20岁。自述"在天桥上看到火车开过来，就出现想跳下去自杀的念头"。虽不伴有相应的行为，但却因此感到焦虑、紧张。护士评估时考虑为
A. 强迫怀疑
B. 强迫性穷思竭虑
C. 强迫情绪
D. 强迫意向
E. 强迫行为

5. 患者，女性，20岁。在日常生活中会反复检查是否锁门或不停地洗手，这最可能属于哪类疾病的症状
A. 强迫症
B. 焦虑症
C. 自闭症
D. 恐惧症
E. 抑郁症

6. 患者，女性，19岁。主诉因"怕脏，反复洗手，双手变得粗糙皲裂，明知没必要却无法控制"来就诊。最佳治疗方案是
A. 药物治疗+心理治疗
B. 抗精神病药物治疗
C. 工娱治疗
D. 电休克治疗
E. 精神分析治疗

答案与解析

1. E。在患者自愿的前提下,当患者出现强迫症状之前向护士汇报,护士以预防法、自我控制法、阳性强化法等行为治疗理论为指导,帮助患者减少和控制症状。护士可帮助患者分析此时的心态和不良感受,而后转移其注意力,引导其参与使其愉悦的活动或森田治疗。

2. C。强迫症的发病年龄多在25岁以前,病前可有强迫性人格特点。

3. A。患者多会反复回想,或反复怀疑等,表现出犹豫不决的特点。

4. D。强迫意向:患者体会到一种强烈的内在冲动要去做某种违背自己意愿的事,但一般不会转变为行动。这类冲动常是伤害性的,如杀妻灭子、捣毁物品、跳向飞驶的汽车或产生十分不合时宜的冲动,如在大庭广众之下脱掉自己的裤子之类,此时常伴有强烈的恐惧和不安。

5. A。强迫症是以强迫症状为主要临床表现的一类神经症,有意识的自我强迫和反强迫并存。

6. A。通过给患者讲解强迫症相关的知识,使对自身疾病有正确的认识,减轻心理负担。抗抑郁药可缓解患者的抑郁和焦虑情绪,减轻强迫症状。两者相结合效果优于单种治疗方法。

六、分离(转换)性障碍患者的护理

1. 最容易导致分离(转换)性障碍的性格特征是

A. 孤僻

B. 敏感

C. 固执

D. 冲动任性

E. 富于幻想

2. 影响分离(转换)性障碍发病最主要的因素是患者的

A. 器质性病变

B. 心理因素

C. 血型

D. 年龄

E. 经济状况

3. 分离(转换)性障碍患者抽搐发作时,紧急处理常用的药物是

A. 地西泮

B. 氯氮平

C. 奋乃静

D. 氟西汀(百忧解)

E. 丙米嗪

答案与解析

1. E。患者病前性格特点显著,与本病有明显关系。此类性格特点:自我中心,暗示性强,富于幻想,情感丰富而肤浅。

2. B。分离障碍的发病与不良心理因素的刺激密切相关。

3. A。通过使用地西泮使患者镇静,减轻抽动。

七、睡眠障碍患者的护理

1. 评估睡眠障碍最重要的检查方法是

A. 脑部CT

B. 脑电图

C. 脑部DSA

D. 脑部MRI

E. 脑部X线

2. 可能造成睡眠障碍的因素**不包括**

A. 急性应激反应

B．饮用浓咖啡
C．过度担心失眠
D．睡前进食过多
E．安静环境

3．患者因焦虑症入院，每天晚上总是躺在床上翻来覆去睡不着觉，一直到凌晨1时。患者的表现属于睡眠障碍的哪一种
A．入睡困难
B．时醒时睡
C．睡眠规律倒置
D．彻夜不眠
E．浅睡眠

4．患者，女性，21岁。因研究生入学考试压力大，近几个月来出现入睡困难，睡眠表浅，多梦早醒，醒后不易入睡，最可能出现了
A．嗜睡症
B．夜惊症
C．睡行症
D．梦魇症
E．失眠症

5．患者，男性，35岁。10月10日因胆结石收入院，住院期间饮食、作息、排泄均正常，手术拟于10月18日进行。10月16日值班护士巡视时发现其晚上入睡困难，夜间常醒来，且多次询问护士做手术是不是很痛，手术有无危险。对于该患者目前的情况，正确的护理问题是
A．睡眠形态紊乱：与入睡困难，夜间常醒有关
B．睡眠形态紊乱：与环境的改变有关
C．睡眠形态紊乱：与护士夜间巡视有关
D．睡眠形态紊乱：与即将手术，心理负担过重有关
E．睡眠形态紊乱：与生理功能改变有关

答案与解析

1．B。脑电图是通过精密的电子仪器，从头皮上将脑部的自发性生物电位加以放大记录而获得的图形，是通过电极记录下来的脑细胞群的自发性、节律性电活动。睡眠时的脑电图主要用于睡眠和梦境研究及抑郁症和睡眠呼吸暂停综合征的诊断。

2．E。安静环境有助于睡眠，其余选项均不利于睡眠。

3．A。一直到凌晨1时还不能入睡，属于睡眠障碍中的入睡困难。

4．E。入睡困难，睡眠表浅，多梦早醒等都是失眠症的症状。

5．D。由于患者询问护士的均是手术相关的问题，可以推测患者的睡眠障碍与即将手术心理负担重有关。

八、阿尔茨海默病患者的护理

1．在护理阿尔茨海默病（AD）患者时，**错误**的做法是
A．促进患者多料理自己的生活，积极维持自理能力
B．反复强化患者训练用脑，维持大脑活力
C．多帮助患者回忆往事，锻炼记忆力
D．患者回忆出现错误并坚持己见时，要坚持说服其接受正确观点
E．保证夜间休息，保证充足的睡眠

2．阿尔茨海默病患者的首发症状是
A．妄想
B．人格改变
C．记忆障碍
D．语言功能障碍
E．视空间技能障碍

3．阿尔茨海默病患者出现下列哪种情况时，

护士应高度关注发生走失的可能性

A．语言啰嗦，反复絮叨

B．情绪高涨，言语激动

C．情绪紧张，无故攻击他人

D．四处徘徊，无目的走动

E．拒绝正确意见，情绪执拗

4．患者，女性，73岁。2年前丈夫病故后，经常独自流泪，近1年来常出现当天发生的事，刚说的话和做的事不能记忆，忘记进食或物品放何处，外出找不到家门，失眠，焦躁不安，根据临床表现，护士评估患者最可能发生了

A．老年精神病

B．抑郁症

C．大脑慢性缺血改变

D．早期阿尔茨海默病

E．脑肿瘤

5．患者，男性，63岁。1年前诊断为"阿尔茨海默病"，由其老伴照顾。前几日，患者独自外出后未归，后被家人找到。社区护士家庭访视时，注意到其老伴照料患者的过程中采取以下做法，其中**不正确**的是

A．为防止患者走失，老伴不让其外出，把他整日关在家里

B．为防止患者走失，老伴在他衣服上写名字和家中电话

C．老伴尽量让患者自己刷牙、洗脸、穿衣、吃饭

D．老伴时常会让患者帮忙做一些家务

E．为帮助患者记忆，老伴会常和他一起看过去的生活照片

6．患者，男性，71岁。诊断为阿尔茨海默病，目前临床最常用的治疗药物是

A．抗焦虑药物

B．抗抑郁药物

C．抗精神病药物

D．乙酰胆碱酯酶抑制药

E．促脑代谢药物

（7～9题共用题干）

患者，男性，70岁。因糖尿病、阿尔茨海默病入院治疗，今晨进食油条、豆浆时，突然面色发绀，继而倒地，抽搐，意识丧失。

7．应立即采取的措施是

A．注射胰岛素

B．吸氧

C．做气管切开准备

D．平卧位解开衣领扣

E．迅速将口腔内食物抠出

8．护理评估时，重点评估的内容是

A．诱发因素

B．痴呆程度

C．肢体功能

D．心理状况

E．自主呼吸功能

9．该患者最可能发生了

A．酮症酸中毒

B．噎食

C．癫痫小发作

D．癔症

E．中毒

答案与解析

1．D。患者回忆出现错误并坚持己见时，不应该坚持说服，转移注意力即可。

2．C。记忆障碍是阿尔茨海默病的早期突出症状或核心症状，其特点是近事遗忘先出现，渐出现远记忆障碍。

3．D。阿尔茨海默病是一组原因不明的原发性退行性脑变性疾病，常起病于老年或老年前期，潜隐、缓慢起病，呈渐进、不可逆性进展，临床以痴呆综合征为主要表现。该病目前无特效的药物治疗方法，首先应认真做好一般生活照料，并应根据不同病情给予相应的护理。若老年人常无目的地走动，应防止走失的发生。

4．D。记忆障碍是阿尔茨海默病的早期突出症状或核心症状。其特点是近事遗忘先出现，渐出现远记忆障碍，定向力障碍日益明显。随着记忆障碍加重，可出现虚构症状。

5．A。对阿尔茨海默病患者，应该给其提供接触社会活动的场所与信息，为患者提供参与适合其认知水平的社会活动，而不是将其关在家中。

6．D。目前临床常用的治疗药物是乙酰胆碱酯酶抑制药，如石杉碱甲等，主要不良反应为肝功能损伤、恶心等。

7．E。迅速将口腔内食物抠出，有利于通气，改善缺氧情况。

8．E。由于患者出现了面色发绀、意识丧失等，应首先评估患者自主呼吸功能。

9．B。患者在进食时出现面色发绀、意识丧失等，很有可能是出现了噎食。

第 11 章 损伤、中毒患者的护理

一、创伤患者的护理

1. 患者，女性，56 岁。在路上行走时不慎绊倒，手掌、手腕部、膝盖部挫伤，局部处理方法**错误**的是
A. 局部制动
B. 抬高患肢
C. 血肿加压包扎
D. 早期局部热敷
E. 血肿若进行性增大，需要切开止血

2. 患者，男性，35 岁。右外踝软组织损伤半天，局部发绀、肿胀。目前应采取的措施是
A. 热湿敷
B. 冰袋冷敷
C. 红外线灯照射
D. 局部按摩
E. 早期功能锻炼

3. 患者，女性，70 岁。今日下楼时不慎致距小腿关节扭伤 1 小时来院就诊，目前应进行的处理措施是
A. 热敷
B. 冷敷
C. 冷、热敷交替
D. 热水足浴
E. 按摩推拿

4. 患者，男性，20 岁。因工程塌方被石板压迫 4 小时，伤肢严重肿胀，组织广泛坏死。该损伤属于
A. 扭伤
B. 挤压伤
C. 挫伤
D. 冲击伤
E. 撕裂伤

5. 患者，男性，19 岁。车祸致伤，即来院急诊。神志矇眬，咯血，口鼻均有泥沙夹血外溢，呼吸困难，烦躁不安。左胸侧严重擦伤、肿胀，心率每分钟 98 次。血压 120/90mmHg，左大腿中下段中度肿胀，有瘀斑和严重擦伤。此时最紧迫的抢救措施是
A. 请胸外科医师会诊处理
B. 清除上呼吸道异物，保持呼吸道通畅
C. 开放静脉通道，输血
D. 鼻导管低流量吸氧
E. 左下肢夹板固定

6. 患者，女性，25 岁。右小腿有 10cm×5cm 的肉芽组织水肿创面。换药时应选用的湿敷药液是
A. 等渗盐水
B. 0.02%呋喃西林溶液
C. 0.1%依沙吖啶溶液
D. 含氯石灰硼酸溶液
E. 5%氯化钠溶液

答案与解析

1. D。早期应该局部冷敷有助于减少渗血和肿胀，12 小时后热敷，有助于血肿消退。
2. B。早期冰袋冷敷有利于减轻肿胀，缓解疼痛和止血。
3. B。组织闭合性损伤，早期局部冷敷，以减少渗血和肿胀，24 小时后可热敷或理疗，促进吸收和炎症消退。
4. B。挤压伤是人体肌肉丰富的部位，如四

· 201 ·

肢、躯干,受重物长时间挤压后造成的损伤。
5. B。清除口鼻异物,保持呼吸通畅是现阶段危及生命的最紧急问题。
6. E。使用高渗溶液有助于消除水肿。

二、烧伤患者的护理

1. 浅Ⅱ度烧伤的损伤深度至
   A. 表皮角质层
   B. 表皮颗粒层
   C. 肌肉层
   D. 真皮深层
   E. 真皮浅层

2. 用新九分法评估成年人烧伤面积,**错误**的是
   A. 头、面、颈部各为3%
   B. 双上臂为6%
   C. 躯干为27%
   D. 双臂为5%
   E. 双前臂为6%

3. 大面积烧伤后2天内,最主要的全身改变是
   A. 急性呼吸衰竭
   B. 脓毒血症
   C. 低血容量性休克
   D. 急性肾衰竭
   E. 应激性溃疡

4. 患者,女性,34岁。因全身大面积烧伤入院,为防止休克,可输入
   A. 甘露醇
   B. 白蛋白
   C. 葡萄糖
   D. 维生素
   E. 脂肪乳

5. 患者,女性,35岁。双手深Ⅱ度烧伤康复期。护士指导其双手平时正确的放置位置是
   A. 握拳位
   B. 半握拳位
   C. 伸直位
   D. 半伸直位
   E. 双手互握

6. 患者,男性,22岁。因火灾致面部烧伤入院。体检发现,患者声嘶,口鼻处有黑色分泌物,鼻毛烧焦。该患者目前最主要危险是
   A. 呼吸衰竭
   B. 肺部感染
   C. 肺水肿
   D. 窒息
   E. 呼吸性碱中毒

7. 患者,女性,烧伤后休克期。护士调整补液速度最有效的观察指标为
   A. 意识
   B. 脉搏
   C. 血压
   D. 末梢循环
   E. 尿量

8. 患者,女性,27岁。因体表面积40%烧伤入院,护士向患者解释创面局部涂抹磺胺嘧啶银的目的是
   A. 促进创面干燥
   B. 促进创面结痂
   C. 促进创面愈合
   D. 控制感染
   E. 防止出血

9. 患者,女性,38岁。大面积烧伤后5小时入院。心率每分钟120次、血压70/50mmHg,尿少。发生上述状况最能的原因是
   A. 大量红细胞丧失造成肺换气障碍
   B. 大量水分蒸发造成脱水
   C. 疼痛导致的生理反应

D．大量体液从血管内渗出引起低血容量性休克
E．创面细菌感染造成感染性休克

10．患儿，女，3岁。不慎被蜡烛烧伤左手。烫伤部位局部红肿，有一个约 2cm×2cm 大水疱，其周边有 3～5 个小水疱。该患儿的烧伤程度为
A．Ⅰ度烧伤
B．Ⅱ度烧伤
C．Ⅲ度烧伤
D．重度烧伤
E．特重度烧伤

11．患儿，女，6岁。全身大面积开水烫伤送来急诊。四肢、后背大面积烫伤，创面红肿，大水疱，未受伤范围包括头、面部、颈部，以及前胸、腹部约 8 个手掌大的皮肤、估计其烧伤面积
A．63%
B．67%
C．73%
D．77%
E．83%

（12～17题共用题干）
患者，女性，16 岁。因煤气泄漏爆炸致头面部、双上肢烧伤入院。体格检查：烧伤部位有大量水疱，痛觉迟钝。

12．采用中国新九分法估计该患者的烧伤面积约为
A．18%
B．21%
C．24%
D．27%
E．54%

13．患者的烧伤严重程度是
A．轻度
B．中度

C．中重度
D．重度
E．特重度

14．根据患者烧伤部位的特点，护士应重点观察
A．呼吸功能
B．上肢血液循环
C．意识
D．疼痛程度
E．血压

15．**不正确**的补液方案是
A．尽早开始
B．见尿补钾
C．先晶后胶
D．先糖后盐
E．先快后慢

16．患者入院第 5 天出现发热，体温 39.2℃，创面有黄绿色分泌物伴有恶臭味，引起感染的细菌考虑为
A．溶血性链球菌
B．大肠埃希菌
C．金黄色葡萄球菌
D．铜绿假单胞菌
E．梭状芽胞杆菌

17．患者经 1 个月的治疗拟于近日出院，由于烧伤部位瘢痕较严重，患者自觉不愿见人，不想离开医院。对其采取护理措施**不妥**的是
A．理解患者并倾听其诉说
B．动员尽快出院
C．介绍后期整形美容治疗方法
D．鼓励自理，增强独立性
E．不回避问题，尽量稳定情绪

答案与解析

1．E。浅Ⅱ度烧伤红肿明显，疼痛剧烈，有大小不一的水疱，疱壁薄，创面基底潮红。

损伤为表皮的生发层和真皮乳头层。
2．B。双上臂为7%，双前臂和双上臂共13%，双臀为5%。
3．C。大面积、重度烧伤患者伤后48小时内易发生低血容量性休克，表现为口渴、脉搏细速、血压下降等。
4．C。大面积烧伤患者由于体液的大量渗出和血管活性物质的释放，容易发生低血容量性休克。应补充血容量，常选用胶体液（血浆）、晶体液（平衡液）和5%～10%葡萄糖溶液。
5．B。应将双手置于功能位。
6．D。患者症状显示可能发生了吸入性损伤，多死于窒息。
7．E。尿量是观察补液量是否合适的最有效观察指标。
8．B。涂抹磺胺嘧啶银有助于促进创面结痂。
9．D。造成休克的主要原因是体液从血管中渗出，而非水分蒸发。
10．B。Ⅱ度烧伤疼痛明显，红肿明显，有大小不一的水疱，创面基底潮红。
11．E。根据烧伤面积的口诀：①3、3、3（头、面、颈各占3%）；②5、6、7（双手、双前臂、双上臂的面积）；③5、7、13、21（臀部、双足、小腿、大腿的面积）；④13、13、1（前躯、后躯、会阴部的面积）。未烧伤的面积是头面颈以及前胸与腹部的8%的皮肤，未烧伤的占17%，烧伤的部分占83%。
12．C。双上肢18%和头面部6%共24%。
13．B。患者为深Ⅱ度烧伤，面积10%～29%，所以为中度烧伤。
14．A。患者伤在头面部和双上肢，应该特别关注呼吸功能。
15．D。补液原则应该是先盐后糖。
16．D。创面有黄绿色分泌物伴有恶臭味，提示铜绿假单胞菌感染。
17．B。应该首先解决患者不愿见人的问题，再考虑出院。

三、咬伤患者的护理

1．狂犬病病毒在体内主要侵犯
A．肌肉组织
B．神经组织
C．上皮组织
D．淋巴组织
E．结缔组织

2．在被疑为狂犬病的小狗咬伤后，下列处理**错误**的是
A．挤出污血，尽快用肥皂水反复冲洗至少半小时
B．冲洗后用75%的乙醇擦拭
C．冲洗后用浓碘酊擦拭
D．冲洗后的伤口尽早缝合包扎，以防细菌感染
E．用抗狂犬病血清在伤口处行浸润注射

（3～5题共用题干）
患者，女性，40岁。在田间劳作时小腿被毒蛇咬伤，局部留下一对大而深的齿痕，伤口出血不止，周围皮肤迅速出现瘀斑、血疱。

3．应优先采取下列何种急救措施
A．首先呼救
B．立即奔跑到医院
C．早期绑扎伤口近心端肢体
D．伤口排毒
E．反复挤压伤口

4．为减慢毒素吸收，伤肢应
A．抬高
B．局部热敷
C．与心脏置于同一高度
D．局部按摩
E．制动并下垂

5．为降解伤口内蛇毒，可用于伤口外周封闭的是
A．淀粉酶

B. 脂肪酶
C. 地塞米松
D. 胰蛋白酶
E. 糜蛋白酶

B. 哌替啶镇痛
C. 饮水止渴
D. 确诊前禁食
E. 搀扶患者去放射科做检查

答案与解析

1. B。狂犬病又名恐水症，是由狂犬病病毒引起的，以侵犯中枢神经系统为主的急性人畜共患传染病，临床表现为特有的恐水、怕风、恐惧不安、流涎和咽肌痉挛、进行性瘫痪等。
2. D。犬咬伤后，应尽早处理伤口及注射疫苗。立即、就地、彻底冲洗伤口是预防狂犬病的关键。用大量清水反复、彻底冲洗伤口，并用力挤压周围软组织。
3. C。首先应该绑扎伤肢，阻断静脉、淋巴回流。
4. E。制动下垂有利于减轻毒素扩散，减缓静脉回流。
5. D。使用胰蛋白酶进行伤口外周封闭，可以有效降解毒素。

四、腹部损伤患者的护理

1. 患者，男性，20岁。因车祸撞伤右上腹部，表现有腹腔内出血症状，同时，伴有明显的腹膜刺激征，应首先考虑是
A. 脾破裂
B. 肝破裂
C. 肾破裂
D. 胃破裂
E. 胆囊破裂

2. 患者，女性，36岁。因车祸致腹部闭合性损伤入院，左中下腹持续性剧烈疼痛伴腰背部酸痛。患者出现烦躁不安，诉口渴，血压下降，具体诊断尚未确定。医嘱拍X线腹平片。适宜的护理措施是
A. 布桂嗪（强痛定）镇痛

（3～5题共用题干）
患者心悸、胸闷、腹痛。体格检查：神志清楚，面色苍白，血压90/60mmHg，腹部稍胀，左上腹压痛明显，以腹部闭合性损伤，皮肤挫裂伤收入院。

3. 观察期间**不正确**的做法是
A. 尽量少搬动患者
B. 禁饮食
C. 疼痛剧烈时，及时应用镇痛药
D. 绝对卧床休息
E. 随时做好术前准备

4. 半小时后，患者全腹压痛，左下腹抽出不凝血，须急症手术，术前准备的内容**不包括**
A. 注射破伤风抗毒素
B. 皮肤准备
C. 交叉配血
D. 皮肤过敏试验
E. 留置胃管、尿管

5. 术后第1天，患者自述痰多不易咳出，护士应协助其
A. 少量饮水
B. 翻身、叩背
C. 口含润喉片
D. 通知医师
E. 应用止咳化痰药

答案与解析

1. B。肝位于右上腹，肝破裂具有空腔脏器和实质脏器损伤的双重表现，即腹痛、腹腔内出血、腹膜刺激征、黑粪、呕血等，根据患者表现可考虑为肝破裂。
2. D。在患者的疼痛原因未明确之前，不可

盲目地服用镇痛药，防止掩盖病情，耽误正确的诊断，因此 A、B 两项均错误；在确诊前应该禁食禁饮，防止进食食物导致疼痛加重，也影响下一步的拍片检查，因此 C 项错误，D 项正确。腹部损伤患者在观察期间应绝对卧床休息，不可随意搬动患者，E 选项错误。

3．C。诊断未明确者禁用吗啡、哌替啶等镇痛药，禁热敷，以免掩盖病情。

4．A。注射破伤风抗毒素不属于术前准备内容。

5．B。术后患者自述痰多不易咳出，护士应协助其翻身、叩背，使痰块松动容易咳出。

五、一氧化碳中毒患者的护理

1．一氧化碳重度中毒时血液碳氧血红蛋白（COHb）的浓度为
A．5%～10%
B．15%～20%
C．25%～30%
D．35%～40%
E．50%以上

2．关于社区开展预防一氧化碳中毒的健康教育，正确的叙述是
A．关闭门窗
B．煤气淋浴器安装在浴室里
C．定期检查管道安全
D．使用不带有自动熄火装置的煤灶
E．通气开关可长期开放

（3～4 题共用题干）
　　患者，女性，50 岁。一氧化碳中毒 2 小时入院。患者深昏迷，呼吸规则，血碳氧血红蛋白（COHb）55%。

3．为促进一氧化碳的排出，最佳的措施是
A．应用呼吸机
B．高压氧舱治疗
C．间断高浓度给氧
D．持续低流量给氧
E．应用呼吸兴奋药

4．此时护士应将患者安置的体位是
A．端坐位
B．侧卧位
C．中凹卧位
D．头低足高位
E．平卧位头偏一侧

答案与解析

1．E。一氧化碳轻度中毒时血液 COHb 浓度为 10%～20%，中度中毒时为 30%～40%，重度中毒时为 50%以上。

2．C。定期检查管道安全有助于发现一氧化碳泄漏并及时解除，有利于减少一氧化碳中毒。

3．B。高压氧舱治疗是有效的缓解一氧化碳中毒情况的措施。

4．E。平卧位头偏一侧有利于保持呼吸道通畅，促进氧气吸入及一氧化碳排出。

六、有机磷中毒患者的护理

1．有机磷农药中毒患者的尿液气味呈
A．蒜臭味
B．烂苹果味
C．粪臭味
D．氨臭味
E．腥臭味

2．急性有机磷农药中毒患者使用胆碱酯酶复活药的原则，正确的是
A．应该尽量地少用
B．应该尽早地使用
C．不与阿托品合用
D．只用于轻度中毒
E．只用于重度中毒

3．有机磷中毒时，代谢失常的神经递质是
A．多巴胺

B．乙酰胆碱

C．5-羟色胺

D．肾上腺素

E．去甲肾上腺素

4．患者，女性，40岁。由家人背送急诊，家属诉半小时前发现其人事不省，倒卧在家中床上，时有呕吐。体格检查：皮肤多汗，流涎，双侧瞳孔明显缩小，呼吸有大蒜味，分诊护士应首先考虑该患者最有可能为

A．催眠药中毒

B．食物中毒

C．一氧化碳中毒

D．有机磷中毒

E．脑出血

5．急性有机磷中毒的患者，医嘱给予阿托品静脉注射，在给药后患者最可能出现

A．口干

B．血压下降

C．心率减慢

D．出汗增多

E．呼吸加快

6．患儿，女，10岁。约半小时前误服农药，被急送入院，现意识清醒，能准确回答问题，护士首选的处理方法是

A．口服催吐

B．注射器洗胃

C．漏斗胃管洗胃

D．电动吸引器洗胃

E．自动洗胃机洗胃

7．患者，女性，60岁。诊断为"有机磷农药中毒"，已经给予洗胃等处理，遵医嘱给予阿托品药物治疗。当患者出现下列哪种情况时应及时通知医师给予停药

A．脸面涨红

B．皮肤干燥、口干

C．体温37.2℃

D．心率每分钟100次

E．烦躁不安、抽搐

8．患者，男性，35岁。与家人争吵后服敌敌畏100ml，送往医院急求。在使用阿托品治疗时，提示患者已"阿托品化"的指标是

A．瞳孔直径2mm

B．心率每分钟58次

C．颜面潮红、口干

D．皮肤潮湿

E．肺部湿啰音明显

答案与解析

1．A。有机磷中毒患者尿液会呈蒜臭味，并有瞳孔缩小、肌束震颤等。

2．B。胆碱酯酶复活药应该尽早使用，当症状好转后应该逐步停药。

3．B。有机磷中毒时会抑制乙酰胆碱酯酶的活力，使乙酰胆碱代谢失常。

4．D。有机磷中毒的标志性症状即为多汗、流涎、瞳孔缩小等。

5．A。阿托品化指标为瞳孔扩大、口干、皮肤干燥、颜面潮红等。

6．A。口服中毒且意识清醒者应立即催吐。

7．E。阿托品化指标为瞳孔扩大、口干、皮肤干燥、颜面潮红等。阿托品中毒的指标是体温升高超过39℃，心率大于每分钟160次，狂躁不安、抽搐。

8．C。阿托品化：瞳孔较前扩大、面颊潮红、口干、皮肤干燥、心率加快、肺部啰音明显减少或消失，达到阿托品化后，应减药或停药。

七、镇静、催眠药中毒患者的护理

1．患者，女性，29岁。口服地西泮（安定）100片，被家人发现时呼之不应，意识昏迷，急诊来院。<u>错误</u>的护理措施是

A．立即洗胃

B．立即催吐

C．硫酸镁导泻

D. 生理盐水洗胃
E. 监测生命体征

2. 患者，男性，60岁。因巴比妥中毒急诊入院，立即给予洗胃，应选择的灌洗溶液是
A. 蛋清水
B. 牛奶
C. 高锰酸钾溶液
D. 硫酸铜
E. 硫酸镁

答案与解析

1. B。现患者昏迷，禁止催吐，以防窒息。
2. C。意识清醒者立即催吐。尽快用1：5000高锰酸钾溶液或清水洗胃。

八、酒精中毒患者的护理

1. 患者，男性，78岁。饮用红酒600ml后出现脸色潮红，轻微眩晕，言语增多，诊断为酒精中毒，下列医嘱中，对治疗酒精中毒**无效**的是
A. 静脉推注利尿药
B. 静脉推注纳洛酮
C. 静脉滴注维生素
D. 静脉滴注抗生素
E. 静脉滴注电解质

2. 患者，男性，26岁。于晚间饮用高度白酒约500ml后神志不清、呼吸困难、口唇发绀急诊入院。体格检查：体温36.9℃，脉搏每分钟141次，呼吸每分钟38次，血压95/72mmHg；嗜睡，半卧位，呼吸急促；腹部轻压痛，无肌紧张。分诊护士判断该患者最可能是
A. 急性胰腺炎
B. 分离（转换）性障碍
C. 呼吸衰竭
D. 脑疝

E. 酒精中毒

答案与解析

1. D。酒精中毒昏迷患者需保持循环血量，静脉滴注5%葡萄糖盐水溶液；利尿，维持水、电解质、酸碱平衡；纳洛酮缓慢静脉注射有助于缩短昏迷时间。戒断综合征患者给予维生素；重症患者用地西泮控制症状；心血管症状可用可乐定控制，有癫痫史者可用苯妥英钠，有幻觉者可用氟哌利多。
2. E。急性酒精中毒昏迷期表现为昏睡，瞳孔散大，体温降低；重者深昏迷，心率快，血压下降，呼吸慢而有鼾音，可出现呼吸、循环麻痹而有生命危险。

九、中暑患者的护理

1. 患者，女性，68岁。身体虚弱，中暑后入院治疗，以下何种措施对患者预后有决定作用
A. 脱离高温环境
B. 补充液体
C. 快速降温
D. 平卧
E. 保持呼吸道通畅

2. 患者，男性，60岁。烈日下从事田间劳动约1小时后，感觉口渴、头晕、胸闷、恶心、四肢无力，紧急送往医院治疗。体格检查：温37.8℃，脉搏每分钟100次，未发现其他异常，休息约半小时后症状消失。该患者出现上述症状，应首先考虑的原因是
A. 过度劳累
B. 睡眠不足
C. 高温环境
D. 身体虚弱
E. 饮食过饱

3. 患者，男性，30岁。夏天在田地里劳作

时，突然出现头痛、头晕、恶心，继而出现口渴、胸闷、面色苍白、冷感淋漓、脉搏细速、血压下降，后晕倒在地。该患者最可能发生了
A．急性心肌梗死
B．脑血管意外
C．中暑
D．低血糖休克
E．农药中毒

2．患儿，男，13岁。游泳时不幸发生淹溺，救起后，急救人员应给予该患儿的首要救治措施是
A．给予强心药
B．建立静脉通道
C．口对口人工呼吸
D．胸外心脏按压
E．保持呼吸道通畅

答案与解析

1．C。快速降温是中暑治疗的基础，迅速降温决定患者预后。
2．C。先兆中暑表现为乏力、大汗、口渴、头晕、恶心、胸闷、体温正常或略高。目前患者表现符合先兆中暑。题干中提及烈日下从事田间劳动约1小时，故首先考虑的原因应该是C。
3．C。根据题干中该患者的症状表现再联系当时的环境条件可判断该患者最有可能发生了中暑。中暑通常发生于高温环境下作业的人群，热衰竭（中暑衰竭）为最常见的一种。多由于大量出汗导致失水、失钠，血容量不足而引起周围循环衰竭。表现为头痛、头晕、口渴、皮肤苍白、出冷汗、脉搏细速、血压下降、晕厥或意识模糊，体温基本正常。

答案与解析

1．C。淹溺患者现场急救：①迅速将患者救出水；②立即清除口鼻腔泥草，拉出舌头使呼吸道通畅；③将患者置于头低足高位进行排水；④呼吸、心搏停止者立即进行心肺复苏。
2．E。缺氧时间和程度是决定淹溺预后最重要的因素，因此，发现淹溺者后，快速、有效地现场救护，尽快对淹溺者进行通气和供氧是最重要的紧急抢救措施。在救起淹溺者后首先要畅通气道，给予呼吸支持。

十一、细菌性食物中毒患者的护理

1．胃肠型食物中毒最常见的病原菌是
A．金黄色葡萄球菌
B．大肠埃希菌
C．克雷伯杆菌
D．沙门菌属
E．副溶血性弧菌

2．患者，男性，32岁。中午吃了未加热的剩菜，4小时后出现腹痛、腹泻、呕吐等症状，呕吐物为食用的食物，最可能的是
A．中暑
B．急性胃肠炎
C．细菌性食物中毒
D．感冒
E．消化不良

十、淹溺患者的护理

1．患儿，男，8岁。不慎溺水，检查发现该男童面部发绀，意识丧失，自主呼吸停止，颈动脉搏动消失。护士实施抢救时首先应采取的措施是
A．准备好给氧装置
B．准备开口器撑开口腔
C．清除口鼻分泌物和异物
D．放清洁纱布于男童口部
E．将男童双手放于其躯干两侧

答案与解析

1．D。沙门菌属是引起胃肠型食物中毒最常见的病原菌之一。
2．C。细菌性食物中毒传播途径是通过食用被细菌或其毒素污染的食物而传播。题干又强调中午吃了未加热的剩菜后出现症状，故首先考虑细菌性食物中毒。

十二、小儿气管异物的护理

1．患儿，女，5岁。进食花生时突然呛咳，呼吸困难，面色发绀，医生在内镜下气管取异物，取出异物后多久患儿可以进食
A．即刻
B．1小时后
C．4小时后
D．12小时后
E．24小时后

2．患儿，男，10岁。因误吸笔帽入院。术前患儿活动时突然剧烈咳嗽，口唇及颜面发绀明显，护士应立即采取的措施是
A．通知医师
B．吸氧
C．将患儿扶回病床
D．用力叩击患儿背部
E．进行心电监测

答案与解析

1．C。内镜下取出异物术后护士应了解手术经过，包括时间、异物取出情况等；观察有无喉头水肿、纵隔气肿、皮下气肿引起的呼吸困难。取出异物后，患儿需在4小时后方可进食。
2．B。小儿气管异物需密切观察患儿呼吸情况，如呼吸困难突然加重，立即给予吸氧并通知医师。

十三、破伤风患者的护理

1．护士为破伤风患者处理伤口后，换下的敷料应
A．统一填埋
B．高压灭菌
C．集中焚烧
D．阳光下暴晒
E．浸泡消毒

2．治疗破伤风患者时，注射破伤风抗毒素的作用是
A．控制和解除痉挛
B．中和游离毒素
C．保持呼吸道通畅
D．自动免疫
E．被动免疫

3．患者，男性，20岁。铁钉扎伤1周后，出现张口受限、苦笑面容、角弓反张、抽搐频繁，护理措施**不正确**的是
A．注射破伤风抗毒素
B．保持病室安静避光
C．病情严重时少食多餐
D．密切观察病情
E．做好消毒隔离

4．患者，男性，46岁。建筑工人，入院时诊断为破伤风。以下与本病最有关的既往史是
A．糖尿病病史
B．工作时被钉子扎伤过
C．高血压家族史
D．吸烟20年
E．对花粉过敏

答案与解析

1．C。破伤风患者所有器械及敷料均须专用，器械使用后给予灭菌处理，用后的敷料须焚烧。患者的用品和排泄物均应严格消毒，防止交叉感染。

210

2．B。早期使用破伤风抗毒素（TAT）可中和游离毒素。

3．A。破伤风抗毒素应尽早使用，若破伤风毒素已与神经组织结合，则难以起效，患者已经处于发作期，应用破伤风抗毒素无效。

4．B。破伤风是由破伤风杆菌经由皮肤或黏膜伤口侵入人体，在缺氧环境下生长繁殖，产生毒素而引起阵发性肌肉痉挛的特异性感染。常继发于各种创伤后，尤其是伤口窄而深、局部缺血、引流不畅情况下更易发生破伤风的感染，铁锈伤加上钉子深入的伤口是继发破伤风的高危因素。

十四、肋骨骨折患者的护理

1．闭合性单处肋骨骨折最明显的症状是
A．呼吸改变
B．局部疼痛
C．排痰困难
D．休克
E．发热

2．闭合性单处肋骨骨折的处理重点是
A．骨折对线
B．骨折对位
C．应用抗生素
D．功能锻炼
E．固定胸廓

3．多根多处肋骨骨折的特征性表现是
A．胸部疼痛
B．妨碍正常呼吸
C．痰不易咳出
D．反常呼吸
E．骨折端摩擦

4．肋骨骨折多见于
A．第1～3肋
B．第4～7肋
C．第7～9肋
D．第8～10肋
E．第11～12肋

5．可出现反常呼吸运动的是
A．脓胸
B．桶状胸
C．漏斗胸
D．连枷胸
E．血气胸

6．判断肋骨骨折胸部检查最可靠的依据是
A．局部肿胀
B．皮下瘀斑
C．皮下气肿
D．胸式呼吸消失
E．直接和间接压痛

7．患者，男性，43岁。因胸部挤压伤收住院。查体：左侧第2～7肋骨骨折。右侧第3～8肋骨骨折，左侧骨折处胸廓塌陷。该患者目前应先评估
A．疼痛是否可以耐受
B．生命体征是否平稳
C．体温是否异常
D．是否有药物过敏史
E．是否可以维持有效气体交换

8．患者，男性，28岁。右胸外伤后发生肋骨骨折入院，患者极度呼吸困难，发绀，右胸壁可见反常呼吸运动，主要的急救措施是
A．加压给氧
B．气管内插管
C．开胸探查
D．固定胸壁
E．气管切开

9．患者，男性，45岁。胸部被撞伤1小时入院。自觉左胸痛，面色发绀，呼吸急促，左胸部出现反常呼吸运动。最重要的护理评估内容是
A．血压

B．体温
C．呼吸
D．脉搏
E．意识

答案与解析

1．B。直接或间接暴力作用于胸部时，肋骨处发生骨折，骨折断端与外界不相通为闭合性肋骨骨折，肋骨骨折断端可刺激肋间神经产生局部疼痛，当深呼吸、咳嗽或转动体位时疼痛加剧。

2．E。闭合性肋骨骨折处理要点是固定胸廓、镇痛和处理合并症。

3．D。多根多处肋骨骨折将使局部胸廓失去完整肋骨支持而软化，从而出现反常呼吸运动。

4．B。肋骨骨折是指暴力直接或间接作用于肋骨，使肋骨的完整性和连续性中断，常发生于长而薄的第4~7肋骨。

5．D。当胸部外伤导致多根多处肋骨骨折使局部胸壁失去完整肋骨支撑而软化，可出现反常呼吸运动，即吸气时软化区胸壁内陷，呼气时外突，称为连枷胸。

6．E。肋骨骨折断端可刺激肋间神经产生局部疼痛，胸壁可有畸形，局部压痛明显（直接疼痛），挤压胸部可使疼痛加重（间接疼痛），甚至产生骨擦音。因胸部外伤时，按压软组织挫伤的局部亦可产生局部压痛，不易与肋骨骨折相鉴别。但间接疼痛阳性，即按压胸壁使局部疼痛加重则提示存在肋骨骨折。因为按压胸壁时，骨折断端受力，对肋间神经的刺激加重，局部疼痛加重。

7．E。根据患者表现可知患者为多根多处肋骨骨折，且左侧胸壁塌陷，应怀疑出现了胸廓软化、反常呼吸运动。此时，应首先评估患者呼吸状况，是否可以维持有效气体交换。

8．D。通过固定胸壁，处理反常呼吸，能够缓解呼吸困难的情况，促进患肺复张。

9．C。密切关注患者呼吸情况，关注由反常呼吸运动导致的呼吸困难和缺氧。

十五、常见四肢骨折患者的护理

1．患者，男性，65岁。左下肢膝关节置换术后，护士给其擦浴。擦浴程序<u>错误</u>的是
A．关好门窗，调节室温
B．先擦上身再擦下身
C．脱衣时，先健侧再患侧
D．穿衣时，先健侧再患侧
E．保护自尊，注意遮挡

2．患者，男性，34岁。因车祸致右下肢开放性骨折，大量出血，被送来急诊。在医师未到之前，接诊护士应立即
A．详细询问车祸发生的原因
B．向医院有关部门报告
C．给患者注射镇静药
D．给患者使用止血药
E．给患者止血，测量血压，建立静脉通道

3．患者，男性，32岁。车祸后右肱骨骨折，行内固定术后2周拆线出院。对于该患者的出院宣教，<u>错误</u>的是
A．锻炼需贯穿骨折愈合全过程
B．活动范围应由小到大
C．活动强度应由弱到强
D．活动量应固定，始终一致
E．主动和被动活动相结合

4．患儿，男，5岁。摔倒后左肘关节着地送来急诊。分诊护士判断该患儿是否发生骨折的最重要依据是
A．左上臂疼痛
B．局部肿胀
C．左上臂畸形
D．局部压痛
E．肘关节活动度减小

5．患者，男性，65岁。原发性支气管肺癌骨转移。今晨起床时，左小腿疼痛、肿胀，

不能行走。X 线片示左侧胫腓骨干双骨折。导致该患者骨折最可能的原因是
A．直接暴力
B．间接暴力
C．肌内牵拉
D．疲劳性骨折
E．病理性骨折

6．患者，女性，34 岁。肱骨干骨折术后 3 天。护士指导患者进行功能锻炼，正确的方法是
A．患侧运用握力器进行前臂肌肉舒缩运动
B．患肢爬墙运动，以活动上臂肌肉
C．用手推墙动作，以活动胸大肌、三角肌
D．篮球运球动作，以活动上肢各肌群
E．提重物练习，以促进骨痂愈合

7．患儿，男，3 岁。奔跑时摔倒，诊断为左前臂闭合骨折。患儿在急诊科留观期间哭闹不止，护士提供正确的心理护理措施是
A．安慰，解释治疗的重要性
B．请患儿妈妈进入留观室陪伴
C．让患儿听舒缓的音乐
D．询问患儿需求，给予满足
E．请主治医师与患儿交谈

8．患者，女性，64 岁。摔倒致右股骨头下骨折。因合并有严重心肺疾病，采取非手术治疗 12 周后髋部疼痛没有缓解，下肢活动受限，不能站立和行走。首先考虑该患者出现了
A．关节脱位
B．关节感染
C．骨折断端神经损伤
D．骨折畸形愈合
E．股骨头缺血性坏死

答案与解析

1．D。脱衣时，先健侧再患侧；穿衣时，先患侧再健侧。

2．E。现患者大量出血，应先给患者止血，测量血压，建立静脉通道补液，以防休克。

3．D。术后尽早开始手指屈伸活动和上臂肌的主动舒缩运动，禁止做上臂旋转运动。2~3 周后开始主动的腕、肘关节屈伸活动和肩关节的外展、内收活动。6~8 周做肩关节旋转活动。逐渐增加活动量和活动频率。

4．C。骨折的特有体征为畸形、反常活动、骨擦音或骨擦感。

5．E。病理性骨折是指骨骼疾病致骨质破坏，在轻微的外力作用下发生的骨折。

6．A。术后尽早开始手指屈伸活动和上臂肌的主动舒缩运动，禁止做上臂旋转运动。

7．B。患儿哭闹不止时应该让患儿的亲属陪伴，以使患儿有安全感。

8．E。股骨头骨折严重并发症是缺血性坏死和关节炎，股骨头骨折常见症状有髋部疼痛，下肢活动受限，不能站立和行走；但有时数天后才出现髋部疼痛加重，逐渐出现活动后疼痛更加重，甚至完全不能行走；患肢外旋畸形；骨折畸形愈合不会出现不能站立和行走。

十六、骨盆骨折患者的护理

1．患者，女性，28 岁。因车祸发生骨盆骨折合并腹膜后出血。为该患者建立静脉通路宜选择
A．上肢或下肢
B．下肢或颈部
C．上肢或颈部
D．左下肢
E．右下肢

2．患者，男性，45 岁。因车祸致伤急诊入院。初步检查拟诊骨盆骨折合并腹腔内脏损伤，有休克征象。护士应首先给予
A．建立静脉通道
B．准备骨盆兜，行悬吊牵引
C．准备腹腔手术止血
D．准备髋部石膏固定

E. 准备骨牵引器材

答案与解析

1. C。患者发生骨盆骨折,并有腹膜后出血,为预防休克,应尽快建立静脉通道。常用的输液部位是周围浅静脉,但因下肢静脉有静脉窦,常不作为首选静脉,且骨盆骨折,下肢静脉的回流不好,更不应选用下肢浅静脉。

2. A。患者有休克征象,应首先建立静脉通道,按医嘱补液。

十七、颅骨骨折患者的护理

1. 颅前窝骨折典型的皮下瘀斑体征是
A. 三主征
B. "熊猫眼"征
C. 三凹征
D. Murphy 征
E. 五联征

2. 患者,女性,25 岁。头部受伤后意识清楚,主诉头痛,左耳道内有少量淡血性液体流出,生命体征平稳。正确的护理是
A. 右侧卧位
B. 床头抬高 15°～30°
C. 定时冲洗耳道
D. 嘱咐患者用力咳嗽
E. 耳道内滴抗生素溶液

3. 患者,女性,25 岁。前额及眶部被车撞伤,眼睑青肿,结膜下出血,鼻部不断流出血性液体,考虑是
A. 颅顶骨折
B. 颧骨骨折
C. 颅前窝骨折
D. 鼻骨骨折
E. 面部挫伤

答案与解析

1. B。颅前窝骨折常在眶周、球结膜下出现瘀斑,称为"熊猫眼"征或"兔眼征"。

2. B。患者颅底骨折体位宜取半坐位,头偏向患侧;严禁从鼻腔吸痰或放置鼻胃管,禁止耳、鼻滴药、冲洗和堵塞,禁忌腰椎穿刺勿用力屏气排便、咳嗽、擤鼻涕或打喷嚏等。

3. C。现患者眼睑青肿,结膜下出血,鼻部不断流出血性液体,考虑为颅前窝及颅中窝骨折。

第12章 肌肉骨骼系统和结缔组织疾病患者的护理

一、腰腿痛和颈肩痛患者的护理

1. 腰椎间盘突出症局部注射药物治疗的目的**不包括**
A. 镇痛
B. 消肿
C. 减轻粘连
D. 预防感染
E. 减轻肌痉挛

2. 腰椎间盘突出最易发生的部位是
A. 胸12至腰1
B. 腰1~2
C. 腰2~3
D. 腰3~4
E. 腰4~5

3. 腰椎间盘突出好发于腰3~5及腰5至骶1，是因为该部位
A. 椎间盘较厚
B. 韧带松弛
C. 血供差
D. 活动度大
E. 肌肉松弛

4. 患者，男性，60岁。因颈椎病入院手术治疗，术前锻炼的项目**不包括**
A. 颈部前屈
B. 颈部后伸
C. 颈部侧屈
D. 颈部侧转
E. 头上加压

5. 患者，男性，60岁。来院咨询减肥方法。体格检查：身高170cm，体重82kg。膝关节有陈旧疾病，无法负重。护士建议其最好的运动方式是
A. 举重
B. 跳绳
C. 游泳
D. 爬山
E. 慢跑

6. 护士指导腰椎间盘突出症的患者在手术后早期即进行直腿抬高练习，其目的是预防
A. 神经根粘连
B. 血肿形成
C. 骨质疏松
D. 伤口感染
E. 肌萎缩

7. 某护士在急诊科工作13年，由于工作长期处于紧张状态，在患者行动不便时还要协助搬运患者，劳动强度较大，经常感到身心疲惫。近期腰部不适加重，检查为腰椎间盘突出。导致其损伤的职业因素属于
A. 化学性因素
B. 生物性因素
C. 放射性因素
D. 机械性因素
E. 心理因素

· 215 ·

答案与解析

1. D。腰椎间盘突出症非手术治疗适用于首次发作、症状较轻的患者，目的是镇痛、消肿、减轻粘连及减轻肌痉挛。包括绝对卧床休息、骨盆牵引、物理治疗、皮质激素＋2%利多卡因硬膜外注射及髓核化学溶解法。
2. E。腰椎间盘突出最易发生于腰4～5。
3. D。腰椎间盘突出多发生在脊柱活动度大，承重较大或活动较多的部位，以腰3～5及腰5至骶1多见。
4. E。颈椎病术前护理：①颈部前屈、后伸、侧屈及侧转训练以便进行颈椎手术时能充分暴露视野；②呼吸功能训练；③前路手术者需进行气管、食管推移训练；④后路手术者进行俯卧位训练。
5. C。患者肥胖，膝关节有陈旧疾病，无法负重，故不适合跑步、爬山、跳绳、举重等需要膝关节负重的活动，最好选择游泳进行减肥。
6. A。腰椎间盘突出症的患者术后早期即进行功能训练从而预防并发症的发生，直腿抬高练习可预防神经根粘连，故本题选A；腰背肌锻炼的目的是预防肌萎缩和增强脊柱稳定性。
7. D。护士由于劳动强度大，因搬运患者导致腰椎间盘突出，是腰部负荷过重的结果，此为机械性因素。

二、骨和关节化脓性感染患者的护理

1. 急性血源性骨髓炎多见于
A．儿童
B．成年人
C．老年人
D．妇女
E．骨折患者

2. 急性血源性骨髓炎的好发部位是
A．骨髓腔
B．骨皮质
C．骨膜下
D．骨骺
E．干骺端

答案与解析

1. A。急性血源性骨髓炎多发生于儿童和少年的长骨的干骺端。
2. E。急性血源性骨髓炎好发部位为长骨的干骺端，如胫骨近端、股骨远端、肱骨近端，还可见于脊椎骨及髂骨等。

三、脊柱及脊髓损伤患者的护理

（1～3题共用题干）

患者，男性，41岁。体重82kg，因车祸致骨折。四肢瘫痪，呼吸困难，对自己的病情非常担心。

1. 导致呼吸困难的最主要原因是
A．腹胀导致膈肌上移
B．肺栓塞
C．呼吸肌麻痹
D．痰液分泌过多堵塞气道
E．血块压迫气道

2. 搬运该患者的方法是
A．单人背起患者搬运
B．单人抱起患者搬运
C．二人搬运，其中一人抬上身，一人抬足
D．三人搬运，其中二人平托患者躯干部，一人抬足
E．四人搬运，其中三人将患者平托到木板上，一人固定头颈部

3. 在与患者的沟通中，会对患者的心理产生**不良影响**的是
A．向患者介绍脊髓损伤的手术并发症
B．指导患者进行功能锻炼
C．安排康复较好的患者与其交流

D. 建议患者听柔和的音乐放松心情
E. 与患者共同探讨缓解症状的护理方案

答案与解析

1. C。颈脊髓损伤时，由于肋间神经支配的肋间肌完全麻痹，胸式呼吸消失，这是最主要的原因，另外，任何阻碍膈肌活动和呼吸道通畅的原因均可导致呼吸困难，A、B、D、E 项也会导致呼吸困难。

2. E。四人搬运法适用于颈椎、腰椎骨折和病情较重的患者，一人托住患者头颈肩，一人抬起患者的双足，另两人分别抓住中单四角，四人同时抬起患者向平车处移动。

3. A。患者因心理承受能力不同和文化程度等影响，对于手术并发症的态度也不同，接受能力也存在差异，会对患者的心理产生不良影响。

四、关节脱位患者的护理

1. 下列哪项**不是**伸直型肱骨髁上型骨折与肘关节后脱位的区别点
A. 肘关节畸形
B. 肘后三角异常
C. 肘关节弹性固定
D. 肢体缩短的部位
E. 肘关节盂空虚

2. 骨折与脱位都会出现的体征是
A. 畸形
B. 弹性固定
C. 异常活动
D. 骨擦音
E. 关节部位空虚

答案与解析

1. A。本题主要考查骨折和关节脱位的体征区别：关节脱位的特有体征有畸形、弹性固定和关节盂空虚；骨折的特有体征是畸形、反常活动和骨擦音或骨擦感。

2. A。关节脱位的特有体征有畸形、弹性固定和关节盂空虚；骨折的特有体征是畸形、反常活动和骨擦音或骨擦感。

五、风湿热患者的护理

1. 治疗风湿性二尖瓣狭窄的药物中，苄星青霉素的作用是防止
A. 风湿热
B. 心力衰竭
C. 动脉栓塞
D. 心律失常
E. 心绞痛

2. 患者，女性，43 岁。因类风湿关节炎收入院，医嘱给予泼尼松、布洛芬和青霉胺等药物治疗。现患者诉恶心、反酸和胃部不适，引起此症状的原因最可能是
A. 病情加重
B. 青霉胺的不良反应
C. 泼尼松的不良反应
D. 布洛芬的不良反应
E. 未按照医嘱服药

3. 患儿，女，7 岁。因风湿热入院，目前使用青霉素和阿司匹林治疗。近日该患儿出现食欲缺乏、恶心等胃肠道不适，护士可以给予正确的指导
A. 饭后服用阿司匹林
B. 暂时停用阿司匹林
C. 暂时停用青霉素
D. 两餐间注射青霉素
E. 阿司匹林与维生素 C 同服

答案与解析

1. A。青霉素能够清除链球菌感染，风湿性二尖瓣狭窄患者每个月肌内注射苄星青霉

素可预防风湿热的复发。
2. D。非甾体类抗炎药，如阿司匹林、布洛芬等可引起胃肠道反应、肝功能损害和出血，胃肠道反应最常见，表现为恶心、呕吐、反酸和胃部不适等，可采取饭后服药或同服氢氧化铝以减少对胃的刺激。因此，患者出现的症状最可能是布洛芬的不良反应。
3. A。阿司匹林可引起胃肠道反应，可饭后服用以减少对胃的刺激，并按医嘱加用维生素K防止出血。

六、类风湿关节炎患者的护理

1. 在为预防类风湿关节炎患者发生晨僵而采取的护理措施中，**不正确**的是
A. 鼓励多卧床休息
B. 睡眠时戴弹力手套保暖
C. 晨起后用温水泡僵硬的关节15分钟
D. 遵医嘱服用抗炎药
E. 避免关节长时间不活动

2. 对类风湿关节炎的描述**不正确**的是
A. 基本病变是滑膜炎
B. 发病与自身免疫有关
C. 有皮下结节示病情活动
D. 类风湿因子阳性
E. 不引起脏器损害

3. 类风湿关节炎患者的特点是
A. 主要侵犯大关节
B. 属于单系统性疾病
C. 全身游走性疼痛
D. 关节病变呈对称性改变
E. 发病者男女之比为1∶2

4. 类风湿关节炎活动期最常见的临床表现是
A. 晨僵
B. 指关节畸形
C. 肘侧皮肤出现浅表结节
D. 下肢皮肤有大片出血点
E. 贫血

5. 患者，女性，48岁。患类风湿关节炎5年，双侧腕、指关节肿胀畸形，为保持关节的功能，正确的做法是
A. 腕关节背伸、指关节背伸
B. 腕关节背伸、指关节掌曲
C. 腕关节掌曲、指关节侧曲
D. 腕关节掌曲、指关节背伸
E. 腕关节侧曲、指关节掌曲

6. 患者，女性，53岁。患类风湿关节炎，接受药物治疗。近日因天气变湿冷，手指间关节疼痛加重，晨僵可达数小时，同时伴活动障碍，目前正确的护理措施是
A. 睡前戴手套
B. 晨起冷敷手关节
C. 保持手关节伸展
D. 加大手关节活动度
E. 增加手关节活动量

7. 患者，女性，30岁。诊断类风湿关节炎入院，经使用药物治疗后患者关节疼痛减轻，但出现体重增加、满月脸、向心性肥胖。提示存在何种药物的不良反应
A. 泼尼松
B. 环磷酰胺
C. 硫唑嘌呤
D. 吲哚美辛
E. 阿司匹林

答案与解析

1. A。晨僵的护理：患者晚上睡眠时使用弹力手套保暖；鼓励患者起床时进行温水浴或用热水浸泡僵硬的关节，起床后应活动关节；鼓励患者参加日常活动，应避免长时间不活动。
2. E。类风湿关节炎的关节外表现有个体差异，受累的脏器可以是某一器官，也可同时有多个脏器受累。
3. D。类风湿关节炎关节典型表现为对称性关节炎，主要侵犯小关节，故A错误；类风

湿关节炎会使多器官系统受累,故 B 错误;关节痛是类风湿关节炎最早出现的症状,呈对称性和持续性,故 C 错误;发病率女性患者约为男性的 3 倍,故 E 错误。

4. A。95%以上的类风湿关节炎患者可出现晨僵。

5. B。关节正常功能位:腕关节背曲 15°~30°,即用力握拳时腕关节所处的位置;拇指充分外展,掌指及指间关节微屈(拇指处于对掌位);其他手指略为分开,诸指间关节的屈曲位置较为一致,即掌指关节及近侧指间关节半屈位。

6. A。类风湿关节炎患者,由于患病部位关节滑膜及周围组织损伤,抵抗外部刺激的能力较弱,对空气压力、温度、湿度的变化不能及时做出防御性反应,致使患病的关节部位温度降低,关节腔内滑液黏度增加,血液循环和关节液回流不畅,导致症状加重。所以应注意保温,可以戴手套入睡。

7. A。泼尼松属于糖皮质激素类药物,具有抗炎、免疫抑制等作用。但长期应用大剂量糖皮质激素可导致类肾上腺皮质功能亢进综合征,如满月脸、向心性肥胖、皮肤变薄、痤疮、多毛、水肿、低钾血症、高血压、糖尿病等,停药后可自行消退。

七、系统性红斑狼疮患者的护理

1. 糖皮质激素治疗系统性红斑狼疮的主要机制是

A. 抗休克,改善循环
B. 抑制过敏反应
C. 控制炎症,抑制免疫反应
D. 降低内毒素反应
E. 抑菌,避免继发感染

2. 患者,女性,23 岁。发热,在双面颊和鼻梁部有深红色或紫红色蝶形红斑。治疗本病的首选药物是

A. 环磷酰胺
B. 布洛芬
C. 阿司匹林
D. 吲哚美辛
E. 糖皮质激素

3. 患者,女性,20 岁。四肢关节疼痛 7 个月,近 2 个月出现面颊部对称性红斑,反复发作口腔溃疡,诊断为"系统性红斑狼疮",以下护理措施**不恰当**的是

A. 避免辛辣等刺激性食物
B. 坚持饭后漱口
C. 少食多餐
D. 优质低蛋白质饮食
E. 可以进食蘑菇、芹菜等食物

4. 患者,女性,24 岁。患系统性红斑狼疮入院,面部蝶形红斑明显。对该患者进行健康指导时,**错误**的是

A. 用清水洗脸
B. 不用碱性肥皂
C. 禁忌日光浴
D. 可适当使用化妆品
E. 坚持用消毒液漱口

5. 患者,女性,24 岁。因系统性红斑狼疮入院,使用大剂量甲泼尼松龙冲击治疗。用药期间,护士应特别注意观察和预防的是

A. 继发感染
B. 消化道出血
C. 骨质疏松
D. 高血压
E. 骨髓抑制

6. 患者,女性,26 岁。系统性红斑狼疮患者,用药治疗过程中出现胃溃疡发作。考虑可能与下列哪种药物的不良反应有关

A. 环磷酰胺
B. 羟氯喹
C. 泼尼松

D. 雷公藤总苷
E. 免疫球蛋白

B. 黄花菜
C. 鸡蛋
D. 浓茶
E. 海带

答案与解析

1. C。糖皮质激素是目前治疗重症自身免疫性病的首选药物，可显著抑制炎症，抑制免疫反应。

2. E。在双面颊和鼻梁部有深红色或紫红色蝶形红斑，表面光滑，有时可见鳞屑，此为系统性红斑狼疮（SLE）的典型皮肤损害。因此，可判断该患者为SLE，首选糖皮质激素治疗。

3. E。系统性红斑狼疮的诱因有食物这一项，E项的蘑菇和芹菜都含有诱发本病的因素。

4. D。系统性红斑狼疮的皮肤护理指导是注意个人卫生及皮肤损伤处局部清洁，不滥用外用药或化妆品，切忌挤压、搔抓皮疹或皮损部位。

5. A。糖皮质激素有较强的抗炎、抗过敏和免疫抑制作用，能迅速缓解症状，但可能引起继发感染、无菌性骨坏死等。在服药期间，应做好皮肤和口腔黏膜的护理。

6. C。糖皮质激素有较强的抗炎、抗过敏和免疫抑制作用，能迅速缓解症状，但可能引起继发感染、无菌性骨坏死等；长期服用糖皮质激素可引起医源性库欣综合征，加重或引起消化性溃疡、骨质疏松，可诱发精神失常。

八、骨质疏松症患者的护理

1. 骨质疏松患者常见的症状是
A. 疼痛
B. 身高缩短
C. 驼背
D. 骨折
E. 呼吸困难

2. 骨质疏松患者<u>不宜</u>食用的食物是
A. 牛奶

3. 患者，女性，70岁。主诉轻微骨痛，劳累或活动后加重，诊断为骨质疏松。目前对患者生活影响最大的危险因素是
A. 疼痛
B. 营养失调
C. 有受伤的危险
D. 躯体活动障碍
E. 焦虑

4. 患者，女性，65岁。遵医嘱每天服用补钙制剂阿仑膦酸钠1次。正确的服药时间是
A. 晨起
B. 早饭后
C. 午饭后
D. 晚饭后
E. 睡前

答案与解析

1. A。骨痛是最常见、最早出现的症状，以腰背痛多见。椎体骨折可引起驼背和身高变矮。

2. D。骨质疏松患者应给予高能量、高纤维素、高维生素饮食，如牛奶、虾皮、芝麻、豆制品等，以摄入足量的钙，以利于钙的吸收，而饮酒、喝浓茶、喝咖啡影响钙的吸收。

3. C。有受伤的危险，与骨质疏松导致骨骼脆性增加有关，应预防跌倒，保证安全，防止意外发生。

4. A。服用二膦酸盐应晨起空腹服用，同时饮清水200～300ml，服药后至少半小时内不能进食或喝饮料，也不能平卧，应采取立位或坐位，以减轻对食管的刺激。同时，应嘱患者不要咀嚼或吮吸药片，以防发生口咽部溃疡。

第13章 肿瘤患者的护理

一、食管癌患者的护理

1. 食管癌拟进行结肠代食管手术患者术前口服甲硝唑的最佳时间为
A. 术前3天
B. 术前1天
C. 术前2天
D. 术前14天
E. 术前7天

2. 食管癌患者最典型的临床表现是
A. 疼痛
B. 异物感
C. 呕血
D. 进行性吞咽困难
E. 声嘶

3. 食管癌最主要的转移途径是
A. 血行转移
B. 淋巴转移
C. 直接扩散
D. 种植转移
E. 消化道转移

4. 患者，男性，50岁。因食管癌行食管胃吻合术，术后第5天突然出现高热、寒战、呼吸困难、胸痛，血白细胞 20×10^9/L，该患者最可能发生了
A. 糜烂胸
B. 吻合口狭窄
C. 吻合口瘘
D. 肺不张
E. 出血

5. 患者，男性，67岁。因食管癌入院准备手术。患者自述目前能进食米粥之类的食物，护士应指导患者的饮食为
A. 高热量、高蛋白质、高脂肪半流食
B. 低热量、低蛋白质、低脂肪流食
C. 高热量、高蛋白质、高维生素半流食
D. 高热量、低蛋白质、高维生素半流食
E. 高热量、高蛋白质、高维生素普食

答案与解析

1. A。行结肠代食管手术者，术前3～5天口服肠道抗生素，如甲硝唑、庆大霉素或新霉素等；术前2天进食无渣流质，术前晚行清洁灌肠或全肠道灌洗后禁饮禁食。

2. D。食管癌患者最典型的临床表现是进行性吞咽困难。

3. B。食管癌的转移方式主要是通过淋巴转移。

4. C。食管吻合口瘘是术后最严重的并发症。多发生在食管癌术后5～10天。表现为呼吸困难、胸痛、胸膜腔积液和全身中毒症状，如高热、寒战甚至休克等或胸膜腔闭式引流出食物残渣等。一旦出现，立即通知医师并配合处理。

5. C。对于尚能进食者，应给予高热量、高蛋白质、高维生素的流食或半流食。不能进食者，应静脉补充水分、电解质及热量。低蛋白血症的患者，应输血或血浆蛋白给予纠正。

二、胃癌患者的护理

1. 关于原发性胃癌的叙述，**错误**的是

A. 胃癌治疗首选外科手术
B. 早期无明显症状及体征
C. 晚期胃癌最常见肝转移
D. 早期均出现恶心、呕吐、上腹部疼痛
E. 好发于胃窦部

2. 低钾性碱中毒最可能出现于
A. 尿毒症
B. 胃手术后
C. 大量输血
D. 术后少尿
E. 严重创伤

3. 患者，男性，52岁。因胃部不适来院就诊，经检查确诊为胃癌，患者获悉病情后，多次要求家人带其到其他医院检查确认，此时患者所处的心理反应阶段是
A. 否认期
B. 愤怒期
C. 磋商期
D. 抑郁期
E. 接受期

4. 患者，男性，53岁。因贲门癌收治入院。患者近期进食梗阻感加重，体重明显下降。护士对其饮食的指导要点中，**错误**的是
A. 少食多餐
B. 半流食
C. 低蛋白质饮食
D. 高热量饮食
E. 高维生素饮食

5. 某患者因胃癌行胃大部切除术。术后第1天除生命体征外，护士最应重点观察的是
A. 神志
B. 尿量
C. 肠鸣音
D. 腹胀
E. 胃管引流液

6. 患者，男性，45岁。因胃癌行胃大部切除术后13天，痊愈出院。正确的出院指导是
A. 进流食
B. 绝对卧床休息
C. 经常消毒伤口
D. 定期回院复查
E. 定期针灸理疗

7. 患者，男性，48岁。胃癌根治术后1个月，今日复诊时自诉进食半小时后出现心悸、出汗、面色苍白和头痛、上腹部饱胀不适等。护士对其进行健康教育，**不恰当**的内容是
A. 饮食方面宜少量多餐
B. 用餐时间限制饮水、喝汤
C. 进餐后宜活动20分钟后休息
D. 宜进低糖类、高蛋白质饮食
E. 避免过甜、过咸、过浓的流食

8. 患者，男性，45岁。行胃大部切除术，术后第1天除生命体征外，护士最需要重点观察的是
A. 神志
B. 伤口敷料
C. 肠鸣音
D. 腹胀
E. 胃管引流液

（9～11题共用题干）
患者，男性，41岁。因胃癌收入院。今晨在全身麻醉下行胃大部切除术。手术过程顺利，患者安返病房。

9. 交接时，责任护士应向手术室护士重点了解的内容是
A. 术中病理结果
B. 术中出血量
C. 麻醉用药
D. 出入液量
E. 主刀医师

10. 术后3天内最重要的护理措施是
A. 麻醉清醒6小时后给予半流食

B．加强口腔护理
C．鼓励患者尽早下床活动
D．保持引流管通畅，观察引流量及性状
E．床上放置枕头，促进患者舒适

11．患者术后置导尿管3天，为防止发生尿路感染，最重要的护理措施是
A．严密观察尿量
B．严格限制饮水
C．每日尿道口护理2次
D．每日更换集尿袋2次
E．每日行膀胱冲洗3次

答案与解析

1．D。早期胃癌患者多无明显症状，部分患者可有上腹隐痛、嗳气、反酸、食欲缺乏等消化道症状，无特异性。

2．B。胃手术后胃酸分泌下降，对钾的吸收暂时减缓，所以就会导致低钾血症。

3．A。否认期是癌症患者最早出现的反应，表现为震惊与否认，他们常说的话是："不，不是我！""这不是真的！一定是搞错了！"，会多次检查进行确诊。

4．C。应给予高蛋白质、高热量、高维生素，半流食。

5．E。胃管引流液是观察胃大部切除术患者状况的一项重要指标。

6．D。胃癌术后13天，切口已拆线，可以进普食，不必绝对卧床休息，更不用消毒切口和针灸理疗。

7．C。由题干可知，患者出现了早期倾倒综合征，应注意进餐后平卧10~20分钟，少食多餐，避免过甜、过咸、过浓的流食，应该进食低糖类和高蛋白质饮食。

8．E。胃癌术后病情观察的要点包括生命体征、神志、尿量、切口渗血、渗液和引流液等。其中除生命体征外，胃管引流液可以反映术后出血和恢复的情况，是需要重点观察的。

9．B。责任护士应了解手术方式和麻醉类型，手术过程是否顺利、术中出血、输血、补液量及留置的引流管情况等，以判断手术创伤大小及机体影响。术中出血量更为准确。

10．D。胃大部切除术后应注意观察患者生命体征及胃引流情况。保持引流通畅。

11．C。防止泌尿系统上行感染的措施：①保持尿道口清洁，每天1~2次尿道口护理；②集尿袋的更换，每周更换1~2次；③尿管的更换，每1~4周更换1次。尿道口是最容易发生尿路感染的入口，应加强护理。

三、原发性肝癌患者的护理

1．肝叶切除术患者术后避免过早活动的目的是
A．减少能量消耗
B．避免肝断面出血
C．利于有效引流
D．保存体力
E．利于肝细胞再生

2．原发性肝癌肝区疼痛的特点是
A．间歇性隐痛
B．持续性胀痛
C．阵发性绞痛
D．刀割样疼痛
E．烧灼样疼痛

3．在我国诱发原发性肝癌最主要的疾病是
A．肝脓肿
B．甲型肝炎
C．乙型肝炎
D．中毒性肝炎
E．肝棘球蚴病

4．肝癌患者术前肠道准备中，口服新霉素的主要目的是
A．减轻腹压
B．增加肠蠕动
C．减少氨的产生

D. 减少胃肠道出血
E. 防止便秘

5. 原发性肝癌患者最常见和最主要的症状是
A. 肝区疼痛
B. 低热
C. 腹胀、乏力
D. 食欲缺乏
E. 消瘦

6. 肝癌按组织细胞分型，最常见的类型是
A. 混合型
B. 胆管细胞型
C. 肝细胞型
D. 结节型
E. 弥漫型

7. 最易引起原发性肝癌的疾病是
A. 脂肪肝
B. 血吸虫性肝硬化
C. 肝炎后肝硬化
D. 肝血管瘤
E. 肝内胆管结石

8. 患者，男性，58岁。因肝癌晚期入院。患者出现烦躁不安、躁动，为保证患者安全，最重要的护理措施是
A. 用牙垫放于上下磨牙之间
B. 加床档，用约束带保护患者
C. 室内光线宜暗
D. 护理动作要轻
E. 减少外界的刺激

9. 患者，男性，45岁。当天上午被诊断肝癌。在与患者沟通中，患者的哪项表述提示其处于震惊否认期
A. "我身体那么好，得肝癌是因为酒喝得太多吗？"
B. "你看我能吃能睡，癌症患者有这样的吗？再查查吧！"
C. "我的孩子还没毕业，我这一病怎么办啊？"
D. "能帮我打听一下哪里治肝癌的效果特别好吗？"
E. "你们去忙吧，别管我了。"

10. 某肝癌晚期患者住院期间情绪激动，常常指责或挑剔家属和医护人员，护士正确的护理措施是
A. 给患者正确的死亡观和人生观教育
B. 让患者尽可能的一个人独处
C. 认真倾听患者的心理感受
D. 诚恳地指出患者的不恰当做法
E. 减少和患者的语言交流

答案与解析

1. B。肝叶切除术患者术后待血压平稳，可取半卧位。术后1～2天应卧床休息，不鼓励患者早期活动，避免剧烈咳嗽和打喷嚏等，以防止术后肝断面出血。

2. B。原发性肝癌疼痛的特点主要表现为持续性的胀痛。

3. C。乙型肝炎是诱发肝癌的最主要疾病。

4. C。肝癌患者术前准备时服用新霉素主要通过抑制肠道微生物，减少氨的生成，防止肝昏迷的发生。

5. A。肝区疼痛是原发性肝癌的首发症状，也是最常见，最主要的症状。

6. C。原发性肝癌是发生于肝细胞和肝内胆管上皮细胞的癌。根据病理组织学可分为3型，分别为肝细胞癌、胆管细胞癌和混合型肝癌。其中肝细胞癌最多见，占90%以上，主要见于男性，多伴有肝硬化。

7. C。我国肝癌患者中约90%有乙型肝炎病毒（HBV）感染背景，因此原发性肝癌最常见的病因是肝炎后肝硬化。所以C正确。脂肪肝不仅是一个可逆性疾病，而且也是全身性疾病在肝的一种病理表现，如能早期发现，针对病因及时综合治疗，肝内病变在进一步演变为肝硬化以前仍可得到逆转，故很

· 224 ·

难发展为肝癌,其他危险因素包括酒精性肝硬化、肝腺瘤、长期摄入黄曲霉素、其他类型的慢性活动性肝炎、肝内胆管结石、Wilson病、酪氨酸血症和糖原累积病。

8. B。患者烦躁不安、躁动,为防止患者伤害自己或者坠床,应使用床档及约束带保护患者。

9. B。处于震惊否认期的患者,会产生猜疑或侥幸心理,希望是误诊,所以只有B答案符合否认期的表述。

10. C。通过交流和沟通,了解患者及其家属情绪和心理变化,采取诱导方法逐渐使其接受并正视病情;医护人员应热情、耐心、服务周到,使其增强应对能力,树立战胜疾病的信心,积极接受和配合治疗。

四、胰腺癌患者的护理

1. 胰腺癌的好发部位是
A. 胰头
B. 胰尾
C. 胰体
D. 全胰腺
E. 胰体尾部

2. 患者,女性,54岁。进行性黄疸2个月,诊断为胰头癌,拟行胰十二指肠切除术。术后胆瘘并发症发生的时间一般在
A. 5～10天
B. 3～4天
C. 15～20天
D. 11～14天
E. 1～2天

3. 患者,女性,40岁。胰腺癌术后第4天,患者出现心悸、出冷汗,测血糖为3.2mmol/L,护士正确的处理是
A. 加快输液
B. 输注血浆
C. 补充葡萄糖
D. 减慢输液
E. 增加胰岛素用量

4. 患者,男性,45岁。以胰腺癌收入院。体格检查:皮肤巩膜黄染。患者诉全身瘙痒。给予的护理措施**不包括**
A. 协助患者抓挠减轻瘙痒
B. 涂抹止痒药物
C. 用温水毛巾擦拭
D. 剪短患者指甲
E. 注意观察患者皮肤情况

5. 患者,男性,68岁。行胰头十二指肠切除术(Whipple术)后4小时,患者变换卧位后30分钟内,腹腔引流管突然引流出200ml鲜红色血性液体。正确的措施是
A. 恢复原卧位
B. 加大吸引负压,促进引流
C. 严密观察生命体征,报告医师
D. 加快输液、输血速度
E. 关闭引流管,暂停引流

6. 患者,男性,48岁。因患胰腺癌入院拟行手术治疗,现空腹血糖7.8mmol/L。术前给予注射胰岛素,其作用是
A. 促进蛋白质合成
B. 利于吻合口愈合
C. 抑制胰腺分泌
D. 抑制胰酶活性
E. 控制血糖

7. 患者,男性,48岁。以"全身皮肤黄染20天伴消瘦、食欲缺乏"入院,诊断胰头癌。患者入院后情绪低落,思想负担较重。责任护士对其采取较为适宜的护理措施是
A. 对患者隐瞒病情以取得配合
B. 注意强调手术治疗的效果
C. 尽量避免谈及患者的病情
D. 介绍同病种术后康复期病友与其交流
E. 为了避免患者术前情绪波动,尽量减少探视

8. 患者，女性，56岁。诊断胰头癌，行胰头十二指肠切除术，术后出现高血糖症。经一段时间治疗后患者拟于明日出院，正确的饮食指导原则是
A．低脂肪、低糖、低蛋白质
B．高脂肪、低糖、高蛋白质
C．高脂肪、低糖、低蛋白质
D．低脂肪、低糖、高维生素
E．低脂肪、高塘、低维生素

答案与解析

1．A。胰头癌占胰腺癌的70%～80%。
2．A。胰腺癌术后常发生胰瘘或胆瘘，胆瘘多发生于术后5～10天，表现为发热、腹痛、腹膜炎等症状。T形管引流量突然减少，可见沿腹腔引流管或腹壁伤口溢出胆汁样液体。
3．C。患者在术后出现了低血糖症，此时应适当补充葡萄糖。
4．A。皮肤瘙痒切勿抓挠，以免引起皮肤损伤。
5．C。患者术后腹腔引流管突然引流出200ml鲜红色血性液体，考虑出血，应及时报告医师，严密观察患者生命体征。
6．E。对合并高血糖症者，应调节胰岛素用量，控制血糖。
7．D。患者情绪低落，思想负担重，护士应该通过沟通了解其真实感受，有针对性的给予健康指导。介绍同病种术后康复期病友与其交流，可以让患者说出心中的顾虑，与病友的交流可以给患者解答其心中的疑虑，提高患者配合治疗的积极性和自信心。
8．D。胰十二指肠切除后的患者由于胰腺的功能下降，应鼓励患者吃高蛋白质、高糖、低脂肪及富含脂溶性维生素的饮食，由于患者术后出现高血糖，此患者的饮食应变为低糖饮食。

五、大肠癌患者的护理

1．结肠造口患者出院后可以进食的蔬菜是

A．芹菜
B．韭菜
C．洋葱
D．辣椒
E．菜花

2．直肠癌的早期症状是
A．黏液血便
B．排便困难，便条变细
C．里急后重
D．排便习惯改变
E．腹胀、腹痛

3．患者，女性，59岁。近1个月来多次排黏液血便，疑为直肠癌，最简便有效的检查是
A．直肠指检
B．粪便隐血试验
C．纤维直肠镜
D．血清癌胚抗原测定
E．X线钡剂灌肠

4．患者，男性，45岁。直肠癌行根治术（Miles术）后，造口周围皮肤保护的健康指导**不包括**
A．擦干后涂上锌氧油
B．注意有无红、肿、破溃
C．及时清洁皮肤
D．常规使用乙醇清洁
E．防止粪水浸渍

5．患者，男性，65岁。因直肠癌入院治疗，择期行结肠造口。**错误**的宣教内容是
A．术后5天开放造口
B．避免粪便污染切口
C．造口周围涂氯化锌软膏
D．取左侧卧位
E．避免使用产气性、刺激性食物

6．患者，男性，30岁。因外伤致骨盆骨折，直肠损伤，行切开复位内固定及结肠造口术。**不正确**的术后护理措施是

A．多食含粗纤维素的食物
B．置气垫床
C．平卧位和患侧卧位相互交替
D．保持造口周围皮肤清洁
E．进行上肢伸展运动

答案与解析

1．E。出院后患者切记避免进食易产气、刺激性或易引起便秘的食物。
2．D。直肠癌早期无明显症状，主要为排便习惯的改变。
3．A。直肠指检是诊断直肠癌最主要和直接的方法。
4．D。使用生理盐水或温水清洁造口及周围皮肤，不用乙醇等消毒剂。
5．A。人造肛门于手术后2～3天肠蠕动恢复后开放。
6．A。术后以高热量、高蛋白质、高维生素、易消化的少渣熟食为主，避免过多粗纤维素食物，以及洋葱、大蒜、豆类、山芋等可产生刺激性气味或胀气的食物。

六、肾癌患者的护理

1．晚期肾癌患者常伴营养不良，其最主要原因是
A．尿频和尿急
B．恶心、呕吐和消化不良
C．高血压和低蛋白血症
D．发热和继发感染
E．血尿和肿瘤消耗

2．肾癌根治术后，腹膜后引流管的正常拔出时间是术后
A．1天
B．2～3天
C．4～5天
D．5～6天
E．7天

3．患者，男性，65岁。因尿血来诊，诊断为肾癌。在得知自己的病情后，患者拒绝治疗，继而赴多家医院反复就诊、咨询。其心理状况处于
A．愤怒期
B．抑郁期
C．震惊否认期
D．协议期
E．接受期

4．患者，男性，52岁。肾癌行肾部分切除术后2天。护士告知患者要绝对卧床休息，其主要目的是
A．防止出血
B．防止感染
C．防止肿瘤扩散
D．防止静脉血栓形成
E．有利于肾功能恢复

答案与解析

1．E。晚期肾癌患者常营养不良，最主要原因是血尿和机体肿瘤消耗的影响。
2．B。肾癌根治术后应该密切观察生命体征，出血倾向，保证输血、输液顺畅，做好引流管的观察与护理，肾周引流管应妥善固定，防止扭曲、受压，每2小时挤捏1次引流管，保持引流通畅，密切观察引流液的颜色、量、性状，并做好记录，一般48～72小时拔管。
3．C。处于否认期的患者对即将到来的死亡常会感到震惊和否认，易产生猜疑或侥幸心理，患者往往四处求医，无法听进对病情的任何说明与解释，由此可知，该患者是处于否认期。
4．A。肾部分切除术后应卧床1～2周，以防出血。

七、膀胱癌患者的护理

1．泌尿系肿瘤患者排尿的特点是
A．无痛性全程肉眼血尿

B. 终末血尿伴膀胱刺激征
C. 初始血尿
D. 疼痛伴血尿
E. 血红蛋白尿

2. 膀胱癌最主要的症状是
A. 排尿困难
B. 膀胱刺激征
C. 无痛性肉眼血尿
D. 下腹部肿块
E. 尿潴留

3. 某膀胱癌患者行保留膀胱术，术后应用膀胱灌注法治疗预防肿瘤复发。常用的灌注药物为
A. 苯扎溴铵（新洁尔灭）
B. 硼酸溶液
C. 卡介苗
D. 干扰素
E. 抗菌药

4. 患者，男性，74岁。因膀胱癌住院手术，术后接受顺铂化疗。在给药前后，护士遵医嘱给患者输入大量液体进行水化，此做法是为了防止该药物对患者产生
A. 骨髓抑制
B. 肾功能损害
C. 胃肠道反应
D. 神经毒性
E. 肝功能损害

(5～6题共用题干)
患者，男性，68岁。因间歇、无痛性肉眼血尿诊断为膀胱癌入院。

5. 诊断膀胱癌最可靠的方法是
A. 超声
B. 双合诊
C. 血尿和膀胱刺激征
D. 尿脱落细胞学检查
E. 膀胱镜和活组织检查

6. 此患者经手术治疗后，在给患者留置导尿管的护理中，<u>错误</u>的是
A. 保持尿管通畅
B. 定时观察尿量、颜色及性状
C. 定期行膀胱冲洗
D. 导尿管每日更换1次
E. 用带气囊尿管，以免脱落

答案与解析

1. A。泌尿系肿瘤患者排尿的特点为无痛性全程肉眼血尿。
2. C。血尿是膀胱癌最主要的症状。
3. C。膀胱灌洗最常用的药物是卡介苗。
4. B。通过给药前后进行大量液体水化，能够稀释药物浓度，减少化疗药物对肾的损害。
5. E。膀胱镜和活组织检查是诊断膀胱癌最可靠的方法。
6. D。导尿管每周更换1～2次。

八、宫颈癌患者的护理

1. 患者，女性，37岁，G_2P_1。3天前发现"性生活后阴道有血性白带"。子宫颈刮片细胞学检查结果为巴氏Ⅲ级。患者询问检查结果的意义，正确的解释是
A. 轻度炎症
B. 重度炎症
C. 可疑癌症
D. 高度可疑癌症
E. 癌症

(2～3题共用题干)
患者，女性，54岁。宫颈癌晚期需行子宫动脉栓塞化疗。注入顺铂。

2. 使用顺铂化疗，该药的药理作用为
A. 干扰转录过程和阻止RNA合成
B. 干扰核酸生物合成
C. 破坏DNA结构

D. 抑制蛋白质合成与功能
E. 抑制拓扑异构酶活性

3. 术后穿刺点加压包扎的时间是
A. 3小时
B. 6小时
C. 8小时
D. 12小时
E. 24小时

答案与解析

1. C。巴式分级法是临床常用的宫颈刮片分级办法,可分为五级:Ⅰ级正常:未见异常细胞;Ⅱ级炎症,发现异常细胞,但均为良性;Ⅲ级可疑,发现可疑恶性细胞;Ⅳ级高度,发现待证实的癌细胞(高度可疑的恶性细胞),具有恶性特征但不够典型,或更典型但数目太少,需要复核,如高度可疑的未分化或退化癌细胞,或少数低分化癌细胞;Ⅴ级恶性,发现癌细胞,其恶性特征明显或数目较多,可作互相比较以确定为恶性者,如高分化的鳞状细胞癌或腺癌细胞;成群未分化或低分化癌细胞。
2. C。顺铂为铂的金属络合物,主要作用靶点为DNA,可导致DNA断裂和错码,从而破坏DNA的结构和功能。
3. E。子宫动脉栓塞化疗术后,穿刺点加压包扎24小时。术后24小时可适当床上翻身活动,但插管侧下肢制动24小时,同时注意观察同侧的足背动脉搏动。

九、子宫肌瘤患者的护理

1. 关于子宫肌瘤的叙述,**错误**的是
A. 是一种卵巢激素依赖性肿瘤
B. 通常分为肌壁间肌瘤、浆膜下肌瘤、黏膜下肌瘤3类
C. 肌瘤一般呈白色,质软
D. 肌瘤周围有假膜覆盖
E. 是女性生殖器中最常见的良性肿瘤

2. 患者,女性,40岁。因患子宫肌瘤入院,护士在采集病史时,应重点追溯的内容是
A. 是否有早婚早育史
B. 高血压家庭史
C. 是否长期使用雌激素
D. 睡眠情况
E. 饮食习惯

3. 患者,女性,40岁。有子宫肌瘤,引起经量增多。与经期延长最密切的因素是
A. 肌瘤的大小
B. 肌瘤的数目
C. 肌瘤的生长部位
D. 患者的年龄
E. 肌瘤的变性

答案与解析

1. C。子宫肌瘤多为球形实质性包块,表面光滑,质地较子宫肌层硬;单个或多个,大小不一,大体观可为大瘤体上附有小的仔瘤,但常为散在性多个分布。
2. C。一般认为子宫肌瘤的发生和生长可能与女性性激素长期刺激有关,需重点询问是否长期使用雌激素。
3. C。浆膜下肌瘤、肌壁间小肌瘤的患者常无明显月经改变,大的肌壁间肌瘤可使月经周期缩短,经期延长,经量增多,黏膜下肌瘤常表现为月经量过多,经期延长。肌瘤的生长部位决定了经期延长。

十、卵巢癌患者的护理

1. 患者,女性,42岁。因卵巢癌住院。常常哭泣,并且焦虑不安,对该患者首选的护理措施是
A. 倾听其倾诉并给予安慰
B. 通知主管医师

C. 让家属探视
D. 同意家属陪伴
E. 给予镇静药

2. 某患者入院行卵巢癌根治术。术前1天。护士为其所做的准备工作中**不包括**
A. 灌肠
B. 导尿
C. 备血
D. 备皮
E. 皮试

答案与解析

1. A。根据患者表现，最主要的护理问题为悲观和焦虑。
2. B。术日晨留置导尿管，而不是术前1天。

十一、绒毛膜癌患者的护理

1. 侵蚀性葡萄胎与绒毛膜癌最常见的转移部位是
A. 卵巢
B. 骨骼
C. 肺
D. 淋巴
E. 肾

2. 恶性葡萄胎与绒毛膜癌的主要**区别**是
A. 上皮高度增生有异型性
B. 有绒毛结构
C. 侵犯肌层和血管
D. 有出血坏死
E. 有阴道转移结节

答案与解析

1. C。侵蚀性葡萄胎与绒毛膜癌最常见的转移部位是肺。
2. B。恶性葡萄胎继续发展就是绒毛膜癌。两者的区别是后者有绒毛结构。

十二、葡萄胎及侵蚀性葡萄胎患者的护理

1. 关于侵蚀性葡萄胎的叙述，正确的是
A. 多继发于人工流产术后
B. 转移灶最常见的部分是肺部
C. 肺部转移灶表现为紫蓝色结节
D. 最主要的症状是停经后阴道出血
E. 侵蚀性葡萄胎是一种良性滋养细胞疾病

2. 确诊葡萄胎最重要的辅助检查是
A. 血/尿绒毛膜促性腺激素（HCG）测定
B. 超声检查
C. 多普勒胎心听诊检查
D. 腹部CT检查
E. 腹部X线检查

3. 葡萄胎患者术后避孕的最佳方法是
A. 针剂避孕药
B. 宫内节育器避孕
C. 口服避孕药避孕
D. 皮下埋植法避孕
E. 阴茎套、阴道隔膜

4. 葡萄胎患者清宫术后，护士对其健康教育，**错误**的是
A. 定期复查HCG
B. 注意月经是否规则
C. 观察有无阴道出血
D. 注意有无咳嗽、咯血等转移症状
E. 行安全期避孕

5. 患者，女性，35岁。绒毛膜癌，现患者主诉近来出现不明原因咳嗽、胸痛、反复咯血，胸片见片状阴影，首先考虑患者发生了
A. 胸膜炎
B. 肺结核
C. 肺脓肿
D. 肺转移
E. 肺炎

6. 患者，女性，40岁。侵蚀性葡萄胎，给予氟尿嘧啶和放线菌素D联合化疗8天。该患者可能出现的最严重不良反应是
A．恶心、呕吐
B．复发
C．骨髓抑制
D．出血性膀胱炎
E．口腔溃疡

7. 患者，女性，30岁。因"绒毛膜癌"入院行化疗。为确保化疗药物剂量准确，护士应在什么时候为其测量体重
A．每疗程用药前
B．每疗程用药中
C．每疗程用药后
D．每疗程用药前和用药中
E．每疗程用药前、用药中和用药后

答案与解析

1. B。侵蚀性葡萄胎多数在葡萄胎清除后6个月内发生，因此A选项错误；最常见的是肺转移，出现咳嗽、咯血等症状，X线胸片可见棉球状转移阴影，而发生在阴道、宫颈的转移表现为紫蓝色结节，因此B选项正确、C选项错误；最主要的症状是不规则的阴道出血，故D选项错误；侵蚀性葡萄胎是恶性滋养细胞肿瘤，因此E选项错误。

2. B。超声检查是诊断葡萄胎的重要辅助检查方法，采用经阴道彩色多普勒超声效果更好。完全性葡萄胎的典型超声影像学表现为增大的子宫内无妊娠囊或胎心搏动，宫腔内充满不均质密集状或短条状回声，呈"落雪状"，若水泡较大则呈"蜂窝状"。

3. E。葡萄胎是一种滋养细胞的良性病变，可发生于任何年龄的育龄期妇女，葡萄胎可分为完全性葡萄胎和部分性葡萄胎两类。葡萄胎患者随访期间必须严格避孕1年，首选避孕套，也可选择口服避孕药，一般不选用宫内节育器，以免穿孔或混淆子宫出血的原因。

4. E。葡萄胎清宫术后应严密随访，定期复查HCG，同时应注意月经是否规则，有无阴道异常出血，有无咳嗽、咯血及其他转移灶症状，定时做妇科检查、盆腔超声及X线胸片检查。随访期间必须严格避孕1年，避孕方法首选避孕套。

5. D。绒毛膜癌发生肺转移时常见症状为咳嗽、血痰或反复咯血、胸痛及呼吸困难。

6. C。化疗过程中，最常见和最严重的一种不良反应为造血功能障碍（骨髓抑制），主要表现为外周血液中的白细胞及血小板的下降。

7. D。化疗前测体重，以正确计算和调整剂量。化疗中应定期测量，必要时调整剂量。

十三、白血病患者的护理

1. 与白血病发病**无关**的是
A．药物化学因素
B．病毒因素
C．物理因素
D．免疫功能亢进
E．遗传因素

2. 急性白血病患者出血的主要原因是
A．反复感染
B．弥散性血管内凝血
C．血小板质和量的异常
D．白血病细胞浸润
E．感染毒素对血管的损伤

3. 患者，男性，43岁。慢性粒细胞白血病慢性期，脾大至脐平，血常规：白细胞$50×10^9/L$。血红蛋白105g/L；血小板$450×10^9/L$，护士健康指导时应向患者特别强调的是
A．劳逸结合
B．按时服药
C．保持情绪稳定
D．避免腹部受压

E．预防感冒

4．患者，男性，55岁。患急性淋巴细胞白血病，医嘱静脉推注长春新碱，护理措施**错误**的是

A．静脉推注时边抽回血边注药
B．外周静脉应选择粗直的
C．首选中心静脉
D．静脉推注药物前，先用生理盐水冲管，确定针头在静脉内方能注入
E．静脉推注时若发现外渗，立即拔针

5．患者，男性，10岁。患急性淋巴细胞白血病入院。治疗方案中有环磷酰胺。在化疗期间要特别加强监测的项目是

A．体温
B．血压
C．脱发
D．血常规
E．食欲

6．患者，女性，19岁。急性白血病。实验室检查：白细胞 $43\times10^9/L$，红细胞 $2.7\times10^{12}/L$，血红蛋白 67g/L，血小板 $10\times10^9/L$。此时，应着重观察患者的

A．活动耐力
B．尿量
C．营养状况
D．月经周期
E．颅内出血征兆

7．患者，男性，35岁。急性髓系白血病，应用高三尖杉酯碱做化疗。静脉滴注该药物时的最佳滴数是**低于**

A．每分钟20滴
B．每分钟40滴
C．每分钟50滴
D．每分钟60滴
E．每分钟70滴

8．患者，女性，42岁。白血病入院化疗3个周期后出现足趾麻木、腱反射消失等外周神经炎的表现，引起此不良反应的化疗药物为

A．长春新碱
B．泼尼松
C．柔红霉素
D．多柔比星
E．甲氨蝶呤

（9～11题共用题干）

患者，女性，30岁。因"无明显诱因出现乏力伴胸闷、气急,活动后症状加重3周"就诊，实验室检查：血红蛋白 77g/L，白细胞 $61.8\times10^9/L$，血小板 $183\times10^9/L$，异常细胞88%。为进一步诊治收入血液科病房。

9．为明确诊断，须行骨髓穿刺术。护士对患者解释穿刺的注意事项时，**错误**的内容是

A．目的是帮助明确诊断
B．穿刺时需采取膝胸卧位
C．穿刺后可能会有酸胀的感觉
D．穿刺后2～3天不宜洗澡
E．可以正常活动，不影响生活规律

10．患者被确诊为急性单核细胞白血病，给予DAH方案化疗（D，柔红霉素；A，阿糖胞苷；H，高三尖杉酯碱）。应用化疗药物后，护士应重点观察的是

A．心脏毒性表现
B．骨髓抑制表现
C．注射部位局部表现
D．膀胱毒性表现
E．神经毒性表现

11．患者病情缓解拟于近日出院，护士为其进行健康教育，告知注意监测血常规指标，血小板开始低于多少时应限制活动

A．$<300\times10^9/L$
B．$<100\times10^9/L$
C．$<50\times10^9/L$
D．$<20\times10^9/L$
E．$<10\times10^9/L$

第 13 章 肿瘤患者的护理

(12~13题共用题干)

患儿，男，2 岁。因白血病，肺部感染入院。上午 10 时测体温 39.8℃，给予降温。

12．给予该患儿的降温方式是
A．冰袋
B．冰帽
C．冰槽
D．乙醇拭浴
E．温水拭浴

13．适宜该患儿进食的食物是
A．馒头
B．油条
C．饺子
D．包子
E．稀粥

答案与解析

1．D。白血病的发生与很多因素有关：①生物因素，主要包括病毒感染和自身免疫功能异常等，因此 B 正确。②化学因素，如接触苯及其衍生物，某些抗肿瘤的细胞毒药物（如氮芥等），因此 A 正确。③还与放射因素有关，如 X 射线及电离辐射等，因此 C 正确。④遗传因素，家族性白血病发病率明显高于普通人，因此 E 正确。此外某些血液病，如骨髓增生异常综合征、淋巴瘤等最终可能发展成白血病。白血病是人体免疫缺陷型疾病。

2．C。出血的主要原因是因为血小板减少，此外，血小板功能异常、凝血因子减少，以及白血病细胞的浸润和感染细菌毒素对血管的损伤等也有关系。

3．D。患者出现脾大，应避免腹部受压，尽量避免弯腰和碰撞腹部，以避免脾破裂。

4．E。长春新碱对血管有刺激作用，因此，要注意保护血管。当发生药物外渗时应立即停止药物注射，不要拔针，尽量回抽渗入皮下的药液。

5．D。环磷酰胺的主要不良反应是骨髓抑制、恶心、呕吐、脱发、出血性膀胱炎。其中骨髓抑制可加重患者贫血、感染和出血的风险而危及生命，因此要注意定期查血象。

6．E。患者的血小板计数严重低于正常值，红细胞计数与血红蛋白也低于正常值，容易发生出血，因此要着重观察颅内出血的征兆。

7．B。静脉滴注的一般速度为每分钟 30~60 滴，但是化疗药物对血管组织的刺激性很大，因此，在静脉滴注时速度不能过快，以免发生静脉炎损伤血管，稀释为 500ml 的高三尖杉酯碱要滴注 3 小时以上，最佳滴注速度为每分钟 40 滴。

8．A。泼尼松的不良反应是类库欣综合征、高血压、糖尿病，B 错误。柔红霉素和多柔比星的不良反应是骨髓抑制、心脏损害、消化道反应，C 和 D 错误。甲氨蝶呤的不良反应是口腔及胃肠道黏膜溃疡、肝损害、骨髓抑制，E 错误。长春新碱可引起末梢神经炎、手足麻木感。

9．B。根据穿刺部位帮助患者采取合适的体位，若位于胸骨、髂前上棘做穿刺取仰卧位，前者还需用枕头垫于背后，以使胸部稍突出。若于髂后上棘穿刺则取侧卧位或俯卧位。棘突穿刺点则取坐位，尽量弯腰，头俯曲于胸前使棘突暴露。

10．A。柔红霉素、高三尖杉酯碱类药物可引起心脏传导损害，用药前后应监测患者的心率、心律及血压。

11．C。血小板的正常值（100~300）$\times 10^9$/L，当低于 50×10^9/L 时既有出血倾向，要限制活动。

12．A。发热是血液病患者的常见症状，常见于再生障碍性贫血、白血病等。高热患者可先给予物理降温，如冰敷前额及大血管经过的部位（如颈部、腋窝和腹股沟），有出血倾向的患者禁用乙醇或温水拭浴，以防局部血管扩张而进一步加重出血。由于几乎所有的白血病患者在整个病程中均有不同程

· 233 ·

度的出血，因此，采用冰袋降温较为妥当。
13．E。对于体温过高的白血病患者，应给予高热量，富含蛋白质和维生素，清淡易消化的饮食，以半流食为主，少量多餐。避免进食高糖、高脂肪、产气过多和辛辣的食物，并尽可能满足患者的饮食习惯或对食物的要求，以增加食欲。

十四、骨肉瘤患者的护理

最容易发生骨肉瘤转移的脏器是
A．脑
B．肺
C．肝
D．脾
E．肾

答案与解析

B。骨肉瘤转移早而迅速，转移瘤几乎完全发现于肺部，通过肺部转移至其他器官者则罕见。

十五、颅内肿瘤患者的护理

1．颅内肿瘤最好发的部位是
A．大脑半球
B．小脑
C．脑室
D．脑干
E．鞍区

2．颅内肿瘤发病率最高的是
A．脑膜瘤
B．神经胶质瘤
C．垂体腺瘤
D．颅咽管瘤
E．听神经瘤

3．患者，男性，40岁。脑肿瘤手术后留置脑室引流管。通常的情况下每日引流量不宜超过
A．200ml
B．600ml
C．300ml
D．500ml
E．400ml

答案与解析

1．A。颅内肿瘤的发生部位往往与肿瘤类型有明显关系，发病部位以大脑半球最多，其次为蝶鞍、鞍区周围、小脑脑桥角、小脑、脑室及脑干。
2．B。神经胶质瘤来源于神经上皮，是颅内最常见的恶性肿瘤。
3．D。脑室引流的护理：保持引流管开口高于侧脑室平面10～15cm，以维持正常的颅内压。需要搬动患者时应将引流管暂时夹闭，防止脑脊液反流引起逆行性感染。控制引流速度，术后早期抬高引流瓶（袋），待颅内压力平衡后再降低引流瓶（袋）。每日引流量以不超过500ml为宜。

十六、乳腺癌患者的护理

1．乳腺癌特征性的乳腺体征是
A．肿块
B．酒窝征
C．乳头内陷
D．乳头溢液
E．红、肿、热、痛

2．根据乳腺癌淋巴转移的主要途径，护理评估应重点关注的部位是
A．腹股沟
B．颌下
C．颈后
D．颈前
E．腋窝

3. 患者，女性，35 岁。右侧乳腺癌根治术后，患者出院时，提示患者掌握了正确的健康教育内容的描述是
A．"我出院后要穿几周紧身衣保持体形"
B．"在我化疗期间，我要坚持吃素"
C．"我要注意避孕，2 年内我不能怀孕"
D．"我要坚持右侧上肢的功能锻炼"
E．"我下个月准备去做乳房再造术"

4. 患者，女性，39 岁。行右侧乳腺癌根治术，术后生命体征平稳。家属探视时感觉伤口处包扎过紧，问护士"为什么包得这么紧啊？"护士的正确解释是
A．防止感染
B．保护伤口
C．防止皮瓣坏死
D．有利于引流
E．利于肢体功能恢复

5. 患者，女性，28 岁。乳腺癌扩大根治术后咨询护士可以妊娠的时间是术后
A．1 年
B．2 年
C．3 年
D．4 年
E．5 年

（6～7 题共用题干）

患者，女性，47 岁。发现右侧乳房内无痛性肿块 2 个月。体格检查：右侧乳房外上象限可扪及直径约 4cm 的肿块，边界不清，质地硬，局部乳房皮肤出现"橘皮样"改变，经活组织病理学检查证实乳腺癌，行乳腺癌改良根治术。

6. 该患者乳房皮肤出现"橘皮样"改变，是由于
A．癌细胞阻塞皮下淋巴管
B．癌肿侵犯乳房
C．癌肿与胸肌粘连
D．癌肿与皮肤粘连
E．癌肿侵犯乳管

7. 术后第 2 天，对患者采取的护理措施**不正确**的是
A．患侧垫枕以抬高患肢
B．保持伤口引流管通畅
C．观察患侧肢端的血液循环
D．指导患侧肩关节的活动
E．禁止在患侧手臂测血压、输液

（8～9 题共用题干）

患者，女性，32 岁。在得知自己被确诊为乳腺癌早期时，忍不住躺在病床上失声痛哭。这时护士问："你现在觉得怎么样？"但患者一直低头不语，不愿意和护士沟通。之后的几天内，患者情绪很低落，常为一些小事伤心哭泣。

8. 当护士试图和患者沟通时，目前影响护患沟通的核心问题是患者的
A．个性
B．情绪
C．能力
D．态度
E．生活背景

9. 当患者因沮丧而哭泣时，护士**不恰当**的沟通行为是
A．制止她哭泣，告诉她要坚强面对
B．坐在她身边，轻轻地递给她纸巾
C．轻轻地握住她的手，默默陪伴她
D．在她停止哭泣时，鼓励她说出悲伤的原因
E．当她表示想独自一人安静一会儿时，为她提供一个适当的环境

答案与解析

1. B。只有酒窝征是乳腺癌的特征性体征，其他几项在乳房疾病中都会有体现。酒窝征就是肿瘤累及 Copper 韧带，使其缩小而致使肿瘤表面皮肤凹陷而出现的。

2．E。乳腺癌淋巴转移的途径为经胸大肌外侧淋巴管－同侧腋窝淋巴结－锁骨下淋巴结－锁骨上淋巴结－胸导管或右淋巴管－静脉－远处转移。

3．D。A选项错误,穿紧身衣会束缚压迫伤口,影响正常的血液循环,不利于伤口愈合。患者术后要坚持放、化疗,期间因抵抗力低,应加强营养,因此B错误。患者在术后5年内都要避孕,因此C也错误。在术后早期应尽量避免再次手术,会使伤口愈合缓慢,因此E错误。

4．C。包扎紧密使皮瓣紧贴胸壁,防止积液积气的产生,并且要告知患者不可随意松紧绷带。

5．E。术后5年内都应避免妊娠,防止乳腺癌复发。

6．A。橘皮征是由于皮下淋巴管被癌细胞堵塞,导致淋巴回流障碍,然后出现真皮水肿,乳房皮肤出现"橘皮样"改变。

7．D。术后第2天不能进行肩关节的活动,因为皮瓣未愈合,若此时做肩关节活动会导致积液、积气的产生。应在术后1～2周皮瓣基本愈合后再开始做肩关节的运动。

8．B。患者在得知自己的病情时,躺在床上失声痛哭,由于自己的情绪低落,才不愿意与护士沟通。

9．A。患者在刚得知自己病情的时候情绪十分低落,此时应当给患者一个缓解期来慢慢接受自己的病情将自己心中的情绪发泄出来,而不是制止。

十七、子宫内膜癌患者的护理

患者,女性,55岁。因绝经后5年出现阴道不规则出血入院,经检查诊断为子宫内膜腺癌。患者咨询本病最常用的治疗方案,护士正确的回答是
A．化疗
B．手术治疗
C．中药治疗
D．放疗
E．放疗、化疗结合

答案与解析

B。子宫内膜癌是发生于子宫体内膜层的一组上皮性恶性肿瘤,其中来源于子宫内膜腺体的腺癌最常见。手术治疗是子宫内膜癌患者首选的治疗方法,通过手术切除病灶,同时进行手术-病理分期。

十八、原发性支气管肺癌患者的护理

(附:全身麻醉患者的护理)

1．原发性支气管肺癌的起源部位是
A．毛细支气管
B．支气管腺体或黏膜
C．主支气管
D．纵隔黏膜
E．肺泡黏膜

2．表示肺癌已有全身转移的表现是
A．痰中带血
B．持续性胸痛
C．股骨局部破坏
D．间歇性高热
E．持续性胸腔积液

3．全身麻醉患者清醒前最危险的并发症是
A．窒息
B．体温过低
C．坠床
D．引流管脱落
E．意外损伤

4．患者,男性,70岁。因患肺癌行多次放疗,护士进行皮肤护理正确的是
A．保持皮肤干燥,清洁
B．肥皂水清洗

C. 热敷理疗
D. 外用药物
E. 按摩

5. 患者，男性，48岁。确诊为支气管肺癌后，患者表现为沉默、食欲缺乏、夜间入睡困难、易怒。护理工作中最应重视的问题是
A. 继续加强与患者的沟通交流
B. 鼓励患者自我表达，宣泄情绪
C. 可利用治疗效果好的患者现身说法，正面宣教
D. 防自杀、防伤人、防出走
E. 家属加强支持与安慰

6. 患者，男性，62岁。支气管肺癌手术切除病灶后准备出院。在进行出院健康指导时，应该告诉患者出现哪种情况时必须尽快返院就诊
A. 鼻塞、流涕
B. 夜间咳嗽
C. 伤口瘙痒
D. 痰中带血
E. 食欲缺乏

7. 患者，男性，62岁。支气管肺癌手术后3天，目前一般情况尚可，但有痰不易咳出。最适宜采取的排痰措施是
A. 指导深呼吸咳嗽
B. 给予叩背
C. 给予机械振荡
D. 给予体位引流
E. 给予吸痰

8. 患者，男性，67岁。肺癌，给予环磷酰胺化疗，护士需要密切观察该患者的不良反应是
A. 心脏损害
B. 脱发
C. 胃肠道反应
D. 出血性膀胱炎
E. 口腔溃疡

9. 患者，女性，45岁。小学文化。刚刚知晓自己被诊断为原发性支气管肺癌，询问护士："我是不是活不了多久了？"针对该患者的心理护理。错误的是
A. 耐心倾听患者的诉说
B. 讲解有关疾病知识及治疗措施
C. 安排家庭成员和朋友定期看望患者
D. 指导患者立遗嘱安排后事
E. 安慰患者，保持积极情绪

（10~13题共用题干）
患者，男性，48岁。支气管肺癌。病理组织报告为"鳞状细胞癌"。

10. 按解剖学部位分类，该癌肿最常见的类型是
A. 周围型
B. 混合型
C. 边缘型
D. 中央型
E. 巨块型

11. 患者进行肿瘤切除术后，需要进行化疗，输注化疗药前与患者沟通，最重要的注意事项是
A. 健康教育
B. 评估血管
C. 保护血管
D. 血液检验指标正常
E. 告知患者，并要求签署化疗同意书

12. 患者在输注化疗药过程中，突然感觉静脉穿刺处疼痛，紧急处理措施是
A. 安慰患者
B. 检查有无回血，如有回血继续输注
C. 拔掉液体
D. 立即停止输液，做进一步处理
E. 通知医师

13. 患者治疗过程中，白细胞低于多少时应停止化疗或减量

A． $6.5×10^9/L$
B． $5.5×10^9/L$
C． $4.5×10^9/L$
D． $3.5×10^9/L$
E． $2.5×10^9/L$

（14～15题共用题干）

患者，男性，45岁。汽车修理工。间断咳嗽3个月，无痰。近20天出现咳嗽加剧，痰中带血，无发热、寒战等症状。体格检查：体温36.7℃，脉搏每分钟78次，呼吸每分钟19次，血压110/70mmHg。浅表未扪及淋巴结。高度怀疑肺癌。

14．在收集患者病史资料时，**不能**遗漏的重要信息是
A．吸烟史
B．服药史
C．婚姻状况
D．营养状况
E．心理状态

15．患者确诊为肺癌，给予化疗，输注化疗药物需要建立静脉通道，首选的液体为
A．5%葡萄糖溶液
B．10%葡萄糖溶液
C．5%葡萄糖盐水
D．生理盐水
E．复方氯化钠溶液（林格液）

答案与解析

1．B。支气管肺癌主要起源于支气管黏膜上皮，可以向支气管管腔内或邻近的肺组织生长，并可通过淋巴、血行转移或直接向支气管转移扩散。

2．C。股骨局部破坏说明癌细胞已经转移到骨，而题中的其他选项则是晚期癌肿侵及或癌肿压迫周围器官引起的。

3．A。此时患者的呕吐反射、咳嗽反射还没有恢复，最容易引起分泌物或呕吐物窒息，以及舌后坠引起窒息。

4．A。放疗患者皮肤不可用肥皂水清洗，避免冷敷和热敷刺激皮肤，B、C错误。也不可涂抹药物，防止过敏发生，D选项也错误。按摩会加重皮肤损伤，E错误。保持干燥清洁，可以防止溃烂，促进伤口的愈合。

5．D。确诊支气管肺癌后，患者表现为沉默、易怒，上述选项中的措施都是应当采取的，但其中最应重视的是防自杀、防伤人、防出走。

6．D。若有伤口疼痛、咯血、进行性倦怠，患者应返回医院就诊，查明原因。

7．A。痰液黏稠和气道纤毛清除功能以及呼吸咳痰的方法是影响排痰效果的两大主要因素。肺切除的患者，存在气道纤毛摆动频率减慢，呼吸肌功能减弱，所以呼吸的训练及正确的咳嗽、咳痰方法能最大限度的动员全部吸气肌和呼吸肌收缩，增强纤毛清除功能。

8．D。环磷酰胺不良反应：骨髓抑制、中毒性肝炎、出血性膀胱炎、脱发、性腺抑制。

9．D。这样说会降低患者的自信心，不利于接受治疗。

10．D。鳞状细胞癌大多起源于较大的支气管，以中央型肺癌多见。

11．E。应在化疗前给患者及家属解释清楚，化疗的作用及不良反应，让患者做好心理准备。

12．D。应立即停止输注，查找原因，防止发生意外。

13．D。白细胞过低会增加感染的风险，降低患者免疫力。

14．A。肺癌患者绝大多数都有吸烟史。

15．D。静脉注射化疗药前，先用生理盐水冲管，确定注射针头在静脉内方可注入药物；静脉注射时要边抽回血边注药，以保证药液无外渗；药物输注完毕再用生理盐水10～20ml冲洗后拔针，以减轻药物对局部血管的刺激。

第14章 血液、造血器官及免疫疾病患者的护理

一、血液及造血系统的解剖生理

1. 正常小儿白细胞分类出现两次交叉的年龄分别是
A．2～4 日龄和 1～3 岁
B．4～6 日龄和 4～6 岁
C．6～8 日龄和 4～6 岁
D．8～10 日龄和 8～10 岁
E．13～15 日龄和 13～15 岁

2. 小儿发生生理性贫血的年龄是
A．1 月龄内
B．2～3 月龄
C．半岁时
D．1 岁时
E．12～18 月龄

答案与解析

1. B。4～6 日龄中性粒细胞和淋巴细胞两者比例相等，4～6 岁两者比例再次相等。
2. B。婴儿出生后，红细胞破坏较多（生理性溶血）。再加上婴儿生长发育迅速，血循环量迅速增加，红细胞数和血红蛋白量逐渐减低。至 2～3 月龄时出现轻度贫血，称为"生理性贫血"。

二、缺铁性贫血患者的护理

1. 患者，女性，16 岁。诊断为缺铁性贫血入院。护士为其进行饮食指导时，最恰当的食物组合是
A．鱼、咖啡
B．瘦肉、牛奶
C．羊肝、橙汁
D．鸡蛋、可乐
E．豆腐、绿茶

2. 患者，女性，28 岁。乏力、心悸、头晕 2 个月就诊。患者面色苍白，皮肤干燥。医嘱血常规检查。护士在解释该检查目的时的正确说法是
A．检查是否有感染
B．检查是否有出凝血功能障碍
C．检查是否有贫血及其程度
D．检查肝功能是否有损害
E．检查肾功能是否有损害

3. 患者，女性，40 岁。近 1 个月来自觉疲乏，无力，头晕。医嘱硫酸亚铁溶液口服，为减少不良反应，正确的给药指导是
A．饭前服用
B．直接喝取
C．茶水送服
D．牛奶送服
E．服药后及时漱口

答案与解析

1. C。维生素 C 可促进铁的吸收，羊肝富含铁，橙汁富含维生素 C，两者同时服用可促进铁的吸收。

2．C。根据患者表现来看怀疑是贫血。
3．E。由于铁剂会带来胃肠道反应，因此，应于餐中或餐后服用，避免与牛奶、茶、咖啡同服，要使用吸管服用，并且服用后漱口，防止牙变黑。

三、营养性巨幼细胞贫血患者的护理

患儿，男，1岁。近来出现厌食、呕吐，反应低下。少哭不笑。体格检查：患儿颜面虚胖、皮肤苍白、表情呆滞，肢体及头部震颤。医嘱应用维生素 B_{12} 治疗，若治疗有效，该患儿最先出现的改变是
A．网织红细胞上升
B．血红蛋白上升
C．精神、食欲好转
D．震颤缓解
E．面色转红

答案与解析

A。巨幼细胞贫血的一般临床表现除乏力、头晕、活动后气短、心悸外，严重贫血者可有轻度黄疸。胃肠道症状包括反复发作的舌炎，舌面光滑、乳突及味觉消失，食欲缺乏；腹胀、腹泻及便秘偶见。维生素 B_{12} 缺乏性的巨幼细胞贫血会出现末梢神经炎、共济失调等。患者在应用维生素 B_{12} 治疗后有效，网织红细胞一般于治疗后2～4天开始升高，以后血细胞比容和血红蛋白逐渐增高，血红蛋白可在1～2个月恢复正常。

四、再生障碍性贫血患者的护理

1．最易引起再生障碍性贫血的药物是
A．氯霉素
B．磺胺药
C．链霉素
D．合霉素
E．苯巴比妥

2．治疗慢性再生障碍性贫血的首选药物是
A．糖皮质激素
B．免疫抑制药
C．阿司匹林
D．雄激素
E．造血因子

3．患者，男性，35岁。因再生障碍性贫血入院治疗，入院当日血常规结果回报血红蛋白 59g/L，护士对该患者制订的休息与活动计划为
A．绝对卧床休息，协助自理活动
B．卧床休息为主，间断床上及床边活动
C．床上活动为主，适当增加休息时间
D．床边活动为主，增加午睡及夜间睡眠时间
E．适当进行室内运动，避免重体力活动

4．患者，男性，28岁。因皮肤黏膜出血来诊。判断为"再生障碍性贫血"入院。现患者有高热并且时有抽搐。此时最适宜的降温措施是
A．温水擦浴
B．乙醇擦浴
C．冷水灌肠
D．口服解热药
E．头部及大血管处放置冰袋

5．患者，女性，32岁。因再生障碍性贫血接受丙酸睾酮注射治疗1个月余。护士每次在为患者进行肌内注射前应首先检查
A．注射部位是否存在硬块
B．面部有无痤疮
C．有无毛发增多
D．有无皮肤黏膜出血
E．口唇、甲床的苍白程度

6．患者，女性，36岁。以重型再生障碍性贫血入院。体格检查：四肢皮肤散在瘀斑，口腔多处溃疡，最大1.1～1.5cm，触痛，牙龈渗血。咽部轻度充血。根据目前情况，预防口腔感染的护理措施是

A．住单人病房
B．嘱患者戴上口罩
C．根据 pH 选择消毒液漱口，每日 3 次
D．每日刷牙 3 次以上
E．暂时不要外出活动

答案与解析

1．A。药物和化学物质是引起再生障碍性贫血最常见的致病因素。具有高度危险性的药物有抗癌药、氯霉素、合霉素、磺胺药、保泰松、苯巴比妥、阿司匹林、抗癫痫药、吲哚美辛、甲巯咪唑、卡比马唑、异烟肼等，其中以氯霉素最多见。

2．D。雄激素为治疗慢性再障首选药物，作用机制可能是刺激肾产生红细胞生成素，对骨髓有直接刺激红细胞生成作用。

3．A。患者血红蛋白 59g/L，属重度贫血，应绝对卧床休息。

4．E。再生障碍性贫血患者高热降温，最佳物理降温方法是头部及大血管处放置冰袋。

5．A。丙酸睾酮为油剂，不易吸收，局部注射常可形成硬块，甚至发生无菌性坏死。

6．C。再生障碍性贫血的患者由于口腔黏膜和牙龈的出血、高热状态，以及长期使用抗生素等原因，容易继发口腔感染，因此，需经常进行口腔护理，督促患者养成进餐前后、睡前、晨起用生理盐水或消毒液漱口的习惯，C 正确。频繁刷牙，会损伤口腔及牙龈造成局部出血进而继发感染而加重病情，不选 D。

五、血友病患者的护理

患者，男性，26 岁。血友病 16 年，胃大部切除术后 2 小时出现烦躁不安，切口敷料渗血，值班护士首先应采取的措施是
A．监测血糖变化
B．监测生命体征
C．观察皮肤受压情况
D．查看患者病历
E．查看四肢活动情况

答案与解析

B。根据题干怀疑患者出现术后出血，应严密观察患者的生命体征，包括血压、脉搏、心率、呼吸、神志和体温的变化。

六、特发性血小板减少性紫癜患者的护理

1．患者，女性，28 岁。印刷厂彩印车间工人，因特发性血小板减少性紫癜住院，应用糖皮质激素治疗 15 天后好转出院，护士进行出院前的健康指导时，<u>错误</u>的是
A．必须调换工种
B．坚持饭后服药
C．避免到人多聚集的地方
D．注意自我病情监测
E．若无新发出血可自行停药

2．患者，女性，26 岁。反复发生皮肤黏膜瘀点、瘀斑入院，诊断为特发性血小板减少性紫癜。住院期间护士发现患者出现脉搏增快、视物模糊、瞳孔大小不等，患者最可能出现了
A．心力衰竭
B．眼部疾病
C．颅内出血
D．消化道出血
E．呼吸道出血

3．患儿，男，10 月龄。今晨家长发现其眼眶周围密集针尖大小的出血点，经实验室检查诊断为特发性（急性型）血小板减少性紫癜，为及早识别颅内出血的发生，应重点监测患儿的
A．骨髓象巨核细胞比例
B．血小板计数
C．红细胞计数

D. 白细胞计数
E. 血红蛋白含量

答案与解析

1. E。服用糖皮质激素者必须按医嘱、按时、按剂量、按疗程服药，不可自行减量或停药，以免加重病情。
2. C。此病全身都有可能发生出血，患者出现了瞳孔大小不等大，视物模糊很可能是颅内出血所导致的。
3. B。当血小板低于 20×10^9/L 时可发生内脏出血，颅内出血更危险，尤其是当血小板低于 10×10^9/L 要特别注意。

七、过敏性紫癜患者的护理

1. 过敏性紫癜的首发症状是
   A. 皮肤紫癜
   B. 突发性腹痛
   C. 可累及大关节
   D. 可出现血尿和蛋白尿
   E. 脐周疼痛

2. 患儿，男，9岁。下肢及臀部有紫红色荨麻疹，膝、距小腿关节肿胀、疼痛，诊断为过敏性紫癜，下列护理措施哪项**不正确**
   A. 保持皮肤的清洁与干燥
   B. 加强关节功能锻炼
   C. 注意尿色变化
   D. 紫癜处清洗时用温水
   E. 遵医嘱给予抗过敏等药物

答案与解析

1. A。皮肤紫癜是最早也是最常见的症状。
2. B。对于发作期患者应卧床休息，避免过早或过多的锻炼，可使症状加快消失。

八、弥散性血管内凝血患者的护理

1. 以下符合 DIC 最早征兆表现的是
   A. 消化道出血
   B. 血小板黏附性降低
   C. 凝血时间缩短
   D. 抽出的静脉血不易凝固
   E. 静脉血不易抽出、易凝固

2. 下列药物中属于 DIC 早期最常用抗凝药物的是
   A. 阿司匹林
   B. 枸橼酸钠
   C. 肝素
   D. 低分子肝素钙（速避凝）
   E. 低分子右旋糖酐

答案与解析

1. A。出血是 DIC 最常见的临床表现之一。凝血时间延长且抽出血易凝固。
2. C。肝素是早期最常用的抗凝药物，也是首选药物。

第15章 内分泌营养及代谢疾病患者的护理

一、内分泌系统的解剖生理

分泌胰岛素的主要细胞是
A．胰岛 A 细胞
B．胰岛 B 细胞
C．胰岛 C 细胞
D．胰岛 D 细胞
E．胰岛 PP 细胞

答案与解析

B。胰岛 A 细胞分泌胰高血糖素，胰岛 B 细胞分泌胰岛素。

二、单纯性甲状腺肿患者的护理

患者，女性，28 岁。双侧甲状腺肿大 2 年，眼球突出，食欲亢进。对该患者心理疏导的措施**不包括**
A．理解患者，态度温和与其沟通
B．对患者关心的问题给予耐心解释
C．适当的外表修饰可增加自信
D．指导患者多做运动
E．鼓励患者家属给予患者关爱和理解

答案与解析

D。指导患者多做运动并不属于心理疏导的措施，同时甲状腺功能亢进症的患者由于蛋白质分解增加、甲状腺毒性心脏病、肌无力等原因会出现活动无耐力，活动应以不感到疲劳为度，增加休息时间。

三、甲状腺功能亢进症患者的护理

1．甲状腺功能亢进症患者行基础代谢率测定的时间宜在
A．下午 2 时、餐后和静卧
B．清晨、空腹和静卧
C．下午 6 时、餐前、静卧
D．晚睡前、餐后和静卧
E．中午 12 时，静卧

2．甲状腺功能亢进症眼球突出的眼部护理内容**不包括**
A．佩戴有色眼镜
B．睡前涂抗生素眼膏
C．睡觉或休息时，抬高头部
D．多食碘盐
E．加盖眼罩防止角膜损伤

3．甲状腺功能亢进症患者的心理护理，**错误**的是
A．限制患者参与团体活动
B．向患者家属解释病情
C．与患者交谈，鼓励患者表达内心的感受
D．指导患者家属勿提供兴奋、刺激的消息
E．理解同情患者，保持情绪稳定

4．**不属于**甲状腺功能亢进症患者最常见的情绪改变是
A．神经过敏
B．多言好动

· 243 ·

C．易激动
D．悲伤
E．注意力不集中

5．患者，女性，35岁。因甲状腺功能亢进症接受放射性 ^{131}I 治疗。治疗后护士应嘱患者定期复查，以便及早发现
A．甲状腺癌变
B．诱发甲状腺危象
C．粒细胞减少
D．眼球突出恶化
E．永久性甲状腺功能减退症

6．患者，女性，22岁。因甲状腺功能亢进症住院手术治疗。术后第1天患者出现轻微声嘶，表现焦虑。为了减轻不适感，正确的健康教育是告知患者
A．轻微声嘶是暂时的
B．减少饮水量
C．冷敷局部
D．平卧位
E．及早练习发音

7．某甲状腺功能亢进症患者，拟行甲状腺次全切除术，术前给予碘剂口服。在进行术前健康教育时，对服用碘剂的正确解释是
A．减少甲状腺血流
B．抑制甲状腺素分泌
C．抑制甲状腺素合成
D．增加甲状腺球蛋白分解
E．防止缺碘

8．护士为甲状腺功能亢进症患者进行服用甲硫氧嘧啶的用药指导，用药后1～2个月需要观察的主要不良反应是
A．静脉炎
B．粒细胞减少
C．肾功能损害
D．胃肠道不适
E．听神经损伤

（9～12题共用题干）
患者，女性，20岁。因近1个月脾气暴躁、怕热、多汗、多食、失眠去医院就诊。体格检查：甲状腺1度肿大，两手微抖，有轻度眼球突出，心率每分钟90次。实验室检查：T_3 为6.5nmol/L，T_4 为263nmol/L，均高于正常水平。

9．该患者最可能的诊断是
A．生理性甲状腺肿
B．甲状腺功能亢进性心脏病
C．甲状腺功能亢进症
D．地方性甲状腺肿
E．甲状腺癌

10．该患者的最佳治疗方法是
A．手术治疗
B．放射性 ^{131}I 治疗
C．普萘洛尔治疗
D．甲巯咪唑治疗
E．碘化钾治疗

11．应用此治疗期间，应观察的不良反应是
A．红细胞减少
B．粒细胞减少
C．骨质疏松
D．声嘶
E．甲状腺功能低下

12．患者出现上述不良反应时，正确的护理措施是
A．给予含铁丰富的饮食
B．补充甲状腺素
C．给予含钙丰富的饮食
D．给予清咽含片
E．预防感染

答案与解析

1．B。基础代谢率测定应在禁食12小时、睡眠8小时、静卧空腹状态下进行。计算公

式为：基础代谢率%=（脉率+脉压）-111。

2．D。甲状腺功能亢进症眼球突出的眼部护理：外出佩戴有色眼镜，减少光线、异物及灰尘的刺激；经常点眼药，保持眼球湿润；睡前涂抗生素眼膏，眼睑不能闭合者，加盖眼罩或覆盖无菌纱布，防止角膜损伤；睡觉或休息时，抬高头部，减轻球后水肿。遵医嘱利用利尿药，减少钠盐摄入。

3．A。指导患者做一些分散注意力的活动，而不是限制患者活动。

4．D。悲伤是甲状腺功能减退症常见的情绪改变。

5．E。甲状腺有很强的摄碘能力，^{131}I也被甲状腺摄取，放射性^{131}I易致甲状腺功能低下，应定期复查，严格掌握剂量和密切观察不良反应，以免造成永久性甲状腺功能减退症。

6．A。甲状腺功能亢进症术后1天，出现轻微声嘶，首先考虑可能在术中钳夹了喉返神经，造成喉返神经轻微挫伤，或术后血肿形成后压迫喉返神经，这些损伤均为暂时的，通过适当的针刺、理疗可以恢复。由于患者目前已出现焦虑状况，护理时应避免刺激患者，并给予安慰，以免加重焦虑。

7．A。碘剂的作用在于抑制蛋白水解酶，减少甲状球蛋白的分解，从而抑制甲状腺素的释放，还能减少甲状腺的血流量，减少腺体充血，使腺体缩小变硬。但由于碘剂不能抑制甲状腺素的合成，因此一旦停服后，储存于甲状腺滤泡内的甲状球蛋白大量分解，将使甲状腺功能亢进症状重新出现、甚至加重，因此，凡不准备施行手术治疗的甲状腺功能亢进症患者均不能服用碘剂。

8．B。甲硫氧嘧啶常见不良反应：①粒细胞减少；②药疹；③中毒性肝炎、肝坏死、精神病等。

9．C。甲状腺功能亢进症在临床上有三大主要症状：甲状腺激素分泌过多综合征、甲状腺肿大和眼征。根据题干中该患者的症状体征表现及实验室检查结果可判断该患者最有可能患了甲状腺功能亢进症。

10．D。抗甲状腺药物治疗适应范围广，无论大人小孩，男性还是女性，轻症或者重症甲状腺功能亢进症，首次发病还是甲状腺功能亢进复发，孕妇或哺乳女性甲状腺功能亢进症都可以用药物治疗。抗甲状腺药物的代表药物为甲巯咪唑和丙硫氧嘧啶。

11．B。抗甲状腺药物的严重不良反应为粒细胞减少，严重者可致粒细胞缺乏症。主要发生在治疗开始后2~3个月，需定期复查血常规，当白细胞低于3×10^9/L或中性粒细胞低于1.5×10^9/L时应停药。

12．E。轻度粒细胞减少者，不需特别的预防措施；中度减少者，感染概率增加，应减少进出公共场所，注意皮肤、口腔、呼吸道卫生，去除慢性感染灶；粒细胞缺乏者，应采取隔离措施，防止交叉感染。

四、甲状腺功能减退症患者的护理

患者，女性，50岁。患甲状腺功能减退症2年，家属主诉患者记忆力严重减退、反应迟钝、经常猜疑他人，家人都无法和其正常交流和相处，该患者目前存在的主要心理问题是

A．焦虑
B．恐惧
C．社交障碍
D．角色紊乱
E．自我形象紊乱

答案与解析

C。患者记忆力减退，反应迟钝，猜疑，无法同家人正常交流和相处，已经无法正常完成社交活动，属于社交障碍。

五、库欣综合征患者的护理

库欣综合征的典型临床表现<u>不包括</u>
A．低血压

B. 向心性肥胖、皮肤紫纹
C. 情绪不稳定、失眠、烦躁
D. 皮肤变薄，多血质面容
E. 月经不规律

答案与解析

A。库欣综合征临床表现：①特征性外貌，满月面，向心性肥胖，腹部膨出，而四肢显得相对细小，锁骨上及颈背部有脂肪堆积，形成所谓水牛背，故 B 正确。②心血管系统，约 75%的库欣综合征患者有高血压，故 A 错误。③精神症状，约有 66%患者有精神症状，故 C 正确。④性腺功能障碍，女性多数有月经紊乱或闭经，且多伴有不孕；故 E 正确。⑤糖代谢紊乱的表现，约 70%患者有不同程度的糖代谢紊乱。⑥皮肤色素沉着，异位促肾上腺皮质激素（ACTH）综合征患者明显，故 D 正确。

六、糖尿病患者的护理

1. 为早期判断 2 型糖尿病患者有无糖尿病肾病，下列哪项化验最有价值
A. 血尿素氮（BUN）
B. 血肌酐（Cr）
C. 24h 尿蛋白定量
D. 尿微量白蛋白排泄率（UAER）
E. 尿肌酐清除率

2. 对血糖在正常范围者没有降血糖作用的药物是
A. 胰岛素
B. 格列本脲（优降糖）
C. 格列吡嗪
D. 格列喹酮
E. 二甲双胍

3. 在使用胰岛素的过程中，老年人糖尿病患者更易发生低血糖症的主要原因是

A. 对胰岛素敏感导致血糖降低
B. 肾糖阈降低导致尿糖排出过多
C. 胃肠功能差导致糖类摄入减少
D. 进食不规律导致糖类摄入减少
E. 肝功能减退导致对胰岛素灭活能力降低

4. 通过增加外周组织对葡萄糖摄取、抑制糖异生，从而降低血糖的药物是
A. 格列波脲
B. 格列本脲
C. 二甲双胍
D. 噻唑烷二酮
E. α-葡萄糖苷酶抑制药

5. 治疗糖尿病药物阿卡波糖（拜糖平）正确的服药时间是
A. 空腹服用
B. 饭前 1 小时服用
C. 饭后 1 小时服用
D. 餐时服用
E. 睡前服用

6. 患者，男性，64 岁。诊断"2 型糖尿病"10 年，为患者进行糖尿病足预防的健康指导中，**不妥**的是
A. 每天检查清洁足部
B. 选择透气、柔软的鞋袜
C. 每天坚持适度的运动
D. 足部出现破损可自行搽药
E. 外出不宜穿拖鞋

7. 患者，男性，58 岁。糖尿病住院，经过治疗血糖得以控制，病情稳定准备出院。护士给该患者进行出院饮食指导时，应告诉其每日总热量在三餐中的比例为
A. 早餐 1/6；剩下的中餐、晚餐各 1/2
B. 早餐 1/5；中餐、晚餐各 2/5
C. 早餐 1/4；剩下的中餐、晚餐各 1/2
D. 早餐 1/4；中餐 1/2；晚餐 1/4
E. 早餐 1/2；剩下的中餐、晚餐各 1/2

8. 患者，女性，56 岁。糖尿病酮症酸中毒，患者排出的尿液气味可能为
A．烂苹果味
B．氨臭味
C．蒜臭味
D．苦杏仁味
E．苯酚味

9. 患者，男性，48 岁。诊断为糖尿病，患者拟在家中自行检测血糖。护士应告知其餐后 2 小时血糖的正常值是
A．<4.8mmol/L
B．<5.8mmol/L
C．<6.8mmol/L
D．<7.8mmol/L
E．<8.8mmol/L

10. 患者，男性，65 岁。因焦虑紧张，伴 2 型糖尿病入院治疗。晨起注射胰岛素后进食油条，突然出现噎食，应立即采取的护理措施是
A．建立静脉通道
B．抠出患者嘴里食物
C．口对口人工呼吸
D．环甲膜穿刺
E．准备行气管切开

11. 患者，男性，58 岁。糖尿病病史 30 余年。目前使用胰岛素治疗，但血糖未规律检测。近 3 个月出现眼睑及下肢水肿来诊。尿常规检查：尿糖（++），白细胞 0～4 个/HP，尿蛋白（+++）。应优先考虑的是
A．胰岛素性水肿
B．肾动脉硬化
C．肾盂肾炎
D．急性肾炎
E．糖尿病肾病

12. 患者，男性，62 岁。诊断 2 型糖尿病 5 年，坚持口服降血糖药治疗，血糖控制效果较好，患者拟计划春游，出发前测得空腹血糖低于哪个值时应注意低血糖症发生
A．3.9mmol/L
B．4.9mmol/L
C．5.9mmol/L
D．6.9mmol/L
E．7.9mmol/L

13. 患者，女性，70 岁。糖尿病病史 20 余年，诉视物模糊，胸闷憋气，双腿及足底刺痛，夜间难以入睡多年，近来足趾渐变黑，护士在接诊后立即对其进行评估，发现该患者的并发症**不包括**
A．视网膜病变
B．冠心病
C．神经病变
D．肢端坏疽
E．足部感染

14. 患儿，男，5 岁。近来饮水量增多，食量增加，但体重下降，同时倦怠乏力，晚上多次起夜排尿，甚至尿床。该患儿最可能的诊断是
A．遗尿症
B．尿崩症
C．糖尿病
D．肾小球肾炎
E．甲状腺功能亢进症

（15～17 题共用题干）

患者，男性，63 岁。糖尿病 10 年。医嘱普通胰岛素 8U，餐前 30 分钟，H，tid。

15．"H" 的含义是
A．皮内注射
B．皮下注射
C．肌内注射
D．静脉注射
E．静脉滴注

16．最佳的注射部位是
A．腹部

B. 股外侧肌
C. 臀大肌
D. 前臂外侧
E. 臀中、臀小肌

17. 患者出院时，护士对其进行胰岛素使用方法的健康指导，**错误**的内容是
A. 不可在发炎、有瘢痕、硬结处注射
B. 注射部位要经常更换
C. 注射时进针的角度30°～40°
D. 注射区皮肤要消毒
E. 进针后回抽要有回血

（18～19题共用题干）

患者，男性，45岁。糖尿病5年，近来因血糖控制不住，自感心前区疼痛入院治疗。遵医嘱给予三餐前速效胰岛素、睡前长效胰岛的"三短一长"治疗方案。某日夜间，患者突然感到心悸、出虚汗、全身无力，继而神志恍惚。

18. 值班护士首先判断患者可能发生了
A. 心绞痛
B. 胰岛素过敏
C. 心律失常
D. 低血糖反应
E. 高渗性昏迷先兆

19. 此时应首先采取的措施是
A. 端坐位吸氧
B. 嘱患者立即进食甜食
C. 测血压
D. 测血糖，确认是否发生了低血糖
E. 找专人陪护患者

答案与解析

1. D。糖尿病肾病是糖尿病患者最重要的合并症之一，尿微量白蛋白排泄率（UAER）是早期诊断糖尿病肾病的重要指标，当UAER持续>200μg/min，或尿白蛋白定量>0.5g/24h，即诊断为糖尿病肾病。

2. E。双胍类药物可明显降低糖尿病患者的血糖，对正常人的血糖无明显影响。其作用机制可能是降低葡萄糖在肠道的吸收，促进脂肪组织摄取葡萄糖，抑制糖异生及抑制胰高血糖素的释放。

3. E。老年人肝调节血糖的功能减退，肝糖原生成及储存量少，在使用胰岛素的过程中，更易发生低血糖症。一旦发生低血糖症则难以快速纠正，使低血糖程度加重还易发展为严重类型。

4. C。双胍类药物的降糖机制为通过增加外周组织对葡萄糖的摄取和利用，抑制糖异生和肝糖原分解从而降低血糖。

5. D。葡萄糖苷酶抑制药：阿卡波糖（拜糖平）应与第1口饭同时嚼服。

6. D。糖尿病足的预防：①指导患者进行足部自检，观察足部颜色、温度改变。②指导患者定期做足部感觉测试及时了解足部感觉功能。③指导患者行足部护理，避免感染，勤换鞋袜，每天清洁足部。④洗足后仔细检查有无皮肤病变；若出现破损应及时就诊；不要自行处理或修剪病变处。⑤预防外伤，避免感染，不要赤足走路，外出不可穿拖鞋。⑥每日做小腿和足部运动。

7. B。患者血糖得以控制，病情稳定，患者每日三餐可按早餐1/5、中餐2/5、晚餐2/5或1/3、1/3、1/3分配。

8. A。糖尿病酮症酸中毒由于糖排出增多，机体利用率较低，需要动员体内脂肪、蛋白质的氧化分解功能，脂肪酸在氧化过程中产生的乙酰辅酶A在一系列催化酶作用下进一步缩合产生丙酮、乙酰乙酸、β-羟丁酸，尿中出现酮体。

9. D。定期的监测和自我监测是糖尿病管理的重要内容。餐后2小时血糖监测能较好地反映饮食及降血糖药的治疗是否适当。餐后2小时血糖正常值<7.8mmol/L。

10. B。患者在进食油条时出现噎食，可堵

塞呼吸道，导致窒息，此时应迅速抠出患者嘴里食物，通畅呼吸道。

11．E。微循环障碍、微血管瘤形成和微血管基底膜增厚，是糖尿病微血管病变的典型改变。即糖尿病肾病、糖尿病性视网膜病变和糖尿病性神经病变。糖尿病肾病是1型糖尿病的主要死亡原因。根据患者的临床表现故判断为糖尿病肾病。

12．A。一般患者血糖≤2.8mmol/L，糖尿病患者血糖≤3.9mmol/L为低血糖症。

13．B。患者视物不清（视网膜病变），双腿及足底刺痛（神经病变），足趾变黑（肢端坏疽、足部感染），虽出现胸闷憋气，但并无冠心病的典型症状。

14．C。儿童糖尿病的典型症状为多尿、多饮、多食和体重下降，即"三多一少"，可因遗尿或夜尿增多而就诊，年长儿可表现为精神不振、疲乏无力、体重逐渐减轻等。所以本题中该患儿最可能的诊断是C选项。

15．B。H（injectiohypodermica/hypodermic）皮下注射。

16．A。皮下注射法，常用部位，如上臂三角肌、臀大肌、腹部，腹部最为方便。

17．E。皮下注射时，进针后回抽无回血方可推药。

18．D。低血糖为糖尿病患者接受胰岛素治疗的常见潜在并发症之一，临床上可表现为出汗、心悸、饥饿、焦虑、紧张、面色苍白、肢体震颤和血压轻度升高。神经性低血糖症状体现在注意力不集中、反应迟钝和思维混乱等。该患者正在接受"三短一长"的治疗方案，极易发生低血糖症。

19．D。患者出现了低血糖反应，首先应该测血糖进行确认，同时了解病情严重程度。根据病情严重程度选择治疗措施：对于轻度低血糖症可口服果汁或糖水治疗；对于中度低血糖症应立即快速静脉葡萄糖滴注；重度低血糖症亦可用50%葡萄糖静脉注射。

七、痛风患者的护理

1．患者，男性，45岁。痛风病史8年。该患者**不需要**加以限制的食物有
A．豆腐、蘑菇
B．土豆、鸡汤
C．红酒、牛排
D．鸡肝、米饭
E．水、菠菜

2．患者，男性，65岁。右侧跗骨、距小腿关节红肿疼痛。诊断为痛风性关节炎。首选的治疗药物是
A．美洛昔康
B．布洛芬
C．秋水仙碱
D．糖皮质激素
E．吲哚美辛

3．患者，女性，60岁。痛风病史5年。因担心疾病的预后，思想负担重，情绪低落。此时，护士给予最恰当的护理措施是向患者说明
A．疼痛会影响进食
B．疼痛会影响睡眠
C．痛风是一种终身性疾病
D．疾病反复发作会导致关节畸形
E．积极坚持规范的治疗可维持正常的生活

答案与解析

1．B。痛风患者避免进食高嘌呤食物，如动物内脏、鱼虾类、蛤蟹、肉类、菠菜、蘑菇、黄豆、扁豆、豌豆、浓茶等。严禁饮酒，可指导患者进食碱性食物，如牛奶、鸡蛋、马铃薯、各类蔬菜、柑橘类水果。

2．C。秋水仙碱是痛风性关节炎的特效药。

3．E。护士应向患者宣教痛风的有关知识，轻者经有效治疗可维持正常生活和工作，并给予精神上的安慰和鼓励。

八、营养不良患者的护理

1. 营养不良患儿皮下的脂肪最先减少的部位是
A. 面部
B. 腹部
C. 躯干
D. 臀部
E. 四肢

2. 测量儿童皮下脂肪厚度常选用的部位是
A. 臀部
B. 腹部
C. 上臂
D. 大腿
E. 面部

3. 苯丙酸诺龙治疗营养不良的主要药理作用是
A. 促进消化
B. 促进机体蛋白质合成
C. 降低血糖，增加饥饿感
D. 改善味觉
E. 消除肠道寄生虫

4. 患者，女性，54岁。因近半年来进食吞咽困难就诊。身高160cm，体重40kg。由此判断患者为
A. 肥胖
B. 超重
C. 消瘦
D. 明显消瘦
E. 正常

5. 2岁小儿，体检结果示体重10kg，身高81cm，腹壁皮下脂肪厚度0.6cm，皮肤稍苍白。对该小儿的营养评价应为
A. 营养良好
B. 营养过剩
C. 轻度营养不良
D. 中度营养不良
E. 重度营养不良

（6~9题共用题干）
患儿，女，10月龄，足月产。反复腹泻1个月余，每天5~6次，时稀时稠。生后混合喂养，未添加辅食。体格检查：神清，表情呆滞，体重4.8kg；腹软、腹壁脂肪消失。

6. 应先考虑该患儿为
A. 轻度营养不良，慢性腹泻
B. 中度营养不良，慢性腹泻
C. 重度营养不良，慢性腹泻
D. 中度营养不良，迁延性腹泻
E. 重度营养不良，迁延性腹泻

7. 患儿变化最为显著的血清学指标是
A. 红细胞
B. 淋巴细胞
C. 白细胞
D. 血清白蛋白浓度
E. 血红蛋白浓度

8. 关于该患儿的补液原则，正确的是
A. 补液总量适量减少，滴速宜稍慢
B. 补液总量适量减少，滴速宜稍快
C. 补液总量适量减少，保持正常滴速
D. 补液总量适量增加，滴速宜稍慢
E. 补液总量适量增加，保持正常滴速

9. 患儿住院第2天晨起突然神志不清，面色苍白，脉搏细弱，呼吸表浅，出冷汗，首先应静脉注射的是
A. 氨茶碱
B. 洛贝林
C. 地西泮
D. 葡萄糖
E. 地高辛

答案与解析

1. B。皮下脂肪的消耗首先累及腹部，其次

为躯干、臀部、四肢,最后为面颊。

2．B。皮下脂肪的消耗最先累及腹部,故常测量腹部皮下脂肪层厚度用来判断营养不良程度。

3．B。苯丙酸诺龙为蛋白同化激素类药,既能促进氨基酸合成蛋白质,又能抑制氨基酸分解生成尿素,并有促进体内钙质蓄积的功能,主要用于低蛋白血症、营养不良、小儿发育不良等,促进机体蛋白质合成,补充营养。

4．C。体重指数(BMI)=体重(kg)/身高$(m)^2$。体重指数<18.5 偏瘦,18.5～23.9 正常,≥24.0 超重,24.0～27.9 偏胖,≥28.0 肥胖。该患者体重指数为 15.63,为消瘦。

5．C。Ⅰ(轻)度营养不良体重低于正常均值 15%～25%,腹部皮下脂肪厚度 0.4～0.8cm;Ⅱ(中)度营养不良体重低于正常均值 25%～40%,腹部皮下脂肪厚度<0.4cm;Ⅲ(重)度营养不良体重低于正常均值 40%以上,腹部皮下脂肪消失。

6．E。小儿营养不良临床分为 3 度:Ⅰ度体重降低 15%～25%,腹部皮下脂肪厚度为0.8～0.4mm;Ⅱ度体重降低 25%～40%,腹部皮下脂肪厚度<0.4mm;Ⅲ度体重降低>40%,腹部皮下脂肪消失。正常 10 月龄大婴儿体重=6+10×0.25=8.5kg,该患儿的体重减轻为 43%,>40%,且其腹部皮褶消失,属于重度营养不良。腹泻 1 个月余,<2 个月,属于迁延性腹泻。

7．D。血清白蛋白浓度降低是营养不良患儿的血清学特征性改变,D 正确。血红蛋白浓度主要用于贫血与否的诊断,E 错误。红、白细胞及淋巴细胞对于营养不良的诊断无意义,A、B、C 错误。

8．A。营养不良伴有腹泻者,因营养不良患儿皮下脂肪少,皮肤弹性差,对脱水程度易于估计过高,且因心、肾功能较差,故补液量不可过多,速度宜稍慢,以免发生肺水肿和急性心力衰竭。

9．D。根据题干中该患儿的症状表现,再结合其营养不良状态可判断其发生了低血糖反应。对于低血糖重者和疑似低血糖昏迷的患者,应及时测定毛细血管血糖,甚至无须血糖结果,及时给予 50%葡萄糖 40～60ml 静脉注射,继以 5%～10%葡萄糖液静脉滴注。神志不清者,切忌喂食以免呼吸道窒息。

九、小儿维生素D缺乏性佝偻病患者的护理

1．维生素 D 缺乏性佝偻病的特征性病变的部位是
A．肌肉
B．血液
C．骨骼
D．大脑
E．皮肤

2．人类维生素 D 的最主要来源是
A．日光照射皮肤产生
B．食入动物肝提供
C．食入蔬菜类提供
D．食入水果类提供
E．食入蛋类提供

3．佝偻病初期患儿的临床表现是
A．颅骨软化
B．下肢畸形
C．有郝氏沟
D．出现枕秃
E．形成鸡胸

4．足月儿,出生后 4 天,护士在进行出院宣教时,指导家长为患儿口服维生素 D,正确的开始给药时间应在
A．出生后 1 周
B．出生后 2 周
C．出生后 3 周
D．出生后 1 个月
E．出生后 2 个月

5. 患儿，6月龄。患佝偻病。医嘱：鱼肝油滴6滴，每日1次，取药时，护士杯中放少量温开水的目的是

A. 有利于吞服

B. 减少药量损失

C. 减少药物毒性

D. 避免药物挥发

E. 稀释药物

6. 患儿，男，3月龄。因多汗、烦躁易惊、睡眠不安半月余，诊断为佝偻病初期，护士指导患儿正确的日光照射方法是

A. 每天在室内关窗晒太阳1小时

B. 每天在室内关窗晒太阳2小时

C. 每天要保证30分钟户外活动

D. 每天要保证1~2小时户外活动

E. 每天要保证8小时户外活动

7. 足月新生儿，出生后2周。为预防维生素D缺乏性佝偻病的发生，应建议每日口服维生素D的剂量是

A. 200U

B. 400U

C. 1000U

D. 1500U

E. 2000U

8. 患儿，男，4月龄。近1个月来烦躁，夜间啼哭，睡眠不安，易惊醒，汗多，吃奶少，大便稀，每天2~3次。出生后一直牛奶喂养。引起其睡眠不安最可能的原因是

A. 生活环境不良

B. 缺少母乳喂养

C. 父母日常护理不当

D. 缺乏维生素D

E. 慢性腹泻

答案与解析

1. C。维生素D缺乏性佝偻病主要表现为生长中的骨骼改变、肌肉松弛和非特异性神经精神症状。骨骼改变为其特征性病变，头部可见颅骨软化、方颅等；1岁患儿胸部可见佝偻病串珠、郝氏沟、鸡胸、漏斗胸；患儿四肢可出现佝偻病手镯或脚镯，"O"形腿和"X"形腿。

2. A。皮肤的光照合成是人类维生素D的主要来源。

3. D。佝偻病初期（早期）多见于3月龄以内小婴儿，表现为易激惹、烦躁、睡眠不安、夜间啼哭。多汗，尤其头部多汗而刺激头皮，导致枕秃。

4. B。新生儿出生2周后每日给予维生素D400~800U。

5. B。鱼肝油量较少，患儿用药杯服药会造成药量损失，杯中加入少量温开水后，可减少药量损失。

6. D。日光照射不足可导致维生素D缺乏，生后2~3周即可带婴儿户外活动，保证每日1~2小时户外活动时间。

7. B。新生儿出生2周后每日给予维生素D400~800U。

8. D。牛奶中含有的维生素D较少，若没有及时补充维生素D，易出现营养性维生素D缺乏性佝偻病。临床表现主要为神经兴奋性增高，如易激惹、烦闹、常与室温季节无关的多汗等，与题干相符。

十、小儿维生素D缺乏性手足搐搦症患者的护理

1. 患儿，男，8个月。平日多汗，易惊，睡眠不安。两日来间断抽搐就诊，抽搐发作时意识丧失，两眼上翻，手足紧握抽动，可自行缓解入睡，醒后精神好。为明确抽搐的原因，护士应重点评估的指标是

A. 头颅CT

B. 血糖

C. 血钙

D. 脑电图

E．血钾

2．患儿，男，10月龄。3天前突然双眼上翻，面肌和四肢抽动急诊入院，诊断为维生素D缺乏性手足搐搦症。该患儿出院时，护士对家长进行健康指导最重要的内容是
A．指导母乳喂养
B．提倡进行站立锻炼
C．多抱患儿到户外晒太阳
D．添加含维生素D的食物
E．处理惊厥和喉痉挛的方法

3．患儿，9月龄。单纯牛乳喂养，未添加辅食，因抽搐2次入院，血清Ca^{2+} 0.8mmol/L。诊断维生素D缺乏性手足搐搦症。对该患儿护理措施**不正确**的是
A．惊厥时及时清除口鼻分泌物
B．遵医嘱应用镇静药和钙剂
C．补充钙剂时应快速静脉注射
D．惊厥发作时保护患儿安全
E．保持安静，减少刺激

4．某患儿，4月龄，人工喂养。近日反复出现发作性吸气困难，伴有吸气时喉鸣音，急诊入院。查血钙1.7mmol/L。其余正常。首先考虑该患儿出现了
A．中毒性肺炎
B．喉痉挛
C．气管异物
D．惊厥
E．支气管哮喘

答案与解析

1．C。多汗、易惊，睡眠不安是维生素D缺乏性佝偻病的初期表现，维生素D缺乏性佝偻病易引起低钙血症，并发手足搐搦症，可有手足抽搐的表现。考虑该患儿为维生素D缺乏性手足搐搦症，应首先评估血钙。

2．E。维生素D缺乏性手足搐搦症出院指导应重点教会家长惊厥、喉痉挛发作时的处理方法。

3．C。遵医嘱使用钙剂时应缓慢注射（10分钟以上），监测心率，以免因血钙骤升发生呕吐，甚至心搏骤停。

4．B。喉痉挛轻者可表现为轻微吸气性喘鸣，重者可出现完全性上呼吸道梗阻。血清离子钙降低是引起惊厥、喉痉挛、手足抽搐的直接原因。

第16章 神经系统疾病患者的护理

一、神经系统解剖生理

（附：小儿神经系统解剖生理特点）

新生儿出生时脊髓末端的位置是在
A．第 1~2 腰椎间隙
B．第 2 腰椎水平
C．第 2~3 腰椎间隙
D．第 3 腰椎水平
E．第 4~5 腰椎间隙

答案与解析

B。新生儿脊髓下端在第 2 腰椎下缘，4 岁时达到第 1~2 腰椎。故婴幼儿时期行腰椎穿刺的位置要低，以免损伤脊髓。

二、颅内压增高与脑疝患者的护理

1．患者，女性，68 岁。因颅内压增高，头痛逐渐加重，行腰椎穿刺脑脊液检查。术后突然呼吸停止，血压下降，该患者最可能发生了。
A．小脑幕切迹疝
B．枕骨大孔疝
C．大脑镰下疝
D．脑干缺血
E．脑血管意外

2．患者，男性，46 岁。因"急性脑出血"入院，护士在巡视时发现，患者出现一侧瞳孔散大，呼吸不规则，此时患者有可能出现的并发症是
A．动眼神经损害
B．消化道出血
C．癫痫发作
D．脑疝
E．呼吸衰竭

3．患者，男性，48 岁。诊断为颅内肿瘤入院。患者有颅内压增高症状。护士给予此患者床头抬高 15°~30°，其主要目的是
A．有利于改善心脏功能
B．有利于改善呼吸功能
C．有利于颅内静脉回流
D．有利于鼻饲
E．防止呕吐物误入呼吸道

4．患者，男性，40 岁。因脑外伤住院。住院后患者出现脑疝征兆，立即输入 20%甘露醇治疗，其目的是
A．降低血压
B．升高血压
C．降低颅内压
D．升高颅内压
E．增加血容量

5．患者，男性，28 岁。颅脑外伤术后脑水肿，给予 20%甘露醇 250ml 静脉滴注。最佳的滴注速度是
A．每分钟 20 滴
B．每分钟 40 滴
C．每分钟 60 滴
D．每分钟 80 滴
E．每分钟 100 滴

6．患者，男性，65 岁。因"反复头痛，呕吐 2 个月"入院，经检查诊断为脑星形细胞

瘤，为降低颅内压，最佳的治疗方法是
A．脱水治疗
B．激素治疗
C．冬眠低温疗法
D．脑脊液外引流
E．手术切除肿瘤

7．患儿，1岁。因重度窒息入院。治疗中并发脑水肿，遵医嘱使用20%甘露醇。护士向家长解释使用此药物的作用是
A．迅速降颅压，预防脑疝
B．预防颅内出血
C．预防颅内感染
D．促进脑细胞代谢
E．兴奋呼吸中枢

8．患者，男性，20岁。头部被木棒击伤后昏迷12分钟，清醒后诉头痛并呕吐1次。入院后，若患者出现急性颅内压增高，伴随其出现的生命体征应
A．血压升高，脉搏加快，呼吸急促
B．血压升高，脉搏缓慢，呼吸深慢
C．血压升高，脉搏加快，呼吸深慢
D．血压下降，脉搏缓慢，呼吸深慢
E．血压下降，脉搏细速，呼吸急促

答案与解析

1．B。枕骨大孔疝生命体征紊乱出现较早，意识障碍出现较晚，早期可突发呼吸骤停而死亡。
2．D。急性脑出血导致颅内压急剧升高，可导致脑疝。患者瞳孔变化及生命体征发生变化符合脑疝症状。
3．C。颅内压增高患者床头抬高15°～30°，有利于颅内静脉回流，减轻脑部水肿，降低颅内压。
4．C。患者出现脑疝征兆，此时输入20%甘露醇的目的是降低颅内压。
5．E。每分钟滴数=[液体总量（ml）×点滴系数（滴/ml)]÷输液时间，诊断颅内压增高

的患者，20%甘露醇250ml应在30分钟内快速滴注，常用的点滴系数为每分钟15滴，故每分钟滴数=250ml×15（滴/ml）÷30分钟=125滴/分，因答案E更接近125。
6．E。患者颅内压增高是由肿瘤生长造成的，只有手术切除才能根治。
7．A。甘露醇是高渗溶液，静脉注射后不易从毛细血管透入组织，可迅速提高血浆渗透压，使组织间液水分向血浆转移，产生组织脱水作用，可降低颅内压和眼压。
8．B。当患者出现急性颅内压增高，机体代偿性出现血压升高，脉压增大，脉搏慢而有力，呼吸深而慢（常说两慢一高）这种典型的生命体征改变称为库欣反应。病情严重者血压下降，脉搏快而弱，呼吸浅促，最终因呼吸、循环衰竭而死亡。

三、头皮损伤患者的护理

1．头皮血肿患者，在抽吸出积血后应给予
A．热敷
B．红外线照射
C．用力揉搓
D．切开引流
E．加压包扎

2．关于对头皮撕脱伤患者急救的叙述，<u>不正确</u>的是
A．撕脱部位加压包扎止血
B．将撕脱的头皮浸泡在75%乙醇中消毒
C．保护创面，避免污染
D．严密观察休克征象
E．迅速送往医院进行救治

答案与解析

1．E。抽吸出积血后应给予加压包扎，嘱勿用力揉搓，以免增加出血，早期冰敷可减少出血，24～48小时后改用热敷。
2．B。被撕脱的头皮，轻轻折叠撕脱内面，

外面用清洁布单包裹,要保持绝对的干燥,禁止置于任何药液中。

四、脑损伤患者的护理

1. 外伤后急性硬脑膜外血肿患者典型的意识障碍形式是
   A. 清醒与朦胧状态交替出现
   B. 持续性昏迷加重
   C. 早期清醒,随后逐渐昏迷
   D. 清醒,随后昏迷,再次清醒
   E. 昏迷,随后清醒,再次昏迷

2. 开放性脑损伤的主要表现**不包括**
   A. 硬脑膜破裂
   B. 头皮裂伤
   C. 脑积水
   D. 脑脊液漏
   E. 颅骨骨折

3. 患者,男性,25岁。因脑挫裂伤入院。医嘱给予应用肾上腺皮质激素治疗。其目的是
   A. 减轻脑出血
   B. 减轻脑水肿
   C. 预防应激性溃疡
   D. 预防继发感染
   E. 预防肌痉挛

(4～5题共用题干)

患者,男性,50岁。因钝器击伤头部1小时入院。患者昏迷、呕吐,双侧瞳孔不等大,血压180/120mmHg,行硬膜下血肿清除术+碎骨片清除术,留置引流管送回病房。

4. 术后引流管护理正确的措施是
   A. 每天消毒引流管
   B. 保持引流管通畅
   C. 脱出要及时送入
   D. 定时冲洗引流管
   E. 每天更换引流管

5. 医嘱:250ml甘露醇快速滴入。滴完的时间是
   A. 5分钟内
   B. 30分钟内
   C. 60分钟内
   D. 90分钟内
   E. 90分钟以上

(6～9题共用题干)

患者,女性,42岁。从高处跌下,头部着地,当时昏迷约10分钟后清醒,左耳道流出血性液体,被家属送来急诊。

6. 护士首先应采取的措施是
   A. 安慰患者
   B. 测量生命体征
   C. 建立静脉通道
   D. 清洁消毒耳道
   E. 查看有无合并伤

7. 对明确诊断最有价值的辅助检查是
   A. CT
   B. 超声
   C. 心电图
   D. 胸部X线片
   E. 血常规

8. 提示合并颅内血肿的症状是
   A. 高热
   B. 寒战
   C. 失语
   D. 胸闷
   E. 气短

9. 经过急救后,患者意识清楚,拟采取进一步治疗。患者因认为医院过度治疗,所以拒绝治疗。正确的处理措施是
   A. 强迫治疗
   B. 请医师处理
   C. 请护士长处理
   D. 与家属共同劝慰

· 256 ·

E. 冷处理，待患者平静后进行劝说

答案与解析

1. E。进行性意识障碍是颅内血肿的主要症状，典型的意识障碍是伤后昏迷有中间清醒期，即原发性脑损伤的意识清醒后，经过一段时间因颅内血肿形成，颅内压增高使患者再度昏迷。

2. C。头颅损伤后脑组织与外界相通称为开放性脑损伤，皆伴有头皮裂伤、颅骨骨折、硬脑膜破裂和脑脊液漏，可发生失血性休克和颅内感染。

3. B。通过改善血脑屏障通透性，预防和治疗脑水肿，并能减少脑脊液生成，降低颅内压。

4. B。患者因头部受伤导致硬膜下血肿，引起昏迷、呕吐，应保持引流通畅，以防导管堵塞引起颅压增高。

5. B。甘露醇降颅压，应快速静脉滴注，15～30分钟滴完。

6. E。对于高处跌落头部着地患者，虽昏迷后清醒，但如果是合并硬膜外血肿，可能会再次昏迷，且可能会形成脑疝，危害极大，故入院后的第一步应该是对患者进行进一步的评估，再对伤口进行处理。

7. A。患者头部着地，左耳道流出血性液体，暂时性昏迷等提示患者脑部受损，故应做脑部CT检查，CT可以查清颅内血肿情况。

8. C。颅内血肿是颅脑损伤中常见且严重的继发性病变。当脑损伤后颅内出血聚集在颅腔的一定部位而且达到相当的体积后，造成颅内压增高，脑组织受压而引起相应的临床症状，称为颅内血肿。颅内血肿有压迫，合并意识障碍，如合并失语。

9. D。医患矛盾或冲突发生时，应做好患者及其家属的解释工作，让他们思想镇静，客观对待，加强患者及其家属心理护理，共同安慰患者放松情绪。

五、脑血管疾病患者的护理

1. 蛛网膜下腔出血病因诊断的最佳方法是
A. 脑电图
B. 脑脊液测定
C. 脑CT
D. MRI
E. 数字减影血管造影

2. 患者，男性，53岁。急诊以"脑栓塞"收入院，入院后护士经评估判断该患者能够经口进食，但存在吞咽困难，为防止因进食所致的误吸或窒息，护士采取的措施**不妥**的是
A. 进食前注意休息，避免疲劳
B. 营造安静、舒适的进餐环境
C. 嘱患者进餐时不要讲话
D. 嘱患者使用吸管喝汤
E. 进餐后保持坐位半小时以上

3. 患者，男性，65岁。高血压病史多年。在活动中突发意识障碍，诊断为"脑出血"收入院。体格检查：一侧瞳孔散大，不等圆，提示患者病情为
A. 脑疝形成
B. 出血部位靠近眼睛
C. 脑干出血
D. 动眼神经瘫痪
E. 脑出血量较大

4. 脑出血患者，医嘱给予20%甘露醇静脉滴注，其主要作用是
A. 降低血压
B. 营养脑细胞
C. 帮助止血
D. 降低颅内压
E. 保护血管

5. 患者，女性，43岁。有风湿性心瓣膜病史。患者于户外运动时，突然出现右侧肢体无力，站立不稳，并有口角歪斜。该患者最

可能是并发了
A. 脑栓塞
B. 短暂性脑缺血发作
C. 颅内肿瘤
D. 蛛网膜下腔出血
E. 颅内动静脉瘤破裂

6. 患者，男性，67岁。突发脑梗死住院治疗10天，病情平稳后，出院返回社区。患者伴有脑梗死后的言语障碍，右侧肢体无力，走路步态不稳。社区护士在进行家庭访视时应特别指出，近期应首要注意的问题是
A. 压疮的预防
B. 抑郁情绪的观察
C. 跌倒的预防
D. 肢体功能的康复训练
E. 非语言性皮肤沟通技巧的使用

7. 患者，男性，49岁。因突发左侧肢体活动不利伴恶心、呕吐及头痛来诊，以"脑栓塞"收入院。今晨护士进行肌力评估时其左侧肢体可轻微收缩，但不能产生动作。按6级肌力记录法，该患者的肌力为
A. 0级
B. 1级
C. 2级
D. 4级
E. 5级

8. 患者，女性，65岁。因脑出血致右侧肢体瘫痪。护士为其梳发，**错误**的操作是
A. 协助患者抬头，将治疗巾铺于枕头上
B. 将头发从中间分为两段，分股梳理
C. 梳发时由发根梳向发梢
D. 脱落的头发置于纸袋中
E. 打结的头发用甘油湿润后慢慢梳理

9. 患者，男性，68岁。高血压病史10年。2小时前看电视时突然跌倒在地，神志不清，急诊入院。体格检查：浅昏迷，血压150/100mmHg，脉搏每分钟64次。头颅CT：左侧基底节区高密度影。患者最可能发生了
A. 脑肿瘤
B. 高血压脑病
C. 脑脓肿
D. 脑出血
E. 脑梗死

10. 患者，女性，60岁。吸烟史13年，每日吸1包。脑出血，经治疗后病情稳定，拟出院。**错误**的出院指导是
A. 避免情绪激动
B. 低盐、低胆固醇饮食
C. 戒烟
D. 绝对卧床休息
E. 保证充足睡眠

11. 患者，男性，53岁。饮酒时发生言语不清，呕吐，随即昏迷，右侧肢体瘫痪；血压230/120mmHg，诊断为"脑出血"，为防止出血加重，应首先采取的措施是
A. 控制血压
B. 保护性约束
C. 降低颅内压
D. 止血处理
E. 肢体制动

12. 患者，男性，37岁。突发剧烈头痛5小时伴呕吐，体温36.7℃，脉搏76次/分，血压120/74mmHg，呼吸20次/分，颈项强直抵抗，kerning征阳性，诊断为蛛网膜下腔出血。该患者的护理问题**不包括**
A. 体液过多
B. 舒适的改变：头痛
C. 焦虑、恐惧
D. 潜在并发症：再次出血
E. 知识缺乏

（13~14题共用题干）

患者，男性，72岁。1个月时因急性脑梗死致左侧肢体偏瘫入院，2周前出院。社

• 258 •

区护士对其进行访视，发现患者目前意识清晰，血压维持在145/95mmHg左右。左侧肢体偏瘫，右侧肢体肌力好，皮肤完整性好。语言表达部分障碍。目前久卧在床，可在床上独立进餐，现由老伴照顾。

13．社区护士对该患者及其家属进行健康教育时，目前教育内容的侧重点是
A．家庭消毒隔离知识
B．脑梗死的预防
C．传染性疾病及老年常见病的预防
D．患肢康复锻炼
E．死亡教育

14．首选的健康教育形式是
A．发放视频教育光盘
B．推荐相关健康教育网站
C．组织社区病友座谈会
D．对其进行个别教育
E．提供宣传册

答案与解析

1．E。数字减影血管造影是确诊蛛网膜下腔出血病因特别是颅内动脉瘤最有价值的检查方法。可清晰显示动脉瘤的位置、大小、与载瘤动脉的关系、有无血管痉挛等。

2．D。因疲劳有增加误吸的危险，所以进食前应注意休息；应保持用餐环境的安静、舒适；告知患者进餐时不要讲话，减少进餐时环境中分散注意力的干扰因素；因用吸管饮水需要比较复杂的口腔肌肉功能，所以患者不可用吸管；进餐后保持坐位可减少误吸的危险。

3．A。体格检查：一侧瞳孔散大，不等圆，提示出现脑疝。

4．D。甘露醇是高渗溶液，静脉注射后不易从毛细血管透入组织，可迅速提高血浆渗透压，使组织间液水分向血浆转移，产生组织脱水作用，可降低颅内压和眼压。

5．A。风湿性心瓣膜附壁血栓脱落可致栓塞，脑栓塞最为多见。患者在运动时突然出现右侧肢体无力，站立不稳，并有口角歪斜，符合脑栓塞的表现。

6．D。患者右侧肢体无力，走路步态不稳，病情平稳后应尽早进行肢体功能的康复训练。

7．B。肌力的分级：0级，肌肉完全麻痹，触诊肌肉完全无收缩力；1级，肌肉有主动收缩力，但不能带动关节活动（可见肌肉轻微收缩）；2级，可以带动关节水平活动，但不能对抗地心引力（肢体能在床上平行移动）；3级，能对抗地心引力做主动关节活动，但不能对抗阻力，肢体可以克服地心吸收力，能抬离床面；4级，能对抗较大的阻力，但比正常者弱（肢体能做对抗外界阻力的运动）；5级，正常肌力（肌力正常，运动自如）。

8．E。卧床患者，铺治疗巾于枕上，避免碎发和头皮屑掉落在枕头或床单上。将头发从中间分成两股由发根梳向发梢，将脱落的头发置于纸袋中，将纸袋弃于垃圾桶内。打结的头发应用30%乙醇湿润后慢慢梳理。

9．D。患者出现意识障碍，CT显示高密度影，提示脑出血。

10．D。病情稳定后应尽早进行康复训练，恢复其神经功能，不应绝对卧床休息。

11．A。脑出血后血压升高是机体对颅内压升高的自动调节反应，当血压≥200/110mmHg时应采取降血压治疗，血压升高可进一步增加脑出血，首要措施应为控制血压。

12．A。该患者头痛剧烈，可排除B；因不明原因头痛呕吐，患者多有焦虑恐惧心理，排除C；蛛网膜下腔出血再发出血的可能性很高，因此，患者要绝对卧床休息4~6周，避免一切可引起血压和颅内压增高的因素，排除D；一般首次发病患者均缺乏对所患疾病的病因、治疗、护理等相关知识，排除E。

13．D。患者病情稳定，应尽早进行康复训练。

14．D。患者脑梗死后出现偏瘫，语言表达障碍，护士应针对患者的特殊情况进行单独

的康复训练。

六、三叉神经痛患者的护理

三叉神经痛治疗首先选择
A．布洛芬
B．卡马西平
C．地西泮
D．吗啡
E．阿司匹林

答案与解析

B。三叉神经痛的首选药物是卡马西平。

七、急性脱髓鞘性多发性神经炎患者的护理

急性脱髓鞘性多发性神经炎对患儿生命威胁最大的症状是
A．运动障碍
B．感觉障碍
C．脑神经麻痹
D．呼吸肌麻痹
E．自主神经功能障碍

答案与解析

D。急性脱髓鞘性多发性神经炎的突出表现是进行性肌无力，急性起病者在24小时内即可出现严重的肢体瘫痪以及呼吸机麻痹。

八、帕金森病患者的护理

1．帕金森病特征性症状是
A．头痛
B．呕吐
C．意识丧失
D．静止性震颤
E．姿势步态异常

2．患者，女性，72岁。患帕金森病5年。随诊中患者表示现在多以碎步、前冲动作行走，并对此感到害怕。患者进行行走训练时，护士应提醒患者**不正确**的是
A．思想尽量放松
B．尽量跨大步
C．足尽量抬高
D．双臂尽量摆动
E．将注意力集中于地面

3．患者，男性，71岁。帕金森病。患者在进行康复训练时，护士要求其关节活动要达到最大范围，其主要的目的是
A．预防关节强直
B．预防肌肉萎缩
C．促进血液循环
D．提高平衡能力
E．减轻不自主震颤

答案与解析

1．D。帕金森病又称震颤麻痹，是中老年人常见的神经系统变性疾病，以静止性震颤、运动减少、肌强直和体位不稳为临床特征。
2．E。行走训练时，两腿尽量保持一定距离，双臂摆动，以增加平衡；起步困难者可以在患者脚前放置一个小的障碍物作为视觉提示帮助起步。步行时要目视前方，不要目视地面，应集中注意力，以保持步行幅度和速度。
3．A。帕金森患者在活动室尽量保持最大限度地全关节活动，预防关节僵硬。

九、癫痫患者的护理

1．癫痫患者强直-阵痉挛发作的特征性表现是
A．某种活动突然中断
B．意识丧失和全身对称性抽搐
C．连续多次发作，且有意识障碍
D．机械动作持续时间长
E．表情呆滞，肌肉强直

2. 1名青少年女性癫痫患者使用苯妥英钠和卡马西平进行治疗。她询问护士有关结婚生子的问题。护士回答最恰当的是
A. 在癫痫治愈之前不要考虑要孩子的问题
B. 您的孩子不一定存在癫痫的危险
C. 如果你打算要孩子，请医师为你换药
D. 癫痫妇女一般很难受孕
E. 停药后才能怀孕

3. 患者，女性，在商场突然倒地，随后出现四肢痉挛性抽搐，牙关紧闭，疑为癫痫发作急诊，以下哪种检查对帮助诊断最有意义
A. 头部CT
B. 脑血管造影
C. 脑电图
D. 脑磁共振
E. 脑多普勒彩色超声

4. 患者，男性，45岁。无诱因突发四肢抽搐，呼吸急促、面色发绀、两眼上翻、口吐白沫、呼之不应，症状持续约3分钟后，抽搐停止但仍昏迷。家属急送医院救治，医师体格检查时患者再次出现类似发作，此时**不应当**
A. 解开患者的衣领、衣扣和腰带
B. 将患者的头部侧向一边
C. 在患者的上下磨牙间放压舌板
D. 按压患者的肢体以制止抽搐
E. 给予地西泮（安定）静脉注射

5. 患者，女性，34岁。因癫痫发作突然跌倒。护士赶到时患者仰卧，意识不清，牙关紧闭，上肢抽搐。首要的急救措施是
A. 人工呼吸
B. 保持呼吸道通畅
C. 胸外心脏按压
D. 氧气吸入
E. 应用简易呼吸机

6. 患儿，男，8岁。因癫痫入院治疗好转后出院，患儿家长的哪项陈述提示对疾病认知不足，需要进一步进行健康指导
A. "孩子在家休息的时候我会安排家人时刻照顾。"
B. "孩子可以参加集体活动，像春游等。"
C. "我会注意监护孩子，不要受外伤。"
D. "我要让孩子适当锻炼，多跑步、游泳。"
E. "我要和学校联系，说明孩子的病情。"

答案与解析

1. B。全身强直-阵挛发作：突然意识丧失，继之先强直后阵挛性痉挛，常伴尖叫，面色发绀，尿失禁，舌咬伤，口吐白沫或血沫，瞳孔散大，持续数十秒或数分钟后痉挛发作自然停止，进入昏睡状态，醒后有短时间的头晕、烦躁、疲乏，对发作过程不能回忆，若发作持续不断，一直处于昏迷状态者称癫痫持续状态，常危及生命。

2. A。妊娠与分娩为癫痫的诱发因素，应在癫痫治愈后考虑生育。

3. C。完整和详尽的病史和发作时目击者的描述，典型的发作性、短暂性和间歇性特点，脑电图检查有异常发现即可诊断。

4. D。癫痫发作时切忌用力按压患者抽搐肢体，以防骨折和脱臼。

5. B。癫痫发作时立即让患者就地平卧，保持呼吸道通畅，及时给氧，防止受伤、骨折和脱臼。

6. D。患者不应从事攀高、游泳等在发作时有可能危及自身和他人生命的活动。

十、化脓性脑膜炎患者的护理

1. 预防化脓性脑膜炎的健康教育应强调
A. 限制饮水量
B. 预防细菌引起的上呼吸道感染
C. 预防性使用抗生素
D. 监测基础体温
E. 限制患者户外活动

2. 患儿，男，3岁。因化脓性脑膜炎入院，脑脊液细菌培养显示为脑膜炎双球菌感染。进行抗菌治疗首选的抗生素是
A. 青霉素
B. 阿奇霉素
C. 庆大霉素
D. 氯霉素
E. 链霉素

3. 患儿，女，3岁。因化脓性脑膜炎入住 ICU。患儿母亲不吃不喝，在门口来回走动。见到医生或护士就紧紧拉住问个不停。此时，患儿母亲的心理状态是
A. 抑郁
B. 绝望
C. 狂躁
D. 恐惧
E. 焦虑

4. 某化脓性脑膜炎患儿出现烦躁不安，频繁呕吐、四肢肌张力明显增高、双侧瞳孔大小不等、对光反应迟钝，应高度警惕患儿出现
A. 惊厥
B. 脱水
C. 脑疝
D. 呼吸衰竭
E. 急性心力衰竭

答案与解析

1. B。化脓性脑膜炎的致病菌可通过多种途径侵入脑膜，最常见的途径是致病菌通过体内感染灶，如上呼吸道感染等经血流传播。利用各种方式宣传化脓性脑膜炎的预防知识，积极防治上呼吸道、消化道等感染性疾病，预防皮肤外伤和脐部感染对预防化脓性脑膜炎很重要。

2. A。肺炎球菌选用青霉素或头孢曲松等；流感嗜血杆菌应选氨苄西林或头孢三代；脑膜炎双球菌应选青霉素、氨苄西林或头孢三代；肠道革兰阴性杆菌，如大肠埃希菌，选氨苄西林或头孢三代。

3. E。焦虑表现为对未来可能发生的、难以预料的不幸事件的经常担心，与题干相符。

4. C。若化脓性脑膜炎患儿出现反复惊厥发作、频繁呕吐、双侧瞳孔不等大等颅内压增高症状，应高度警惕患儿出现脑疝，配合医师做好急救处理。

十一、病毒性脑膜脑炎患者的护理

1. 患儿，男，4岁。以病毒性脑膜脑炎入院，经积极治疗，除右侧肢体仍活动不利，其他临床症状明显好转，家长要求回家休养，护士为其进行出院指导，**不妥**的是
A. 给予高热量、高蛋白质、高维生素饮食
B. 患侧肢体保持功能位，尽量减少活动
C. 指导用药的注意事项
D. 保持患儿心情舒畅
E. 指导定期随访

2. 患儿，女，9岁。患病毒性脑膜脑炎入院。入院当日患儿突然出现全身抽搐、放射性呕吐、口腔及气管内有大量呕吐物。护士应立即采取的措施是
A. 给予氧气吸入
B. 约束四肢，制止抽搐
C. 吸引器吸出呼吸道内异物
D. 应用镇静药物，控制抽搐
E. 开通静脉通道，应用脱水药物

答案与解析

1. B。症状好转后，应鼓励患儿积极锻炼身体，提高免疫力。

2. C。病毒性脑膜脑炎起病急，数日前有前驱症状，主要症状是发热、恶心、呕吐，无局限性症状，患儿应该取平卧位，一侧背部稍垫高，头偏向一侧，以便让分泌物排除，保持呼吸道通畅，上半身可抬高，利于静脉

十二、小儿惊厥的护理

1．患儿，2岁。急性上呼吸道感染，体温39℃，因全身抽搐就诊，为明确抽搐原因，在收集患儿健康史时应重点询问
A．出生史
B．喂养史
C．家族史
D．过敏史
E．既往发作史

2．患儿，男，2岁。因上呼吸道感染出现咳嗽、发热入院。现体温39.3℃，半小时前突发抽搐，持续约1分钟后停止，呈嗜睡状。为避免再发抽搐，护理的重点是
A．多晒太阳
B．按时预防接种
C．加强体格锻炼
D．居室定期食醋熏蒸
E．体温过高时应及时降温

3．患儿，男，2岁。发热1天，体温39℃，伴有轻咳来诊。既往有癫痫病史。门诊就诊过程中突然发生惊厥，即刻给予吸氧、镇静，此刻首选药物是
A．苯巴比妥肌内注射
B．地西泮静脉注射
C．水合氯醛灌肠
D．氯丙嗪肌内注射
E．肾上腺皮质激素静脉注射

（4～6题共用题干）
患儿，男，14月龄。因"发热、流涕2天"就诊。体格检查：体温39.7℃，脉搏每分钟135次；神志清，咽部充血，心肺检查无异常，体格检查时患儿突然双眼上翻，四肢强直性、阵挛性抽搐。

4．引起患儿病情变化的原因，最可能是
A．癫痫
B．低血糖症
C．高热惊厥
D．病毒性脑炎
E．化脓性脑膜炎

5．按医嘱静脉注射地西泮2mg（1ml含10mg地西泮），应抽取药液的量是
A．0.2ml
B．0.4ml
C．0.6ml
D．0.8ml
E．1ml

6．为防止患儿外伤，<u>错误</u>的做法是
A．床边设置防护栏
B．用约束带束缚四肢
C．移开床上一切硬物
D．将纱布放在患儿的手中
E．压舌板裹纱布置于上下磨牙间

答案与解析

1．E。患儿因全身抽搐就诊，应询问既往发病史，以区别高热引起的惊厥和因脑部病变引起者，来明确患者抽搐原因。

2．E。患儿因体温过高发生抽搐，故应给予降温，避免再次发生抽搐。

3．B。地西泮为惊厥的首选药，对各型发作都有效，尤其适合于惊厥持续状态，剂量按每次0.1～0.3mg/kg体重缓慢静脉注射，半小时后可重复8次。

4．C。小儿高热惊厥多在6月龄至3岁发生，体温>38.5℃，惊厥发生在发热之后，全身性抽搐，常伴有呼吸系统急性感染症状。而癫痫、低血糖症、病毒性脑炎、化脓性脑膜炎多伴有意识障碍及其他神经系统体征，与题干不符。

5．A。1ml含10mg地西泮，则0.1ml含1mg，

2mg 的药量为 0.2ml。

6．B。防止患儿外伤的护理措施：使用床旁护栏，防止患儿抽搐发作时掉落，A 正确；移开周围可能伤害患儿的物品，B 正确；将纱布放在患儿手中，防止患儿手部受伤，D 正确；压舌板用纱布包裹置于上下磨牙之间，防止抽搐发作时咬伤舌头，E 正确。而用约束带束缚四肢，可能会导致抽搐患儿骨折或脱臼。

第17章 生命发展保健

一、计划生育

1. **不属于**放置宫内节育器的并发症是
   A. 感染
   B. 节育器嵌顿
   C. 子宫穿孔
   D. 节育器异位
   E. 子宫癌变

2. 放置宫内节育器的时间是在月经干净后
   A. 11天
   B. 10天
   C. 9天
   D. 8天
   E. 7天

3. 口服避孕药的禁忌证**不包括**
   A. 患严重心血管疾病患者
   B. 糖尿病患者
   C. 甲状腺功能亢进症患者
   D. 精神病生活不能自理患者
   E. 产后8个月妇女

4. 输卵管结扎术的结扎部位是输卵管的
   A. 间质部
   B. 峡部
   C. 壶腹部
   D. 伞部
   E. 漏斗部

5. 产后妇女,28岁。产后2个月,母乳喂养,产妇要求对避孕方式进行指导,最适宜的避孕方法是
   A. 长效口服避孕药
   B. 短效口服避孕药
   C. 安全期避孕
   D. 避孕套
   E. 探亲避孕药

6. 患者,女性,35岁。入院行经腹腔镜输卵管绝育术,术前护士发现以下哪种情况需及时告知医生考虑更改手术时间
   A. 体温 38.5℃
   B. 脉搏 64次/分
   C. 呼吸 22次/分
   D. 血压 130/80mmHg
   E. 血红蛋白 120g/L

7. 患者,女性,27岁,已婚未育。来院咨询常用的避孕方法,你认为最**不恰当**的是
   A. 应用阴茎套
   B. 应用阴道隔膜
   C. 放置宫内节育器
   D. 口服避孕药
   E. 进行输卵管结扎

8. 护士在为社区人群进行健康宣教,在下列人群中,可以指导其应用口服避孕药进行避孕的是
   A. 患有严重心血管疾病者
   B. 乳房有乳块者
   C. 甲状腺功能亢进症者
   D. 患有慢性肝炎者
   E. 子宫畸形者

9. 患者,女性,36岁。长期吸烟,患有滴虫阴道炎。近来月经不规则,前来咨询避孕措施,护士应指导其选用

· 265 ·

A. 口服避孕药
B. 长效避孕针
C. 安全期避孕
D. 阴茎套
E. 宫内节育器

10. 患者，女性，27 岁。半年前足月顺产 1 男婴。停止哺乳后，因月经量过多，口服短效避孕药物。关于此类药物的不良反应，正确的宣教内容是

A. 长期用药体重会减轻
B. 若类早孕反应轻则不需处理
C. 漏服药引起阴道出血时需立即处理
D. 一般药物后月经周期不规则，经量减少
E. 紧急避孕药属于短期避孕药，不良反应很大

答案与解析

1. E。宫内节育器的并发症有感染、子宫穿孔、节育器嵌顿或断裂、节育器异位、节育器脱落、带器妊娠。

2. E。放置宫内节育器的时间是在月经干净后 3～7 天，无性交。

3. E。口服避孕药的禁忌证：①严重心血管疾病；②急、慢性肝炎或肾炎；③血液病或血栓性疾病；④内分泌疾病，如需胰岛素控制的糖尿病患者、甲状腺功能亢进症者；⑤恶性肿瘤、癌前病变、子宫或乳房肿块者；⑥哺乳期；⑦月经稀少或年龄大于 45 岁者；⑧精神病生活不能自理者；⑨年龄大于 35 岁的吸烟妇女。

4. B。输卵管结扎术是为了让女性绝育而进行的，其结果是阻止了卵子向子宫腔的移动。输卵管结扎术中一般的结扎部位为输卵管峡部。

5. D。C 项不十分可靠，失败率可达 20%，且避孕药不适宜哺乳期者，因为雌激素可抑制乳汁分泌，影响乳汁质量。

6. A。经腹腔镜输卵管绝育术的禁忌证：①24 小时内两次测量体温≥37.5℃；②各种

疾病急性期；③全身状况不良不能进行手术；④严重的神经官能症。

7. E。输卵管结扎是一种永久性避孕方式，但该女性已婚未育，不应进行输卵管结扎。

8. E。A、B、C、D 项均为口服避孕药的禁忌证，严重心血管疾病，哺乳期及恶性肿瘤者，均属禁忌。

9. D。因患者患有滴虫阴道炎，阴茎套有利于预防性传播疾病的作用。

10. B。口服避孕药一般属于甾体激素类，药物的不良反应：①体重增加，故 A 项错误；②类早孕反应，轻者不需处理，坚持服药后常自行缓解，症状严重者给予对症处理，故本题选 B；③阴道出血，多因漏服、迟服引起突破性出血，若点滴出血，则不需处理，若出血量稍多，可每晚加服炔雌醇，故 C 错误；④月经过少或停经，不一定有周期不规律，故 D 错误；短期避孕药的不良反应较小，故 E 错误。

二、孕期保健

1. 下列关于正常孕妇进行产前检查的频率正确的是
A. 妊娠 13～28 周，每 4 周检查 1 次
B. 妊娠 20～36 周，每 2 周检查 1 次
C. 妊娠 7～12 周，每 2 周检查 1 次
D. 妊娠 32～38 周，每 2 周检查 1 次
E. 妊娠 32～36 周，每周检查 1 次

2. 孕期妇女，28 岁，妊娠 30 周。为了胎儿的健康安全，产前检查时护士教会孕妇做胎动计数，并嘱咐 12 小时胎动计数少于多少次时应及时就诊

A. 10 次
B. 20 次
C. 30 次
D. 40 次
E. 50 次

3. 孕妇，24岁。妊娠20周来院进行产前检查，目前产妇进行产前检查的频率应当是
A．每1周1次
B．每2周1次
C．每3周1次
D．每4周1次
E．每5周1次

4. 孕妇产前检查时，护士测量腹围部位，正确的测量位置是
A．测量耻骨联合到剑突长度
B．测量肋弓下缘平面绕腹周长
C．测量髂前上棘平面绕腹周长
D．测量耻骨联合至宫底长度
E．腹部最膨隆处绕腹周长

答案与解析

1．A。产前检查从确诊早孕开始，妊娠28周前每4周查1次，妊娠28周后每2周查1次，妊娠36周后每周查1次，直至分娩。

2．A。嘱孕妇每日早、中、晚各数1小时胎动，每小时胎动数应不少于3次，12小时内胎动累计数不少于10次。

3．D。产前检查从确诊早孕开始，妊娠28周前每4周查1次，妊娠28周后每2周查1次，妊娠36周后每周查1次，直至分娩。

4．E。测量腹围指用皮尺测量耻骨联合上缘至宫底的高度及过脐测量腹围或最大腹围测量。

三、生长发育

1. 3岁幼儿执意向爸爸表达自己的需要，其心理发展特性是
A．明显自主性
B．有集体意识
C．客观看问题
D．克服自卑感
E．有抽象思维

2. 为小儿测量体重时，**错误**的做法是
A．早起空腹排尿后进行
B．进食后立即进行
C．每次测量应在同一磅秤上称量
D．测量前应先校正磅秤为零点
E．脱去衣裤鞋袜后进行

3. 对儿童生长发育规律的描述，**错误**的是
A．生长发育是一个连续的过程
B．生长发育遵循一定的顺序
C．有一定的个体差异性
D．各系统器官发育的速度一致
E．生长发育是由低级到高级

4. 8月龄女婴，提示其发育正常的运动特征是
A．会抬头
B．会翻身
C．会爬行
D．用手握玩具
E．独自行走

5. 与婴幼儿智力发育密切相关的内分泌腺是
A．下丘脑
B．腺垂体
C．神经垂体
D．甲状腺
E．胰腺

6. 判断小儿体格发育的主要指标是
A．体重、身高
B．牙、囟门
C．运动发育水平
D．语言发育水平
E．智力发育水平

7. 婴儿，女，16个月，食欲缺乏1个月余，母亲带其到儿童保健门诊就诊，护士应首先为婴儿检查的是
A．上臂围
B．坐高
C．前囟

D. 体重

E. 身长

8. 一婴儿扶腋下能站立,两手能各握一玩具,能喃喃地发生单音节,能伸手取物。根据这些表现,该婴儿的最可能的月龄为

A. 3月龄

B. 5月龄

C. 7月龄

D. 9月龄

E. 10月龄

9. 婴儿开始有意识的模仿成年人的发音,如"爸爸""再见""谢谢"等,这时婴儿的年龄约为

A. 5月龄

B. 6~7月龄

C. 8~9月龄

D. 10~11月龄

E. 12月龄

10. 患儿,男,10月龄。常规生长发育监测报前囟未闭合,家长担心发育不正常。护士告知家长正常小儿前囟闭合的年龄是

A. 10~11月龄

B. 12~18月龄

C. 20~22月龄

D. 22~24月龄

E. 24~30月龄

答案与解析

1. A。幼儿生长发育速度较前减慢,但神经心理发育迅速,行走和语言能力增强,自主性和独立性不断发展。该小儿执意表达自己的需求,是自主性增强的表现。

2. A。小儿测量体重的方法是晨起空腹排尿后或进食后2小时测量为佳。

3. D。儿童生长发育规律:①生长发育的连续性和阶段性;②各系统器官发育的不平衡性,遵循一定的规律,有各自的生长特点;③生长发育通常遵循由上到下、由近到远、由粗到细、由低级到高级、由简单到复杂的顺序或规律;④生长发育的个体差异。

4. C。8月龄的婴儿会爬,会自己坐起来、躺下去,会扶着栏杆站起来,会拍手。

5. D。甲状腺分泌甲状腺激素和三碘甲腺原氨酸,其中甲状腺激素促进能量代谢、物质代谢和生长发育;婴幼儿时期甲状腺激素分泌不足造成呆小症,呆小症具有明显智力障碍。

6. A。体重是反映儿童体格生长,尤其是营养状况的最易获得的敏感指标。

7. D。体重是反映儿童体格生长,尤其是营养状况的最易获得的敏感指标。该小儿食欲缺乏1个月,可能导致发育不良,应检查体重,以明确体格生长和营养情况。

8. B。5月龄婴儿能扶腋下能站立,两手能各握一玩具,能喃喃地发生单音节,能伸手取物。

9. D。10月龄左右的婴儿已能有意识地叫"爸爸""妈妈"。

10. B。出生时前囟为1.5~2.0cm,1~1.5岁时应闭合。

四、小儿保健

1. 属于疫苗接种异常反应的是

A. 心因性反应

B. 偶合发病

C. 原有疾病加重

D. 一般反应

E. 变态反应

2. 乙肝疫苗第2剂次应于何时接种

A. 1个月

B. 2个月

C. 3个月

D. 4个月

E. 5个月

3. 纯母乳喂养多长时间最好
A. 2 个月
B. 4 个月
C. 6 个月
D. 9 个月
E. 12 个月

4. 最能反映婴儿营养状况的体格发育指标是
A. 胸围
B. 牙
C. 身长
D. 体重
E. 头围

5. 卡介苗接种的时间是在出生后
A. 2～3 天
B. 7～10 天
C. 1 个月
D. 3 个月
E. 6 个月

6. 新生儿时期应预防接种的疫苗是
A. 乙肝疫苗、乙脑疫苗
B. 麻疹疫苗、卡介苗
C. 卡介苗、乙肝疫苗
D. 百白破疫苗、脊髓灰质炎疫苗
E. 脊髓灰质炎疫苗、乙脑疫苗

7. 给婴儿口服脊髓灰质炎减毒活疫苗时，正确的做法是
A. 用温开水送服
B. 用热开水送服
C. 凉开水送服或含服
D. 热开水溶解后服用
E. 服后半小时可饮用热牛奶

8. 小儿的自我概念开始形成的时期是
A. 婴儿期
B. 幼儿期
C. 学龄前期
D. 学龄期
E. 青春期

9. 婴儿喂养的最佳食品是
A. 纯母乳
B. 全脂奶粉
C. 母乳＋奶粉
D. 母乳＋辅食
E. 婴儿配方奶粉

10. 婴儿期是指
A. 从出生至 1 岁
B. 从出生至 2 岁
C. 1～3 岁
D. 3～5 岁
E. 4～6 岁

11. 婴儿期就可以开始的早教训练是
A. 刷牙训练
B. 坐姿训练
C. 穿衣训练
D. 大小便训练
E. 学习习惯训练

12. 接种活疫苗时，可用作皮肤消毒的是
A. 75%乙醇
B. 90%乙醇
C. 0.5%碘伏
D. 2%碘酊
E. 生理盐水

13. 关于牛奶与母乳成分的比较，对牛奶的叙述正确的是
A. 乳糖含量高于母乳
B. 含不饱和脂肪酸较多
C. 矿物质含量少于母乳
D. 铁含量少，吸收率高
E. 蛋白质含量高，以酪蛋白为主

14. 日光浴一般于婴儿早餐后
A. 0.5 小时内为宜
B. 1～1.5 小时为宜
C. 2～2.5 小时为宜

D. 2.5~3 小时为宜
E. 3~3.5 小时为宜

15. 脊髓灰质炎疫苗属于
A. 灭活疫苗
B. 减毒活疫苗
C. 类毒素疫苗
D. 组分疫苗
E. 基因工程疫苗

16. 接种卡介苗时，护士常选用的注射部位是
A. 三角肌下缘
B. 大腿外侧
C. 大腿前侧
D. 腹部
E. 背部

17. 患儿，男，因早产住院治疗。现患儿3月龄，需补种卡介苗。正确的做法是
A. 立即接种
B. PPD试验阴性再接种
C. 4个月后再接种
D. 与百白破疫苗同时接种
E. PPD试验阳性再接种

18. 患儿，男，5岁。由家长带到预防保健科接种流感疫苗。接种前，护士应特别注意向家长询问患儿的哪项近况
A. 饮食情况
B. 发热情况
C. 小便情况
D. 大便情况
E. 睡眠情况

19. 3月龄女婴，体重5kg，母亲因患乳腺炎不能喂食母乳，改为牛乳喂养，每日需8%糖乳量应为
A. 500ml
B. 550ml
C. 600ml
D. 650ml

E. 700ml

20. 女婴，4月龄。足月儿，体检指标正常，此月龄最适合添加的辅食是
A. 蛋黄
B. 饼干
C. 粥
D. 烂面
E. 土豆泥

21. 某医院预防保健科护士在执行流感疫苗接种操作前，发现部分疫苗出现浑浊现象。护士应采取的措施是
A. 就地销毁，记录经过
B. 停止接种，通知疾控中心
C. 先接种疫苗，再报医院处理
D. 先接种疫苗，报卫生局处理
E. 停止接种，报告医院相关部门处理

22. 患者，女性，26岁。接种乙肝疫苗1天后出现低热、食欲缺乏。该患者出现上述症状最可能的原因是
A. 中毒反应
B. 正常反应
C. 过敏反应
D. 特异性反应
E. 排斥反应

23. 患儿，男，现体重9kg。会走，能叫"爸爸""妈妈"。尚不能自主控制大小便。该小儿的年龄最可能是
A. 3月龄
B. 6月龄
C. 12月龄
D. 18月龄
E. 24月龄

24. 8月龄男婴，在社区准备接种麻疹疫苗。护士在为其消毒时，应采用的消毒剂是
A. 2%碘酊
B. 0.5%碘伏

270

C. 0.9%生理盐水
D. 75%乙醇
E. 90%乙醇

25. 2月龄婴儿来院体检。护士指导家长每日定时播放音乐，近距离和孩子说话，在房间内张贴鲜艳图片。拿颜色鲜明能发声的玩具逗引孩子，其目的是促进该婴儿
A. 新陈代谢
B. 神经精神发育
C. 消化吸收功能
D. 体格发育
E. 内分泌系统发育

26. 小儿喂养中，若供给糖的比例过少，机体会氧化脂肪产能，此时，机体最可能出现的病理生理改变是
A. 脱水
B. 水中毒
C. 酸中毒
D. 碱中毒
E. 氮质血症

27. 某胎龄35周早产儿，出生后32天。冬天出生，母乳喂养。体重已由出生时2.0kg增至3.0kg。现在可以添加的辅食和添加的目的是
A. 米汤，以补充热量
B. 菜汤，以补充矿物质
C. 软面条，以保护消化道
D. 蛋黄，以补充铁
E. 鱼肝油，以补充维生素D

28. 某6月龄婴儿，父母带其到儿童保健门诊进行预防接种，此时应对该婴儿注射的疫苗是
A. 百白破疫苗
B. 乙肝疫苗
C. 卡介苗
D. 麻风腮疫苗
E. 脊髓灰质炎疫苗

（29～30题共用题干）
某新生儿出生6小时，进行预防接种。

29. 接种卡介苗的正确方法是
A. 前臂掌侧下段id
B. 三角肌下缘id
C. 三角肌下缘h
D. 上臂三角肌h
E. 臀大肌im

30. 接种乙型肝炎疫苗的正确方法是
A. 前臂掌侧下段id
B. 三角肌下缘id
C. 三角肌下缘h
D. 上臂三角肌im
E. 臀大肌im

（31～34题共用题干）
小儿，女，3月龄。母亲带其去儿童保健门诊接种百白破混合制剂。

31. 接种前，护士应询问的内容**不包括**
A. 家庭史
B. 疾病史
C. 过敏史
D. 目前健康状况
E. 接种史

32. 接种结束后，**错误**的健康指导是
A. 可以立即回家
B. 多饮水
C. 多休息
D. 饮食不需忌口
E. 观察接种后反应

33. 接种后，小儿出现烦躁不安、面色苍白、四肢湿冷、脉搏细速等症状，该小儿最可能发生了
A. 低钙血症
B. 过敏性休克
C. 全身反应
D. 全身感染

E．低血糖症

34．患儿母亲非常焦虑，不停哭泣，针对患儿母亲的心理护理，**错误**的是
A．告诉其患儿的目前状况
B．告诉其当前采取的措施及原因
C．告诉其不可陪伴患儿，以免交叉感染
D．告知其以往类似情况的处理效果
E．帮助其选择缓解焦虑情绪的方法

答案与解析

1．E。疫苗接种的异常反应见于少数人，但临床症状较重，常见的异常反应有过敏性反应（变态反应）、晕针、全身感染。

2．A。乙肝疫苗共需接种3次，分别于0、1、6月龄时接种，于出生后24小时内接种第1剂次，1月龄时接种第2剂次，且第1、2剂次间隔≥28天。

3．B。6个月内婴儿提倡纯母乳喂养，6月龄后，婴儿随着生长发育的逐渐成熟，纯乳类喂养不能满足其需要，故需向固体食物转换，以保障婴儿的健康。

4．D。体重是反映儿童体格生长，尤其是营养状况的最易获得的敏感指标。

5．A。卡介苗在出生后就要接种，皮内注射，A项最为接近。

6．C。卡介苗、乙肝疫苗均是要在出生后就接种的疫苗，乙脑疫苗和麻疹疫苗均在8月龄接种，百白破疫苗在3月龄开始接种，脊髓灰质炎疫苗在2月龄开始接种。

7．C。脊髓灰质炎减毒活疫苗的糖丸疫苗为白色，对热非常敏感。

8．C。小儿的自我概念开始形成于学龄前期。

9．D。婴儿4～6月龄后，随着生长发育的逐渐成熟，纯母乳喂养不能满足其需要，故需向固体食物转换，以保障婴儿的健康。

10．A。出生后至1岁为婴儿期。

11．B。2月龄婴儿可开始练习空腹俯卧，3～6月龄婴儿喜欢注视和玩弄自己的小手；7～9月龄婴儿可练习爬行、站立、坐下和迈步；10～12月龄婴儿，可鼓励学走路。

12．A。接种活疫苗如卡介苗、脊髓灰质炎疫苗、麻风腮疫苗等活疫苗时，只用70%～75%乙醇消毒。

13．E。牛奶乳糖含量低于母乳，A错误；含不饱和脂肪酸（亚麻酸2%）低于母乳（8%），B错误；矿物质含量高，尤其磷的含量高，C错误；母乳中铁含量与牛奶相似，但母乳中铁吸收率高于牛奶，D错误；E正确，牛奶蛋白质含量高，以酪氨酸为主。

14．B。日光浴一年四季都可以进行，气温以24～32℃为宜。日光浴的地点，可选择在庭院、阳台和江边等简洁而且空气流通的环境进行，或者在室内开窗户日晒。婴儿空腹时不宜日光浴，一般在早餐或午餐后1～1.5小时后进行为好，每次日光浴时间不超过20～30分钟。

15．B。脊髓灰质炎疫苗属于减毒活疫苗，卡介苗也属于减毒活疫苗，乙型肝炎疫苗属于基因工程疫苗。

16．A。卡介苗的接种途径为皮内注射，接种2周左右可出现局部红肿，6～8周显现结核菌素试验阳性，8～12周后结痂，最适合的部位是上臂三角肌下缘。

17．B。大于2月龄的小儿在接种卡介苗前要做PPD试验，结果为阴性方可接种。

18．B。接种疫苗的禁忌证包含有急性传染病及发热者。

19．B。8%糖牛奶100ml供能约100kcal，婴儿的能量需要量为110kcal/（kg·d），故婴儿需8%糖牛奶110ml/（kg·d）。

20．A。4～6月龄开始添加泥状食物，包括含铁配方米粉、配方奶、蛋黄、菜泥、水果泥等食物。

21．E。对于药物质量提出疑问时，应暂停使用，报告上级，保证用药安全。

22．B。题干所出现的表现均是接种疫苗后

的一般反应,均是一过性的,无须特殊处理,适当休息,多饮水即可。

23. C。10月龄左右婴儿已能有意识的叫"爸爸""妈妈",根据体重计算公式7~12月龄的体重=6+月龄×0.25。

24. D。接种活疫苗时,只用70%~75%乙醇消毒。

25. B。其目的是促进婴儿的神经精神发育。

26. C。糖、脂肪、蛋白质是维持人体生命活动所必需的3大营养物质。供能时以糖类分解代谢为主,若糖类供给比例过少,机体会氧化脂肪产能,脂肪代谢产生甘油及脂肪酸,释放入血供其他组织氧化使用,血中脂肪酸若积蓄过多,易发生酸中毒。

27. E。给婴儿添加鱼肝油应从新生儿期开始,即从出生后2~4周起加服浓缩鱼肝油,以补充维生素D。

28. B。按照儿童计划免疫的程序来看,6月龄婴儿需要注射的疫苗只有乙肝疫苗,乙肝疫苗的接种对象分别为0、1、6月龄。

29. B。卡介苗的注射部位是上臂三角肌下缘皮内注射(id)。

30. D。乙肝疫苗的注射部位是上臂三角肌肌内注射(im)。

31. A。接种前认真询问病史、传染病史、接触史、目前健康状况,必要时先做体检,不包括家庭史。

32. A。接种结束后应观察有无异常反应。

33. B。题干所示信息是过敏性休克的表现,低血糖症表现为反应差或烦躁、喂养困难、哭声异常、肌张力低、激惹、惊厥、呼吸暂停等;低钙血症的表现是烦躁不安、肌肉抽搐及震颤、手腕内屈、踝部伸直。

34. C。应陪在患儿身边,给予安慰,减少哭泣。

五、青春期保健

1. 青春期女孩的第二性征表现**不包括**

A. 智齿萌出
B. 月经初潮
C. 骨盆变宽
D. 脂肪丰满
E. 出现阴毛

2. 对青春期孩子实施心理行为指导的重点是

A. 对学校生活适应性的培养
B. 加强品德教育
C. 预防疫病和意外教育
D. 性心理教育
E. 社会适应性的培养

3. 青春期心理与行为最突出的特点是

A. 身心发展的矛盾性
B. 形成新的同伴关系
C. 思维方式成熟
D. 情绪状态稳定
E. 有强烈独立自主的意识

4. 月经初潮后女性的一级预防保健重点是

A. 避孕指导
B. 经期卫生指导
C. 婚前检查指导
D. 孕前优生指导
E. 月经病治疗指导

5. 青春期儿童最容易出现的心理行为是

A. 咬指甲
B. 遗尿症
C. 学校恐惧症
D. 自我形象不满
E. 破坏性行为

6. **不属于**青春期保健重点的是

A. 合理营养
B. 健康教育
C. 预防意外
D. 计划免疫
E. 法制教育

7. 患者,女性,13岁。因月经初潮来门诊咨询。该女生自述对月经初潮来临很紧张，害怕身体出现疾病，近期情绪难控制，心神不定，烦躁不安，常与他人争吵。护士针对其进行保健指导，以下**不正确**的是
A．告知其月经是女性的正常生理现象
B．嘱其月经期以卧床休息为主
C．讲授有关青春期生理知识、性教育
D．鼓励其多与他人交流，多参加文娱活动
E．月经期注意保暖，最好不游泳

8．某13岁男孩，近期出现不听从父母安排，常用自己的标准衡量是非曲直。该男孩青春期心理特征属于
A．情绪两极化
B．独立性增强
C．心理"上锁"
D．心理向成熟过渡
E．行为易冲动

答案与解析

1．A。女性第二性征发育以乳房、阴毛、腋毛发育为标志，通常9~10岁时骨盆开始加宽；月经初潮是性功能发育的主要标志；青春前期体格生长突然加速时，脂肪组织占体重比例上升，尤以女孩为显著，而智齿一般18~20岁萌出，但也有人终身不出此牙。

2．D。青春期是以性成熟为主要内容的生理成长，对青春期少年的心理及社会方面有着重大影响，因此，对青春期孩子实施心理行为指导的重点是性心理教育。

3．E。青春期的少年在心理特点上最突出的表现是出现成人感，开始关注自我，探求自我，由此而增强了少年的独立意识。

4．B。青春期保健分3级，以加强一级预防为重点。一级预防：①培养良好的饮食习惯；②培养良好的生活方式和卫生习惯；③适当的体格锻炼和体力劳动；④普及月经生理和经期卫生知识；⑤进行性知识教育；⑥积极进行心理卫生和健康行为指导。二级预防是

通过定期体格检查，及早发现青春期少女常见疾病，如痛经、青春期功能失调性子宫出血、原发性和继发性闭经及少女生殖系统肿瘤等，及时发现行为偏差，减少危险因素，预防和处理少女妊娠及性传播疾病。三级预防包括对女性青春期疾病的治疗与康复。

5．D。青春期的主要心理社会发展问题是角色认同对角色混淆。随着身体的极速变化，青少年开始关注自我，探究自我，思考我是怎样一个人或适合怎样的社会职业角色。要适应自己必须承担的社会角色，同时又想扮演自己喜欢的新潮形象。

6．D。青春期少年的保健：①供给充足营养；②健康教育；③法制和品德教育；④预防疾病和意外；⑤防治常见的心理行为问题。而D选项的计划免疫是婴幼儿期的保健重点。

7．B。月经期间仍可正常活动，但应避免剧烈运动。

8．B。由于青少年产生了强烈的成人感，具有强烈的独立意识，他们常处于一种与成人相抵触的情绪状态中，不愿听取父母、老师及其他成人的意见，属于独立性增强。

六、妇女保健

1．下列**不属于**围生期保健的是
A．孕前期保健
B．孕期保健
C．分娩期保健
D．产褥期保健
E．月经期保健

2．**不属于**新生儿家庭访视内容的是
A．询问新生儿出生情况
B．观察新生儿一般状况
C．新生儿体格检查
D．指导喂养及日常护理
E．新生儿预防接种

3．关于产后访视，下列说法**错误**的是

A. 第1次产后访视：出院后3天内
B. 第2次产后访视：产后14天
C. 第3次产后访视：产后28天
D. 产后30天到医院接受全面检查
E. 产后42天到医院接受全面检查

答案与解析

1. E。围生期保健即为围生育期保健，是指从妊娠前开始历经妊娠期、分娩期、产褥期、哺乳期、新生儿期，持续为孕母和胎婴儿进行的一系列健康保健措施。月经期则不包括在围生期内。

2. E。访视内容：①询问新生儿出生情况、出生后生活状态、预防接种、喂养与护理等情况；②观察居住环境及新生儿一般情况，重点注意有无产伤、黄疸、畸形、皮肤与脐部感染等；③体格检查，包括头颅、前囟、心肺腹、四肢、外生殖器，测量头围、体重等，视、听觉筛查；④指导及咨询，如喂养、日常护理。

3. D。产后访视开始于产妇出院后3天内、产后14天和28天，共3次。产妇于产后42天到医院接受全面的健康检查。

七、老年保健

1. 能保证老年人的居家安全的照顾方法，正确的是
A. 冬季房间尽量减少通风时间，避免着凉感染
B. 洗澡时浴室温度不宜过高，以20~22℃为宜
C. 夜晚入睡时点亮地灯，保证夜间如厕安全
D. 家中行走通道的两侧应多摆放家具，便于老年人扶持
E. 老年人皮肤感觉下降，使用热水袋保暖时水温应高些

2. 最常见也最需要干预的老年人情绪状态是
A. 焦虑和抑郁
B. 害怕和紧张
C. 拒绝和孤独
D. 失望和消极
E. 孤独和消极

3. 关于衰老表现的叙述，正确的是
A. 老年人的体重随年龄的增长而增加
B. 老年人的血压随年龄的增长而降低
C. 老年人的心率随年龄的增长而增加
D. 老年人生活自理能力随增龄而降低
E. 老年人眼近视程度随增龄而增加

4. 老年患者随着年龄的增长，记忆能力逐步减退。在询问病史时最容易出现的是
A. 表述不清
B. 症状隐瞒
C. 记忆不确切
D. 反应迟钝
E. 答非所问

5. 符合老年人用药原则的用药方式是
A. 从小剂量开始用药，尽量减少用药种类
B. 合理用药，足量给药
C. 首次剂量加倍，进行血药浓度监测
D. 联合用药，进行血药浓度监测
E. 足量给药，尽量减少用药种类

6. 护士对75岁的老年患者进行皮肤状况的评估，下列信息中，表明患者的皮肤存在潜在的问题的是
A. 皮肤皱纹增多
B. 皮肤弹性减弱
C. 皮肤色素沉着增多
D. 皮肤存在硬结
E. 皮肤表面干燥粗糙

答案与解析

1. C。冬季也应按时通风换气，A错误；洗

澡时浴室温度不宜过高,以37~42℃为宜,B错误;家中行走通道的两侧尽量少摆放物品,防止绊倒,D错误;老年人皮肤感觉下降,使用热水袋保暖时水温应低些,E错误。

2．A。焦虑和抑郁的患者均可能有自伤自杀的行为,对安全影响最大,最需要进行干预。

3．D。体重的变化因人而异,故A错误;老年人的血压变化与机体本身的疾病有关,故B错误;老年人的心率随年龄的增长而降低,故C错误;老年人眼近视程度随增龄而降低,E错误。

4．C。老年人的记忆能力下降,最易出现记忆不确切。

5．A。老年人用药原则:①少用药,勿滥用药,当必须用药时,应遵医嘱尽量减少用药品种,从小剂量开始服用;②注意联合用药,注意药物的配伍禁忌;③密切关注用药反应,老年人用药后应密切关注有无各种不良反应,若出现皮疹、麻疹、低热、哮喘等症状,应及时就医。

6．D。A、B、C、E选项属于老年人正常的形体变化,D选项表明患者皮肤可能存在问题。

第18章 中医基础知识

1. 具有防御作用而运行于脉外之气为
A. 元气
B. 营气
C. 肺气
D. 卫气
E. 真气

2. 中药汤剂的煎煮：用具最好选用的器具是
A. 铝锅
B. 砂锅
C. 铁锅
D. 钢锅
E. 不锈钢锅

3. 中医五行学说最基本概念是
A. 生、长、化、收、藏
B. 青、赤、黄、白、黑
C. 金、木、水、火、土
D. 心、肝、脾、肺、肾
E. 阴、阳、精、气、血

4. 在病情观察中，中医的"四诊"方法是
A. 望、触、叩、听
B. 望、触、问、切
C. 望、闻、问、切
D. 触、摸、按、压
E. 触、摸、叩、听

5. 中医五脏指的是
A. 脾、胆、胃、肺、肠
B. 肝、胆、胃、大肠、小肠
C. 心、肝、脾、肺、膀胱
D. 心、肝、脾、肺、肾
E. 心、肝、脾、胆、肾

6. 中医的"情志"指的是
A. 怒、喜、思、悲、恐
B. 酸、苦、甘、辛、咸
C. 木、火、土、金、水
D. 风、暑、湿、燥、寒
E. 青、赤、黄、白、黑

7. <u>不属于</u>中医急重症的是
A. 高热
B. 神昏
C. 痉病
D. 痿病
E. 血证

8. 拔火罐的适应证是
A. 急性腰扭伤
B. 外感风寒，风寒湿痹
C. 平素体质虚弱
D. 异种疮疡疖肿
E. 高热、抽搐、昏迷

9. 在中医五行归类中，人体五官是
A. 筋、脉、肉、皮毛、骨
B. 筋、骨、肉、气血、脉
C. 目、舌、鼻、唇、耳
D. 目、舌、鼻、唇、喉
E. 目、舌、鼻、口、耳

10. 经常不能获得正常睡眠的病症，中医称之为
A. 眩晕
B. 不寐
C. 痿病

D. 神昏
E. 头痛

11. 中医在自然界中"五色"是指
A. 青、赤、紫、橙、黑
B. 青、赤、黄、白、黑
C. 赤、橙、黄、绿、紫
D. 蓝、绿、紫、橙、黑
E. 红、黄、蓝、白、黑

12. 中医饮食上五味指的是
A. 酸、苦、甘、辛、咸
B. 酸、苦、甘、甜、涩
C. 酸、苦、麻、辣、涩
D. 甜、辣、苦、涩、咸
E. 甜、辣、苦、酸、辛

13. 中医在诊治疾病的活动中，主要在于
A. 辨证
B. 辨症
C. 辨病
D. 辨识体征
E. 辨识治疗方案

14. 中医四诊包括
A. 望、闻、问、切
B. 望、听、问、切
C. 望、嗅、问、切
D. 望、闻、问、触
E. 望、嗅、问、触

答案与解析

1. D。气是构成人体和维持人体生命活动的最基本物质。包括：元气（人体最根本、最重要的气，是人体生命活动的原动力）、宗气（由谷气与自然界清气相结合而积聚于胸中的气）、营气（行于脉中而具有营养作用）、卫气（具有防御作用而运行于脉外）。

2. B。煎药以砂锅和瓦罐为最好，陶瓷和玻璃器皿次之，最后才考虑不锈钢锅。

3. C。中医五行学说的基本概念是木、火、土、金、水5种物质及其运动变化。

4. C。中医的四诊为望、闻、问、切。治病八法为汗、吐、下、和、温、清、补、消。

5. D。中医五脏是指心、肝、脾、肺、肾，牢记即可。

6. A。中医的"情志"指的是怒、喜、思、悲、恐。

7. D。痿病是指筋骨痿软，肌肉瘦削，皮肤麻木，手足不用的一类疾患。临床上以两足痿软、不能随意运动者较多见，故有"痿躄"之称，不属于中医急重症。

8. B。拔火罐具有温经通络、除湿散寒、消肿止痛、拔毒排脓的作用。其适用范围为风湿麻痹、各种神经麻痹，以及一些急慢性疼痛，还可用于感冒、咳嗽、哮喘、消化不良、胃痛等脏腑功能紊乱方面的病症。

9. E。在中医五行归类中，五官是指目、舌、鼻、口、耳，分别与木、火、土、金、水相对应。

10. B。不寐亦称失眠或"不得眠""不得卧""目不瞑"，是指经常不能获得正常睡眠为特征的病证。不寐的病情轻重不一，轻者有入寐困难，有寐而易醒，有醒后不能再寐，亦有时寐时醒者，严重者则整夜不能入寐。

11. B。五色是指青、赤、黄、白、黑，分别与木、火、土、金、水相对应。

12. A。五味为酸、苦、甘、辛、咸，分别与木、火、土、金、水相对应。

13. A。辨证论治是中医治疗疾病的基本原则，证是对机体在疾病发展过程中某一阶段病理反应的概括，包括病变部位、原因、性质和邪正关系等。

14. A。扁鹊在总结前人经验的基础上，提出了"四诊法"，即望、闻、问、切，这四种诊法至今依然普遍使用，是中医辨证论治的重要依据。

第 19 章　法规与护理管理

一、与护士执业注册相关的法律法规

1. 下列人员中，允许其在医疗机构从事诊疗技术规范规定的护理活动是
A. 护理学本科毕业未取得护士执业证书的护士
B. 护士执业注册有效期满未延续注册的护士
C. 工作调动，执业证书未变更执业地点的护士
D. 工作 10 年，因故吊销执业证书的护士
E. 取得执业证书 1 年，后出国留学 2 年再次返回原医院的护士

2. 申请护士执业注册时，<u>不影响</u>申报情况的是
A. 精神病史
B. 色盲
C. 色弱
D. 近视
E. 双耳听力障碍

3. 申请注册的护理毕业生，必须完成临床实习的最少时限是<u>不少于</u>
A. 6 个月
B. 7 个月
C. 8 个月
D. 9 个月
E. 10 个月

4. 申请护士执业注册，应具备"具有完全民事行为能力"条件，申请者年龄至少应在
A. 16 周岁以上
B. 17 周岁以上
C. 18 周岁以上
D. 19 周岁以上
E. 20 周岁以上

5. 在申请护士执业注册应当具备的条件中<u>错误</u>的是
A. 具有完全民事行为能力
B. 在中等职业学校、高等院校完成教育部和卫生部规定的普通全日制学习，并取得相应学历证书
C. 通过国务院卫生主管部门组织的护士执业资格考试
D. 获得经省级以上卫生行政部门确认免考资格的普通中等卫生（护士）学校护理专业毕业文凭者，可以免于护士执业考试
E. 符合国务院卫生主管部门规定的健康标准

6. 护士办理执业注册变更后，其执业许可期限是
A. 1 年
B. 3 年
C. 5 年
D. 10 年
E. 15 年

7. 护士甲某，进行护士执业注册未满 5 年，现因工作调动，欲往外地某医院继续从事护理工作，现在应办理的申请是
A. 护士执业注册申请
B. 逾期护士执业注册申请
C. 护士延续注册申请
D. 重新申请护士执业注册
E. 护士变更注册申请

8. 某护生在一所二级甲等医院完成毕业实

· 279 ·

习后,但未通过护士执业资格考试。护理部考虑其平时无护理差错,且普外科护士严重短缺,因此,聘用其任普外科护士。护理部的做法违反的是

A. 护士条例
B. 侵权责任法
C. 民法通则
D. 医疗机构管理办法
E. 医疗事故处理条例

(9~10题共用题干)

护理专业应届毕业生甲已经完成了国务院教育主管部门和卫生主管部门规定的全日制4年护理专业课程学习,本人拟申请护士执业注册。

9. **不属于**申请护士执业注册的条件是
A. 年龄18周岁以上
B. 护理专业学历证书
C. 健康证明
D. 护士执业资格考试成绩合格证明
E. 户籍证明

10. 从事护理活动唯一合法的凭证是
A. 在校成绩单
B. 实习证明
C. 护理专业学历证书
D. 护士执业资格考试成绩合格证明
E. 护士执业资格证书

答案与解析

1. E。未经执业注册取得《护士执业证书》者,不得从事诊疗技术规范规定的护理活动,A错误;护士执业注册后有下列情形之一的,原注册部门办理注销执业注册:①注册有效期届满未延续注册;②受吊销《护士执业证书》处罚;③护士死亡或者丧失民事行为能力,B、D错误;护士在其执业注册有效期内变更执业地点等注册项目,应当办理变更注册,C错误;护士执业注册有效期为5年。

2. D。申请护士执业注册,应当符合下列健康标准:①无精神病史;②无色盲、色弱、双耳听力障碍;③无影响履行护理职责的疾病、残疾或者功能障碍。

3. C。申请护士执业注册,应当在中等职业学校、高等学校完成教育部和卫生部规定的普通全日制3年以上的护理、助产专业课程学习,包括在教学、综合医院完成8个月以上护理临床实习,并取得相应学历证书。

4. C。《民法通则》第11条规定,18周岁以上的公民是成年人,具有完全民事行为能力,可以独立进行民事活动行为能力。

5. D。申请护士执业注册,应当具备下列条件:①具有完全民事行为能力;②在中等职业学校、高等学校完成教育部和卫生部规定的普通全日制3年以上的护理、助产专业课程学习,包括在教学、综合医院完成8个月以上护理临床实习,并取得相应学历证书;③通过卫生部组织的护士执业资格考试;④符合本办法第六条规定的健康标准。

6. C。护士执业注册有效期为5年。

7. E。护士在其执业注册有效期内变更执业地点等注册项目,应当办理变更注册。

8. A。《护士条例》第五章第二十八条规定未经执业注册取得《护士执业证书》者,不得从事诊疗技术规范规定的护理活动。

9. E。申请护士执业注册,应当具备下列条件:①具有完全民事行为能力;②在中等职业学校、高等学校完成教育部和卫生部规定的普通全日制3年以上的护理、助产专业课程学习,包括在教学、综合医院完成8个月以上护理临床实习,并取得相应学历证书;③通过卫生部组织的护士执业资格考试;④符合本办法第六条规定的健康标准。

10. E。护士执业注册管理办法中规定护士经执业注册取得《护士执业证书》后,方可按照注册的执业地点从事护理工作。

二、与临床护理工作相关的法律法规

1. 对于献血者的叙述，**错误**的是
A．献血者年龄 18～55 岁
B．献血一次不超过 400ml
C．两次献血间隔要大于 3 个月
D．献血者要身体健康，符合献血的条件
E．血站对献血者必须免费进行必要的健康检查

2. 根据人体器官移植相关规定，**不在**活体器官接受者范围之列的是
A．配偶
B．女儿
C．姑姑
D．哥哥
E．朋友

3. 某医生发现一狂犬病患者，应
A．6 小时内向当地卫生防疫机构上报传染病报告卡
B．48 小时内向当地卫生防疫机构上报传染病报告卡
C．4 小时内向当地卫生防疫机构上报传染病报告卡
D．24 小时内向当地卫生防疫机构上报传染病报告卡
E．12 小时内向当地卫生防疫机构上报传染病报告卡

4. 关于医疗机构临床用血的规定，正确的是
A．可自行采集
B．可将临床多余用血出售给血液制品生产单位
C．必须进行配型核查
D．必须先行缴费后使用
E．主要动员家庭、亲友为患者献血

5. 根据我国《献血法》规定，为保障临床急救用血需要，对择期手术患者，应提倡采用的用血方式是
A．互助献血
B．同型输血
C．自身储血
D．自愿献血
E．输成分血

6. 《中华人民共和国献血法》规定，我国实行
A．有偿献血制度
B．无偿献血制度
C．自愿献血制度
D．义务献血制度
E．互助献血制度

7. 关于人体器官移植的叙述，正确的是
A．捐献器官是公民的义务
B．人体器官移植包括心、肺、肾、骨髓等移植
C．活体器官的捐献与接受需经过伦理委员会审查
D．公民生前表示不同意捐献器官的，该公民死亡后，其配偶可以以书面形式表示同意捐献
E．任何组织或个人不得摘取未满 20 周岁公民的活体器官用于移植

8. 《艾滋病防治条例》规定，艾滋病病毒感染者和艾滋病患者应当将其感染或者发病的事实如实告知
A．朋友
B．同事
C．亲属
D．同学
E．与其有性关系者

9. 《献血法》规定，负责组织献血工作的机构是
A．地方各级人民政府
B．县级以上人民政府
C．地方各级卫生行政部门
D．地方各级采供血机构

E. 行业协会

10. 医院发现甲类传染病时，**错误**的处理方法是
A. 对患者和病原携带者进行隔离治疗
B. 对疑似患者的密切接触者要在指定的场所进行医学观察
C. 隔离期限根据医学检查确定结果
D. 患者确诊前应收住入医院传染科病房观察、治疗
E. 对疑似患者的密切接触者采取必要的预防措施

11. 属于甲类传染病的疾病是
A. 传染性非典型肺炎
B. 猩红热
C. 肺结核
D. 霍乱
E. 伤寒

12. 一车祸患者急需新鲜O型血液，在下列配型合格的献血者中最合适的是
A. 男性，16岁，在校大学生
B. 男性，36岁，教师，因高血压长期服药控制，血压维持在（110～130）/（70～80）mmHg
C. 男性，26岁，现役军人，在3个月前献血400ml
D. 女性，55岁，机关公务员
E. 女性，40岁，医师，因甲状腺切除终身服用药物替代治疗，现甲状腺功能正常

13. 护士误给某青霉素过敏患者注射青霉素，造成患者死亡，此事故属于
A. 一级医疗事故
B. 二级医疗事故
C. 三级医疗事故
D. 四级医疗事故
E. 严重护理差错

14. 患者在诊疗活动中受到损害，医疗机构及其医务人员有过错的，承担赔偿责任的是
A. 医务人员
B. 医疗机构
C. 医疗机构负责人
D. 医务人员和医疗机构
E. 医务人员及其家属

15. 患者，男性，72岁。因"急性左侧心力衰竭、心房颤动"急诊收入院，输液过程中突然出现肺栓塞经抢救无效死亡。提出医疗事故鉴定申请。当地卫生行政部门应在当事人提出几日内移送上一级主管部门
A. 3天
B. 7天
C. 10天
D. 14天
E. 21天

16. 某值班护士在23：00行药物治疗时，由于患者甲已入睡，护士未叫醒患者甲，错将患者甲的药物输注给患者乙，导致患者乙出现皮肤过敏反应。此事件中，该护士应承担
A. 无责任
B. 轻微责任
C. 次要责任
D. 一半责任
E. 主要责任

17. 某医院心内科病房，相邻床位内出现了3例不明原因的腹泻患者，临床科室医务人员怀疑出现医院感染，应首先
A. 积极进行有关检查，等暴发感染的诊断明确后及时报告
B. 报告科室主任和医院感染管理部门
C. 密切观察暴发病例是否增加
D. 报告卫生行政部门
E. 报告院长

18. 患者，女性，23岁。车祸致大量失血，入院时已昏迷。为抢救患者生命，需立即手

术治疗，但短期内无法联系到患者家属。此时，合理的处理措施是

A．继续尝试联系家属
B．联系患者单位
C．转诊其他医疗机构
D．请示上级卫生主管部门
E．由医院负责人决策

19．某患者因慢性肾衰竭接受了肾移植手术，术后恢复良好，心怀感激，多次向责任护士打听捐肾者家庭住址，想登门致谢，面对患者的请求，责任护士正确的做法是

A．建议电话致谢
B．婉拒患者的请求
C．建议给予经济补偿
D．宣传捐献者事迹
E．与患者一道登门致谢

20．"120"接诊了一名车祸致昏迷的患者，脑部 CT 提示颅内大量出血，须立刻行开颅手术。患者无亲属陪伴，也无证实其身份和联系人的信息，依据《侵权责任法》的规定，术前正确的做法是

A．通知手术室准备手术
B．报告派出所寻找家属
C．报告科室负责人获批
D．报告医院负责人获批
E．报告卫生行政部门负责人获批

21．某护士为一患儿进行输液治疗，输液 30 分钟后患儿出现严重的不良反应并休克，经抢救病情好转并转入 ICU 继续治疗。对此，患儿家长反应强烈，质疑护士输液有误，护士应首先进行的重要工作是

A．向护士长汇报抢救经过
B．与医师一起分析患儿病情
C．继续与患儿家长沟通，做好解释
D．帮助患儿家长完成抢救用药的缴费
E．按照规定封存未输完的液体

22．患者，男性，55 岁。以腹泻急诊入院，确诊为霍乱。因病情严重，最终患者死亡。对此患者的尸体处理正确的是

A．立即火化
B．停尸屋内冷藏保存待检
C．立即进行卫生处理，就近火化
D．上报卫生防疫部门批准后火化
E．立即送往偏远地方填埋

23．某医院有 2 例等待肾移植的患者，其中 1 例患者是 25 岁青年农民，因外伤致双肾破裂。另 1 例患者是因长期肾炎而致肾衰竭的 65 岁教授。现只有 1 个可供移植的肾。医务人员进行决策时考虑的标准**不包括**

A．年龄
B．预期寿命
C．免疫相容性
D．身体的整体功能
E．患者的社会地位

（24~25 题共用题干）

患者，女性，45 岁。行阑尾切除术后，给予青霉素治疗，护士未做青霉素过敏试验，给患者输入青霉素后致过敏性休克死亡。

24．该事件属于
A．医疗事故
B．护理质量缺陷
C．责任心不强
D．护理差错
E．医疗纠纷

25．下列**不属于**医疗事故预防措施的是
A．设立医疗质量监控部门或人员
B．加强风险管理
C．严格控制探视
D．提高护理人员的技术水平
E．持续质量改进

（26~27 题共用题干）

患者，女性，78 岁。由于脑血栓导致左侧肢体偏瘫入院，病情稳定，医嘱二级护理。

次日凌晨1时,患者坠床,造成颅内出血,虽经全力抢救,终因伤势过重死亡。

26. 造成该事件的最主要原因是
A. 病房环境过于昏暗
B. 护士没有升起床档
C. 护士没有进行健康教育
D. 没有安排家属陪护
E. 没有安排专人24小时照护

27. 根据对患者造成的伤害程度,该事故属于
A. 医嘱差错
B. 一级医疗事故
C. 二级医疗事故
D. 三级医疗事故
E. 护理差错

(28~29题共用题干)
某男,20岁,健康,清晨空腹到血站要求献血。

28. 血站护士应向其说明,每次献血是最多<u>不得</u>超过
A. 200ml
B. 250ml
C. 300ml
D. 350ml
E. 400ml

29. 献血结束,其下1次献血的间隔时间<u>不得</u>少于
A. 2个月
B. 4个月
C. 6个月
D. 8个月
E. 12个月

(30~31题共用题干)
某医院将组织全院党团员义务献血活动,急诊科年轻护士甲、乙、丙均积极报名参加。

30. 献血前<u>错误</u>的准备是

A. 不能服药
B. 不能饮酒
C. 保证充足睡眠
D. 进食高脂肪食物
E. 适当休息

31. 顺利完成自愿献血后的正确做法是
A. 绝对卧床休息1周
B. 采血侧肢体可以抬举重物
C. 献血完毕按住止血棉球1分钟以免皮下血肿
D. 保护穿刺部位,至少8小时内勿被水浸湿
E. 可以正常工作,避免通宵娱乐和剧烈运动

(32~34题共用题干)
患者,男性,42岁。因剧烈腹泻来诊。根据临床症状和体格检查结果,高度怀疑为霍乱,正在等待实验室检查结果以确认诊断。

32. 此时对患者正确的处置方法是
A. 在指定场所单独隔离
B. 在留下联系电话后要求其回家等通知
C. 在医院门诊等待结果
D. 收住入本院消化科病房
E. 要求患者尽快自行前往市疾控中心确诊

33. 该患者经检查确诊为霍乱,给予隔离治疗,护士应告知其家属,患者的隔离期限是
A. 以临床症状消失为准
B. 根据医学检查结果确定
C. 由当地人民政府决定
D. 由隔离场所的负责人确定
E. 由公安机关决定

34. 该患者治疗无效不幸死亡,应将其尸体立即进行卫生处理并
A. 由患者家属自行处理
B. 送回患者家乡火化
C. 按规定深埋
D. 石灰池掩埋
E. 就近火化

答案与解析

1．C。血站对献血者每次采集血液量一般为200ml，最多不得超过400ml，两次采集间隔期不少于6个月。

2．E。《人体器官移植条例》明确规定活体器官接受人必须与活体器官捐赠人之间有特定的法律关系，即配偶关系、直系血亲或者三代以内旁系血亲关系，或者有证据证明与活体器官捐赠人存在因帮扶等形成了亲情关系。

3．D。《传染病防治法》规定任何单位和个人发现传染病病人或疑似传染病病人时都有义务向附近的医疗或卫生防疫机构报告。责任报告人发现乙类、丙类传染病病人、病原携带者或疑似传染病病人时，应于24小时内报告发病地的卫生防疫机构。狂犬病属于乙类疾病。

4．C。血站是采集、提供临床用血的机构，是不以营利为目的的公益性组织，A、D、E错误；为保证应急用血，医疗机构可以临时采集血液，但应当依照本法规定，确保采血用血安全。血站、医疗机构不得将无偿献血的血液出售给单采血浆站或者血液制品生产单位，B错误。

5．C。择期手术患者可通过自体输血方式输血，自体输血指术前或术中采集患者血液，经洗涤加工再输给患者本人的方法，该方法无须做血型鉴定和交叉配血试验，节省血源，并且避免了因输血而引起的疾病传播，是最安全的输血方法。

6．B。《中华人民共和国献血法》规定，我国实行无偿献血制度。

7．C。人体器官捐献应当遵循自愿、无偿的原则，A错误；器官移植中器官为心、肝、肾或胰腺等，不包括骨髓，B错误；公民生前表示不同意捐献其人体器官的，任何组织或个人不得捐献、摘取该公民的人体器官，D错误；捐献人体器官的公民应当具有完全民事行为能力，E错误。

8．E。艾滋病通过性传播和血液传播，艾滋病患者应将实情告知与其有性关系者。

9．A。地方各级人民政府领导、组织本行政区域内的献血工作。县级以上各级人民政府卫生行政部门监督管理献血工作。

10．D。处理措施：①对患者、病原携带者，给予隔离治疗，隔离期限根据医学检查结果确定；②对疑似患者，确诊前在指定场所单独隔离治疗；③对医疗机构内的患者、病原携带者、疑似患者的密切接触者，在指定场所进行医学观察和采取其他必要的预防措施。拒绝隔离治疗或者隔离期未满擅自脱离隔离治疗的，可以由公安机关协助医疗机构采取强制隔离治疗措施。

11．D。国家规定的甲类传染病共两种：鼠疫和霍乱。非典、猩红热、肺结核、伤寒都属于乙类传染病。乙类传染病中传染性非典型肺炎、肺炭疽和人高致病性禽流感，采取甲类传染病的预防、控制措施。

12．D。国家实行无偿献血制度，提倡18～55周岁的健康公民自愿献血，A年龄不符合；两次采集血液间隔期不少于6个月，C不合适；血站对献血者必须免费进行必要的健康检查；身体不符合献血条件的，不得采集血液，B、E不符合。

13．A。根据对患者人身造成的损害程度，医疗事故分为四级：一级医疗事故，造成患者死亡、重度残疾的；二级医疗事故，造成患者中度残疾、器官组织损伤导致严重功能障碍的；三级医疗事故，造成患者轻度残疾、器官组织损伤导致一般功能障碍的；四级医疗事故，造成患者明显人身损害的其他后果的。护理差错是指诊疗护理工作中，因为医务人员在诊疗护理中的过失，给患者的身体健康造成一定的伤害，延长了治疗时间，但尚未造成患者死亡、残疾、组织器官损伤导致功能障碍的不良后果者。

14．B。患者在诊疗活动中受到损害，医疗机构及其医务人员有过错的，由医疗机构承担赔偿责任。

15．B。有以下情形，县级人民政府卫生行政部门应当自接到医疗机构的报告或者当事人提出医疗事故争议处理申请之日起7日内移送上一级人民政府卫生行政部门处理：①患者死亡；②可能为二级以上的医疗事故；③国务院卫生行政部门和省、自治区、直辖市人民政府卫生行政部门规定的其他情形。

16．E。主要责任是指差错或事故损害后果主要由医疗过失行为造成，其他因素起次要作用。

17．B。发现感染时，为及时防治疫情暴发和扩散，应首先及时报告科室主任和医院感染部门。

18．E。因抢救生命垂危的患者等紧急情况，不能取得患者或者其近亲属意见的，经医疗机构负责人或者授权的负责人批准，可以立即实施相应的医疗措施。

19．B。为保护捐肾者隐私，应婉拒患者的请求。

20．D。因抢救生命垂危的病人等紧急情况，不能取得病人或者其亲属意见的，经医疗机构负责人或者授权的负责人批准，可以立即实施相应的医疗措施。

21．E。护士应当首先封存液体以备查明患儿休克原因。

22．C。《中华人民共和国传染病防治法》对传染病死亡尸体处理要求：患甲类传染病、炭疽死亡的，应当将尸体立即进行卫生处理，就近火化。患其他传染病死亡的，应当将尸体进行卫生处理后火化或者按照规定深埋。

23．E。生命都是平等的，医务人员在做出伦理决策的时候，不会将患者社会地位作为考虑标准，而是考虑肾移植给哪位患者能使得移植肾最大程度的发挥作用。

24．A。医疗事故是指医疗机构及其医务人员在医疗活动中，违反医疗卫生管理法律、行政法规、部门规章和诊疗护理规范、常规，过失造成患者人身损害的事故。护理差错对患者造成直接或间接的影响，但未造成严重后果，未构成医疗事故。

25．C。预防医疗事故的措施主要有经常巡视患者、严格执行查对制度、提高护理人员技术水平，分析并总结差错事故发生的原因等。限制家属探视不是预防医疗事故的措施。

26．B。患者出现左侧肢体的瘫痪，且夜晚发生了坠床，可知是因为护士没有升起床档造成的。

27．B。一级医疗事故：造成患者死亡、重度残疾的。二级医疗事故：造成患者中度残疾、器官组织损伤导致严重功能障碍的。三级医疗事故：造成患者轻度残疾、器官组织损伤导致一般功能障碍的。四级医疗事故：造成患者明显人身损害的其他后果的。

28．E。为了保护献血者的健康，我国《献血法》规定血站对献血者每次采集血液一般为200ml，最多不得超过400ml。

29．C。为保护献血者健康，《献血法》规定两次献血间隔不得少于6个月。

30．D。献血前注意事项：①学习献血知识，消除紧张心理；②献血前3天不要服药；③献血当天应按往常的习惯进餐，但不宜吃肥肉、鱼、油条等高脂肪或高蛋白食物；④献血前不饮酒；⑤保证睡眠充足，不宜做剧烈运动。

31．E。献血后注意事项：①献血完毕，针眼处要压迫5~10分钟，避免血液渗出；②要保护好静脉穿刺部位，穿刺部位止血后不等于完全愈合，至少24小时内不要被水浸润，也不要被不洁物品污染，更不要在静脉穿刺部位揉搓；③运动要适度，献血后当天请不要从事体育比赛、通宵娱乐等活动；④饮食营养要适中，不要进食过量。

32．A。霍乱具有高度的传染性，在结果出来之前，最好让患者在指定场所单独隔离。

33．B。发现霍乱患者及带菌者，按规定进行隔离治疗，直至症状消失，连续粪便培养

（隔日1次）3次阴性。

34．E。对于霍乱者尸体应就近火化，以免在转运过程中引起疾病传播。

三、医院护理管理的组织原则

1．医院的管理环境着重强调的是
A．医院的基本设施
B．医院的建筑设计
C．医院的规章制定
D．医院的医疗技术水平
E．医院的噪声污染

2．患者，男性，55岁。因"食欲缺乏，胃部不适"来门诊就诊。候诊时患者突然感到腹痛难忍，头冒冷汗，四肢冰冷，呼吸急促。门诊护士应
A．协助患者平卧候诊
B．安抚患者，劝其耐心等候
C．安排患者提前就诊
D．给予患者镇痛药缓解疼痛
E．请医师加速诊治前面患者

3．某医院护理部要求各科室提交的工作计划需根据医院的总体工作目标制订护理工作的总目标，内容清晰明确，高低适当。这体现的是护理管理组织原则中的
A．管理层次的原则
B．集权分权结合原则
C．任务和目标一致原则
D．等级和统一指挥的原则
E．专业化分工与写作原则

答案与解析

1．C。医院的管理环境着重强调的是医院的规章制定，属于组织的内部环境。

2．C。门诊的护理工作为先预检分诊，后挂号诊疗，安排候诊与就诊。患者在候诊区等候时，门诊护士的工作应该是观察候诊患者的病情变化，如遇到患者有发热、剧痛、呼吸困难、出血或休克等表现，应立即安排患者就诊或送入急诊科处理；对病情较重或年老体弱，可适当调整顺序提前就医。

3．C。各科室的护理工作总目标要根据医院的总体工作目标制订，体现了任务和目标一致的原则。

四、临床护理工作组织结构

1．以"患者为中心"的优质护理服务工作模式是
A．分组制护理
B．分级制护理
C．分层制护理
D．功能制护理
E．责任制整体护理

2．某妇产科护士，针对子宫肌瘤的患者，从入院到出院按照时间要求和工作顺序，与医生等合作团队，为患者提供整体照顾计划。该护士采用的这种护理方式是
A．个案护理
B．功能制护理
C．责任制护理
D．小组护理
E．临床路径

3．患者，男性，38岁。骨髓移植术后第1天，护士长安排1名护士专人对该患者进行24小时监护，此种护理工作方式是
A．个案护理
B．功能制护理
C．小组制护理
D．责任制护理
E．系统化整体护理

4．某医院的护理管理架构是护理部主任－科护士长－病区护士长，请问该医院护理管理的层次数是

A. 1级
B. 2级
C. 3级
D. 4级
E. 5级

5. 年初一的早晨，结束夜班工作的护士发现接班的护士没有来，且无法联系，此时，夜班护士正确的处理方法是报告
A. 护士长
B. 护理部主任
C. 值班医师
D. 科主任
E. 住院总值班

6. 肝移植术后患者，每个班出一名护士负责该患者的全部护理，这种护理方式属于
A. 个案护理
B. 功能制护理
C. 责任制护理
D. 小组护理
E. 临床路径

7. 某三级甲等医院ICU，共有10张床位。按照国家卫生计生委对ICU护士与床位比的要求，该科室配备护士人数应**不少于**
A. 10名
B. 15名
C. 20名
D. 25名
E. 30名

答案与解析

1. E。责任制护理是由责任护士和相应辅助护士对患者进行有计划有目的的整体护理，要求患者从入院到出院，由责任护士和其辅助护士负责。
2. C。责任制护理的特点：一是整体性，二是连续性，即患者从入院到出院由一位固定的责任护士负责全部护理活动；三是协调性，责任护士与其他医务人员沟通、联系、协调各种实物满足患者需求；四是个体化，护理活动依照患者个体化需求制定。
3. A。个案护理是一名当班护士负责1例病人全部护理内容。适用于病情复杂严重、病情变化快、护理服务需求量大，需要24小时监护和照顾的患者。
4. C。医院的三级管理体制：护理部主任—科护士长—病区护士长。
5. A。我国医院的护理管理层级根据不同等级医院区分：三级医院实行院长领导下的护理部主任（或总护士长）—科护士长—护士长三级负责制；二级医院可实行三级负责制或护理部主任—护士长二级负责制。护士长是医院病房和其他基层单位护理工作的管理者，病房护理管理施行护士长负责制，出现问题要首先报告护士长。
6. A。个案护理是指1例患者所需要的全部护理由一名当班护士全面负责，护理人员直接管理某个患者，即由专人负责实施个体化护理。常用于危重症患者、大手术后需要特殊护理的患者。
7. E。三级甲等医院，ICU病房床护比应该为1∶3，所以，10张床位应该配备30名护士。

五、医院常用的护理质量标准

1. 患者对护理工作的满意度属于
A. 护理服务质量评价指标
B. 终末质量评价指标
C. 主观感受度评价指标
D. 要素质量评价指标
E. 环节质量评价指标

2. 体现护理质量标准体系结构中环节质量的内容是
A. 设备质量
B. 药品质量

C．医嘱执行情况
D．差错发生率
E．护士学历

3．在临床护理的质量标准中，对无菌物品合格率的规定是
A．100%
B．95%
C．90%
D．85%
E．80%

2．护士在病房发药时不慎将2床患者的维生素C0.2g发给了3床患者。发现错误后，护士应直接向谁汇报
A．值班医师
B．科护士长
C．病房护士长
D．护理部主任
E．主班护士

3．肝胆外科病区护士夜班查房时发现某床患者不在病房，也没有请假。该护士首先应该告知的是
A．护理部主任
B．外科总护士长
C．普外科病区护士长
D．肝胆外科病区护士长
E．肝胆外科主任

答案与解析

1．B。终末质量标准体系是指患者所得到的护理效果的综合质量。这类指标包括护理技术操作合格率、分级护理合格率、护理缺陷发生率、患者对护理服务的满意度等。
2．C。环节质量是各种要素通过组织管理所形成的各项工作能力、服务项目及其工作程序或工序质量，又称过程质量。如执行医嘱、观察病情等。
3．A。急救物品完好率为100%，无菌物品灭菌合格率100%。

六、医院护理质量缺陷及管理

1．PDCA循环中的"D"代表
A．管理
B．计划
C．实施
D．检查
E．处理

答案与解析

1．C。PDCA循环是计划（Plan）、执行/实施（Do）、检查（Check）、处理（Action）四个阶段的循环反复过程，是一种程序化、标准化、科学化的管理方式。
2．C。护士长是医院病房和其他基层单位护理工作的管理者，病房护理管理施行护士长负责制，出现问题要逐层报告，首先要报告病房护士长。
3．D。护士长是医院病房和其他基层单位护理工作的管理者，病房护理管理施行护士长负责制，出现问题要逐层报告，首先报告病区护士长。

第20章 护理伦理

一、护士执业中的伦理具体原则

1. 在护理实践中，尊重原则主要是指尊重患者的
A．健康
B．家属
C．个体差异
D．自主性
E．疾病

2. 遇到灾难事故，护理人员主动提出到救灾第一线去工作。这体现了护理人员
A．良好的科学文化素质
B．扎实的专业理论知识
C．规范的时间操作能力
D．崇高的职业道德素质
E．具备评判性思维能力

（3~4题共用题干）

产妇剖宫产后要求出院，医师同意其出院但尚未开具出院医嘱。该产妇家属表示先带产妇和孩子回家，明天来医院结账。而护士考虑到住院费用没有结清，有漏账的风险，故没有同意家属的要求。但家属不听护士的劝阻并准备离开。这时，护士借口为接孩子沐浴把孩子抱走了。产妇知情后大哭。

3. 该护士的行为违反了
A．自主原则
B．不伤害原则
C．公正原则
D．行善原则
E．公平原则

4. 该家属的行为没有履行
A．积极配合医疗护理的义务
B．自觉遵守医院规章制度的义务
C．自觉维护医院秩序的义务
D．保持和恢复健康的义务
E．公民的义务

答案与解析

1. D。尊重原则是指在医护实践中对能够自主的患者的自主性的尊重。

2. D。科学文化素质指具备一定的人文、社会科学知识，A错误；B、C、E是护士专业素质的表现，故不选；"遇到灾难事故时，主动提出到救灾第一线工作"体现了护士全心全意为人民服务的精神，正是崇高的职业道德的表现。

3. B。不伤害原则是指不给患者带来可以避免的肉体和精神上的痛苦、损伤、疾病，甚至死亡。护士借口把孩子抱走，给患者造成了精神上的痛苦，违反了不伤害原则。

4. B。患者有义务自觉遵守医院规章制度，应该在出院之前结账。

二、护士的权利与义务

1. 护士在从事护理工作时，首要的义务是
A．维护患者的利益
B．维护护士的利益
C．维护医师的利益
D．维护医院的利益
E．维护医院的声誉

2. 下列属于侵犯患者隐私权的是

A．未经患者许可对其体检时让医学生观摩
B．对疑难病例进行科室内探讨
C．在征得患者同意下将其资料用于科研
D．在患者病历上标注患有传染性疾病
E．对患有淋病的患者询问其性生活史

3．护士执业过程中要求定期进行健康体检，目的是享有
A．人身安全不受侵犯的权利
B．履行职责相关的权利
C．安全执业的权利
D．获得报酬的权利
E．培训的权利

4．我国的《护士条例》中规定了护士的权利和义务。在以下的护士享有权利的叙述中，**不正确**的是
A．按照国家有关规定获取工资报酬、享受福利待遇的权利
B．获得与其所从事的护理工作相适应的卫生防护，医疗保健服务的权利
C．按照国家有关规定获得与本人业务能力和学术水平相应的专业技术职称的权利
D．参加专业培训、从事学术研究和交流、参加行业协会和专业学术团体的权利
E．获得接触有毒有害物质津贴的权利

5．某癌症患者的检查过程中发现患有艾滋病，对此患者的护理中**违反**伦理要求的是
A．像对待其他患者一样，一视同仁
B．尊重患者，注重心理护理
C．认真观察患者病情
D．以该患者为例大力宣传艾滋病的知识
E．主动接近患者，鼓励患者积极配合治疗

6．患者，男性，68岁。48小时前急性心肌梗死发作入院。现其病情稳定，家属强烈要求探视，但未到探视时间。此时护士首先应该
A．请护士长出面调解
B．请主管医师出面调解

C．向家属耐心解释取得家属理解
D．悄悄让家属进入病房
E．不予理睬

7．某护士轮值夜班，凌晨2时时应为某患者翻身。护士觉得很困乏。认为反正护士长也没在，别人也没有看到，少翻一次身不会就这么巧就出现压疮的。这种做法违反了
A．自强精神
B．慎独精神
C．奉献精神
D．舒适感
E．安全感

8．护士了解到病房内的1例患者曾有吸毒史，患者要求其保密。她可以向谁提及此事
A．护理部干事
B．医务处处长
C．患者的主治医师
D．患者的上级领导
E．患者的配偶和儿女

9．在儿科的实习护士下班后在电梯中与外科护士说"告诉你，××大明星的女儿今天入住我们病房，你想不想知道是啥原因？"外科护士的正确回答是
A．"我们去病房说吧，这里是公共场所，不适合讨论病情。"
B．"你简单跟我说说病情好了，我不能去看她。"
C．"请不要跟我说这些，你不能透露这些消息。"
D．"如果是外科的疾病就告诉我，我也许能帮你。"
E．"告诉我床号，明天我自己去看她。"

10．某护士给外伤患者做头孢素皮试，其结果为阳性，但医师仍坚持用药。此时该护士最应该坚持的是
A．重新做一次
B．做对照试验

C．拒绝使用
D．与其他护士进行商量
E．继续执行医嘱

（11～13题共用题干）

患者，女性，21岁。在校大学生。因急性腹痛就诊，诊断为异位妊娠破裂出血，拟急诊手术。

11．术前护理人员向患者介绍病情及预后，体现了护理人员的
A．保证患者权益的义务
B．及时救治患者的义务
C．维护患者治疗安全的义务
D．保护患者隐私义务
E．认真执行医嘱的义务

12．患者要求医护人员不要将真实情况告知同学，体现了患者的
A．知情权
B．回避权
C．服务选择权
D．隐私权
E．公平权

13．患者在了解病情后签名同意手术治疗，体现了伦理学的
A．自主原则
B．不伤害原则
C．公平原则
D．行善原则
E．有利原则

答案与解析

1．A。护士的义务是指在护理工作中，护士对患者、社会应尽的责任。护士应明确自身所承担的义务和责任，把对患者、社会应尽的义务和责任转化为自身的信念和道德观念，在工作中自觉地加以履行。其首要的义务是维护患者的利益。

2．A。隐私权是患者的个人隐私和个人尊严被保护的权力。未经患者许可，禁止在其进行体检时让医学生观摩，A侵犯了隐私权。在征得患者同意下将其资料用于教学和科研（不会公开患者的姓名），对疑难病例进行科室内探讨及对患有淋病的患者询问其性生活史不属于侵犯患者隐私权。

3．C。《护士条例》中规定：护士执业，有获得与其从事的护理工作相适应的卫生防护、医疗保健服务的权利。定期健康体检属于医疗保健服务，其目的是享有安全执业的权利。

4．E。护士的权利：①护士执业，有获取工资报酬、享受福利待遇、参加社会保险的权利。②护士执业，有获得与其所从事的护理工作相适应的卫生防护、医疗保健服务的权利。从事直接接触有毒有害物质、有感染传染病危险工作的护士，有接受职业健康监护的权利；患职业病的，有获得赔偿的权利。③护士有获得与本人业务能力和学术水平相应的专业技术职务、职称的权利；有参加专业培训、从事学术研究和交流、参加行业协会的权利。④护士有获得疾病诊疗、护理相关信息的权利和其他与履行护理职责相关的权利，可以对医疗卫生机构和卫生主管部门的工作提出意见和建议。

5．D。患者患有艾滋病属于患者的隐私，以该患者为例大力宣传艾滋病的知识，会对患者造成伤害。

6．C。急性心肌梗死患者应绝对卧床休息，减少不良刺激，家属强烈要求探视时应向家属耐心解释取得家属理解。

7．B。护士觉得很困乏，认为反正护士长也没在，别人也没有看到，违反慎独精神。

8．C。护士有尊重和保护患者隐私的义务，不得将患者的个人信息泄露给与治疗护理无关的其他人员。患者的主治医师要为患者制定治疗措施，开具医嘱，了解其病史是出于治疗需要，不属于侵犯隐私权。

9．C。护士有尊重和保护患者隐私的义务。未经患者同意，护士不得将患者的个人信息泄露给治疗护理无关的其他人员。护士如果泄露或者公开谈论、渲染患者的隐私，则侵犯了患者的权利，患者可根据情节严重程度追究护士的法律责任。

10．C。《护士条例》明确指出护士对合作伙伴——医师的诊疗方案具有监管的责任。护士发现医嘱违反法律、法规、规章或诊疗技术规范规定的，应及时向开具医嘱的医师提出，医师执意不改，护士应及时报告。若继续执行该错误医嘱导致后果的，护士同样需承担连带责任。

11．A。患者有知情同意权，有权获知与其所患疾病相关的医疗资料、诊疗信息，在此基础上对医务人员制订的诊疗计划自愿做出选择。在实施手术、特殊检查、特殊治疗时，应当向患者做必要的解释，只有当患者完全了解可选择的治疗方法并同意后治疗计划才能执行。

12．D。患者享有隐私权，有权要求护士对其隐私进行保密，如果护士对患者的隐私进行泄露、宣扬、威胁或者将患者的隐私用于治疗、科研范围以外的不正当目的，则侵犯了患者的隐私权。

13．A。自主原则是护理伦理学和医学伦理学的重要原则，它使患者真正体会到自己是自己的主人，体会到自身的价值，从而调动患者积极参与医疗方案的制定和决策的主观能动性，增强医、护患相互之间的交流，为相互信任和尊重提供了条件，也为和谐护患关系的建立提供了基础。术前签字同意是自主原则的体现。

三、患者的权利与义务

1．患者，男性，43岁，流浪人员。因车祸致右下肢开放性骨折被路人送入院，医生和护士及时给予急救措施，保护了患者

A．享有自主权
B．享有保密和隐私权
C．享有基本的医疗权
D．享有参与治疗权
E．享有尊严被保护的权利

2．患者，女性，28岁。因"婚后2年，未避孕，未孕"诊断为"不孕症"而入院，入院后，在进行妇科检查时，发现患者伴有尖锐湿疣，护士便将此信息告知了科室护士，并告知了同病房的其他患者，该护士的行为属于

A．渎职行为
B．侵犯患者的隐私权
C．侵犯患者的同意权
D．侵犯患者的生命健康权
E．侵犯患者知情权

3．足月产新生儿，患吸入性肺炎入重症监护病房1周。患儿家属急切询问患儿情况。病房护士恰当的处理是

A．让其问其他护士
B．让其问值班医师
C．告知其完全正常
D．客观介绍患儿情况
E．保密患儿病情

4．患者，男性，55岁。因胆结石合并胆道梗阻拟手术治疗，患者的妻子、父母、大哥及其30岁的儿子都到了医院，医务人员介绍了手术的重要性及风险，其手术协议签订人应首选

A．患者本人
B．患者的父母
C．患者的妻子
D．患者的大哥
E．患者的儿子

5．当患者对护士所实施的护理行为有质疑时，护士必须详细介绍，在患者同意后才能继续进行，这属于患者的

A．平衡医疗权
B．疾病认知权
C．知情同意权
D．社会责任权
E．保护隐私权

6．患者，女性，37岁。因剧烈腹痛，独自到急诊科就诊，经检查确诊为异位妊娠大出血。因其无监护人签名且没带够手术费用，值班医师未及时进行手术，而是让其在急诊科输液留观，当患者家属接到消息赶到医院付款时，错过了最佳手术时机。本案例侵犯了患者的
A．自主权
B．知情同意权
C．参与治疗权
D．基本医疗权
E．保密和隐私权

答案与解析

1．C。患者享有平等医疗权，任何医护人员和医疗机构都不得拒绝患者的求医要求，医护人员应当平等地对待每一个患者，自觉维护病人的权利。该患者虽然是流浪人员，但也享有平等医疗的权利，应该获得救治。

2．B。患者患有尖锐湿疣是患者的隐私，护士应当尊重患者的隐私权，但护士将该信息告诉了其他人员，侵犯了患者的隐私权。

3．D。疾病不仅给患者带来痛苦，同时也会引起患者家属痛苦心理的连锁反应，尤其是对于突发事件导致的危重患者或绝症患者的家属。按照我国医疗保护的惯例，对于心理承受能力较差的患者，医护人员一般是采用"超越式"的沟通方式，首先将患者的病情和预后告诉患者的家属。故应向家属客观介绍患者情况，本题选D。

4．A。从法律角度，精神正常的18周岁以上的患者，具有完全民事行为能力，知情同意只能由其本人做出方为有效。本题中患者符合上述条件，所以手术协议签订人应选患者本人。

5．C。患者在医疗卫生服务中，享有知晓病情、诊断、治疗护理方案、预后和医疗费用等情况，并自主选择诊疗护理方案的权利。护士应向患者提供尽可能多的信息，让患者尽量了解有关方面的知识，从而做出理智的、符合实际的决定。

6．D。当生命受到疾病的折磨时，人们就有解除痛苦、得到医疗照顾的权利，任何医护人员和医疗机构都不得拒绝患者的求医要求。案例中因为患者没带够手术费用，未能及时手术而错过了最佳手术时间，是侵犯患者基本医疗权的体现。

第21章 人际沟通

一、概述

1. 下列属于语言沟通的是
A. 表情
B. 眼神
C. 健康教育材料
D. 手势
E. 姿势

2. 在下列影响人际沟通效果的因素中属于环境因素的是
A. 沟通者躯体疼痛
B. 沟通者听力障碍
C. 沟通双方距离较远
D. 沟通双方信仰不同
E. 沟通双方价值观不同

答案与解析

1. C。语言沟通是指通过语词符号实现的沟通,分为有声语言(口语)和无声语言(书面语)。非语言沟通是指借助于非语词符号,如服饰、表情、姿势、动作、气质、体触、类语言实现的沟通。

2. C。人际沟通的环境影响因素:①物理环境,安静程度、舒适度、相距度;②心理环境,如沟通时缺乏保护隐私的条件,或因人际关系紧张导致的焦虑、恐惧情绪等都不利于沟通的进行。A、B、D、E四项属于影响因素中的个人因素。

二、护理工作中的人际关系

1. 护士与患者家属的沟通中,**错误**的是

A. 尊重患者家属
B. 给予患者家属心理支持
C. 指导患者家属对患者进行生活照顾
D. 指导患者家属参与患者的护理过程
E. 指导患者家属参与患者的治疗过程

2. 护士在为刚入院的患者做入院介绍,此时护患关系处于
A. 初始期
B. 结束期
C. 工作期
D. 准备期
E. 前进期

3. 要建立良好的护际关系,沟通策略**不包括**
A. 管理沟通人性化
B. 形成互帮互助氛围
C. 实现年龄、学历各因素的互补
D. 遇到冲突时据理力争、坚守阵地
E. 构建和谐工作环境

4. 建立良好医护关系的原则是双方应相互
A. 依存
B. 独立
C. 监督
D. 尊重
E. 补充

5. 改善医护人际关系的途径**不包括**
A. 把握角色,各司其职
B. 真诚合作,密切配合
C. 坚持原则,互不相让
D. 关心理解,相互尊重
E. 互相监督,协调关系

6. **不利于**保持良好护际关系的行为是
A. 自行其是
B. 相互理解
C. 相互支持
D. 相互配合
E. 互尊互学

7. 患者，女性，28岁。因位妊娠急诊入院手术。术后宜采用的护患关系模式是
A. 主动型
B. 主动-被动型
C. 指导-合作型
D. 支配-服从型
E. 共同参与型

8. 患者，女性，36岁。多发性子宫肌瘤入院治疗，护士为其安排好床位后，说"我是您的护士，我姓张，叫我小张好了，有事请按床头呼叫器，我随时为您服务。"此时护士承担的主要角色是
A. 热情的接待者
B. 主动的介绍者
C. 细心的照顾者
D. 病房的管理者
E. 护理的协调者

9. 患者，女性，因乳腺癌住院治疗，治疗期间得知自己儿子因患急性肾炎住院需要照顾，就立即放弃自己的治疗去照顾儿子，这种情况属于
A. 患者角色行为消退
B. 患者角色行为冲突
C. 患者角色行为强化
D. 患者角色行为缺如
E. 患者角色行为适应

10. 患者，男性，30岁。半小时前因汽车撞伤头部入院，入院时已昏迷。对于此患者应采取的护患关系模式是
A. 主动-主动型
B. 被动-被动型

C. 主动-被动型
D. 指导-合作型
E. 共同参与型

11. 护士甲与护士乙同在一个病房工作，两人性格各异。乙觉得甲做事风风火火、不够稳重，甲觉得乙做事慢条斯理、拖拖拉拉，所以两人经常会产生一些矛盾。造成护际关系紧张的主要因素是
A. 职位因素
B. 年龄因素
C. 学历因素
D. 收入因素
E. 心理因素

12. 患者，男性，58岁。患有肥厚型心肌病5年。近1个月来常有心绞痛发作及一过性晕厥，患者因此非常紧张，整日卧床、不敢活动。该患者出现的角色行为改变属于
A. 角色行为强化
B. 角色行为缺如
C. 角色行为冲突
D. 角色行为差异
E. 角色行为消退

13. 患儿，女，2月龄。因肺炎、高热急诊入院。护士在为其进行静脉输液时，2次穿刺失败，患儿父亲非常气愤，甚至谩骂护士。导致此事件发生的主要因素是
A. 角色责任模糊
B. 角色期望冲突
C. 角色心理差位
D. 角色权利争议
E. 经济压力过重

14. 患者，男性，72岁。来自偏远山区，因次日要行胃部切除术，护士告诉患者："您明天要手术，从现在开始，不要喝水，不要吃饭。"患者答应。第2天术前护士询问患者时，患者回答说："我按你说的没有喝水，也没有吃饭，就喝了两袋牛奶。"影响护患

沟通的因素为
A．经济收入
B．疾病程度
C．个人经历
D．理解差异
E．情绪状态

15．患者，男性，36岁。农民，尿毒症晚期，因无法承担高额的治疗费用欲放弃治疗，护士长发动全体护士为其捐款，此举动护士承担的主要角色是
A．决策者
B．协调者
C．照顾者
D．帮助者
E．管理者

16．患者，女性，62岁。因肠梗阻入院治疗，责任护士来到其床边询问病史，此时她们的关系处于护患关系的
A．准备期
B．初始期
C．工作期
D．结束期
E．延续期

17．护士甲因为孩子患病最近经常请假，护士长认为其影响了工作而不满。护士甲则认为护士长对她不体谅、缺乏人情味，两人关系比较紧张。影响她们关系的主要原因是
A．经济压力过重
B．期望值差异
C．角色压力过重
D．角色权利争议
E．角色责任模糊

18．患者，男性，75岁。患慢性阻塞性肺疾病30余年，现处于疾病稳定期。在为其制订肺功能康复计划时，应是
A．护士单独制订，强制患者执行
B．护士单独制订，指导患者执行

C．患者自行制订并执行
D．患者自行制订，由护士指导执行
E．护士与患者共同制订，护士指导患者执行

（19～21题共同题干）
患者，男性，68岁。因患膀胱癌住院，入院时，护士主动与其交流："您好，我是您的责任护士，有事请找我。"患者治疗多日病情不见好转，情绪低落，化疗不良反应重。护士悉心照顾、鼓励，患者深受感动。患者经治疗后即将出院，对护士的服务非常满意。

19．该责任护士与该患者的关系模式属于
A．共同参与型
B．主动-被动型
C．指导-合作型
D．自主-合作型
E．被动-主动型

20．影响患者与责任护士沟通的因素**不包括**
A．患者的感受
B．患者的情绪
C．患者的身体状况
D．患者的籍贯
E．护士的专业能力

21．患者出院时，责任护士最主要的工作是
A．向患者交代出院后的注意事项
B．评价护理措施
C．征求患者意见，寻找护理工作中问题
D．保持与患者的信任关系
E．评估患者，制订随访计划

答案与解析

1．C。护士在促进护士与患者家属关系中的作用。①尊重患者家属：护士对所有患者家属应给予尊重，热情接待，并给予必要的帮助和指导。②指导患者家属参与患者治疗、护理的过程：护士应主动、及时向家属介绍

患者的病情，鼓励患者家属共同参与患者的治疗、护理过程，耐心解答家属的问题。③给予患者家属心理支持：护士应体谅、理解、同情患者家属的处境，帮助家属正确认识疾病，提供心理支持，减轻家属的心理负担。

2．A。初始期（熟悉期）：护士与患者的初识阶段，也是护患之间开始建立信任关系的时期，护士在此期进行入院宣教及收集资料。此期的工作重点是建立信任关系，确认患者的需要。

3．D。建立良好的护际关系的策略：①创造民主和谐的人际氛围，管理沟通人性化、互帮互助、互补等；②创造团结协作的工作环境。A、B、C、E均正确，D错误。

4．D。促进医护关系的策略：相互尊重专业自主权；相互理解，真诚合作；主动介绍专业；坚持原则，适当解释。

5．C。C选项"互不相让"容易诱发冲突，激化医护矛盾，不利于人际关系的协调。

6．A。自行其是，做自己认为对的事，不考虑他人的意见。在人际关系尤其是护际关系中，只有相互理解支持配合、互相尊重才有利于保持良好护际关系，做事不考虑他人的意见不利于团队协作。

7．C。指导-合作型模式，特点是"护士告诉患者应该做什么和怎么做"，适用于一般患者，尤其是急性患者和外科手术恢复期患者。

8．B。护士身为患者的责任护士，主动向患者介绍自己，以便加强与患者的联系，在患者需要时能获得帮助，体现的是主动的介绍者角色。

9．B。角色行为消退是指患者不能或不愿承担疾病所造成的一系列影响及后果而产生的角色行为特征。主要表现为"我的病好了，我要出院了，我还有许多事情要做"。

10．C。主动-被动型模式，特点是"护士为患者做治疗"，适用于不能与护士进行沟通交流的患者，如神志不清、休克、痴呆及某些精神病患者。该患者已昏迷，属于主动-被动型。

11．E。根据题干可知2人是因为各自性格不合，同时不认可对方的工作方式，从而造成了关系紧张。

12．A。角色行为强化是指患者容易把疾病的后果看得过重，主要表现："我的病还没好"，过度依赖医护人员和家属照顾。根据题干信息。

13．B。患者家属因亲人的病情有一定的心理压力，从而对护士的期望较高，而护理工作的繁重、护理人员的紧缺及个别护士的操作技术或态度问题，容易造成和家属关系的冲突。

14．D。由于护患双方的年龄、职业、生活环境和受教育程度不同，在交往过程中容易产生理解差异。由题意可以看出是由于理解差异影响护患沟通。

15．D。A、B、C、D、E均是护士的角色。但是结合题意，该护士主要承担的是帮助者的角色。

16．B。护患关系的初期，护士的工作重点是与患者相互认识，建立信任关系。工作内容：向服务对象介绍治疗环境及设施、医疗场所各项规章制度、参与治疗的医护人员等，并初步收集服务对象生理、心理、社会文化及精神等各方面信息与资料。

17．B。影响护理管理者和护士之间关系的主要是期望值的差异。

18．E。护患关系的模式分为主动-被动型，指导-合作型和共同参与型。主动-被动型适用于不能与护士进行沟通交流的患者，如意识障碍、婴儿、危重患者、精神病患者等；指导-合作型适用于一般患者，如急性、骨折、分娩、外伤、术后患者；共同参与型，适用于慢性病患者，有文化者。该患者处于慢阻肺的稳定期，应由护士和患者共同制订康复计划，并由护士指导执行。

19．A。共同参与型是一种双向、平等、新型的护患关系模式。此模式以患者的整体健康为中心，尊重患者的自主权，给予充分的选择权，以恢复患者在长期患病过程中丧失的信心和自理能力，使其在功能受限的情况下有较高的生活质量。

20．D。影响护患沟通和人际关系的因素包括护士的仪表、表达水平、专业能力和相互间亲密程度，患者的情绪、感受、身体状况、接受能力、教育、个性品质等。

21．A。出院前健康教育是护士在患者出院前的必须做的最主要的工作。首先应向患者进行出院指导，交代出院后注意事项，如饮食调理、康复治疗、定期复查、卫生习惯等。

三、护理工作中的语言沟通

1．护患沟通时提问首先应遵循的原则是
A．中心性原则
B．开放性原则
C．鼓励性原则
D．安慰性原则
E．谨慎性原则

2．属于开放式提问的是
A．"您昨天呕吐了几次"
B．"您早餐后服过药了吗"
C．"现在您头还晕吗"
D．"您需要吃点什么吗"
E．"您昨晚睡了几个小时"

3．在倾听患者的话语时，**错误**的做法是
A．全神贯注
B．集中精神
C．不必保持目光的接触
D．用心听讲
E．双方保持合适的距离

4．属于开放式提问的是
A．"您今天感觉怎么样?"
B．"服药后，您还觉得头痛吗"
C．"昨天的检查结果是阴性，您知道了吗"
D．"您今天吃药了吗?"
E．"您是第1次住院吗?"

5．需要护士进一步澄清的患者陈述是
A．"我每天吸2包烟，已经10年了。"
B．"我每天喝一杯酒。"
C．"我每天只吃二两米饭。"
D．"我痰中有血丝已经10天了。"
E．"这次住院的费用比我的预算多出600元。"

6．下列护患沟通中，属开放式提问的是
A．"您今天早上吃过药了吗?"
B．"您为什么不愿意选择手术治疗呢?"
C．"您的学历是本科吧?"
D．"您现在有疼痛的感觉吗?"
E．"您每天运动时间有1小时吗?"

7．护士从患者的角度，通过倾听和提问，与患者交流，理解患者的感受。护士采用的交谈策略是
A．沉默
B．核对
C．阐述
D．移情
E．反应

8．在治疗性沟通的交谈阶段，护士提出问题时应注意的是
A．最好一次把所有的问题都提出
B．问题要符合患者的职业、年龄和文化程度
C．为准确表达，应多使用专业术语
D．为了简洁，尽可能使用医学名词的简称或英文缩写
E．只需使用闭合式提问

9．护患沟通的首要原则是
A．治疗性
B．保密性
C．规范性
D．艺术性
E．尊重性

10. 患者，女性，69岁。癌症晚期，晨起空腹采血检查。护士第一次静脉穿刺失败，患者问："是看我要死了就拿我练手了是吗？"此时护士恰当的做法是
A．向患者道歉并争取谅解
B．暂时离开患者，请其他护士前来处理
C．向患者解释穿刺失败是患者自身原因造成的
D．请患者给第二次机会，并保证这次穿刺一定成功
E．不做解释，先执行其他患者的治疗

11. 患者，女性，65岁。因输尿管结石行震波碎石术后康复出院。护士叮嘱道："您回家要多休息和按时服药，注意按规定时间来复查，您慢走。"这属于
A．介绍用语
B．解释用语
C．迎送用语
D．招呼用语
E．安慰用语

12. 患者，男性，70岁。2年前诊断为慢性胃炎，由于病情反复，病程迁延。自述常因疾病造成心情焦虑，"常为小事发脾气"，对此，**不恰当**的回答是
A．"您认为是胃炎引起了您的焦虑吗？"
B．"您不必为胃炎过于焦虑不安。"
C．"您是因为胃炎可能癌变才觉得焦虑的吗？"
D．"我们可以想办法避免那些让您生气的小事。"
E．"我们可以想一些办法来缓解身心的不适。"

13. 患者，女性，30岁。因心搏骤停正在抢救，家属在旁边哭声不断，此时护士对家属最佳的指导是
A．"请您别哭，不要吵着其他患者。"
B．"别怕，医师可以救活她。"

C．"请您先离开抢救现场，谢谢"
D．"我们现在进行的心肺复苏步骤是……"
E．"我们过去抢救过这样的患者，都很成功"

14. 护士对抑郁症患者进行健康宣教时，患者表示不耐烦。此时护士的最佳反应是
A．"你该认真听讲，不然你的病会更重的。"
B．"如果你不想听，我陪您坐一会儿吧。"
C．"你这样孤独对你没有好处，这是为你好。"
D．"不听可不行，护士长会来检查的。"
E．"不想听也行，我把宣传材料放在这里，您一会儿自己看吧。"

15. 患儿，男，10岁。以大叶性肺炎收入院。入院当晚，护士正在巡视病房。此时患儿对护士说："你们都是坏人，把我的爸爸妈妈赶走了，平时都是他们陪我入睡的。"护士正确的回答是
A．"根据医院的管理规定，在住院期间，你的父母都不能在这里陪你。"
B．"如果你要乖乖的睡觉，我就找人给你买好吃的。"
C．"你再闹的话，我就给你扎针了。"
D．"你想爸爸妈妈了吧？我陪你说说话吧。"
E．"爸爸妈妈一会儿就来，你先睡吧。"

16. 1例住院患者在输液时担心某新护士的操作水平，提出让护士长来为其输液，此时，该新护士应当首先
A．找护士长来输液
B．装作没听见患者的话，继续操作
C．表示理解患者的担心，告诉患者自己会尽力
D．让患者等着，先去为其他患者输液
E．找家属，让其劝说患者同意为其输液

17. 患儿，4岁。因肺炎入院治疗。入院时患儿拒绝治疗，并哭闹不止。护士的下列做法，**不恰当**的是
A．多对患儿进行正面教育
B．允许患儿把喜爱的玩具留在医院
C．多与患儿进行互动交流
D．允许患儿用哭喊等方式发泄
E．对患儿拒绝治疗的行为进行批评

18. 患者，女性，34岁。因呕吐、腹泻急诊入院进行静脉输液。护士**不宜**采用的用语是
A．"今天您呕吐腹泻多次，过会儿给您输液。"
B．"您快点儿去卫生间，回来就要输液了。"
C．"现在给您输液，请问您叫什么名字"
D．"等会扎针时，有什么不舒服您可以告诉我。"
E．"输液的滴速已经调节好了，请您不要自行调节。"

19. 患者，女性，38岁。1周前因"发热待查"收入院，护士在采集血标本时，患者说："我住院都1周了，病情怎么一直没有好转？"护士恰当的回答应该是
A．"别担心，你的病很容易治愈。"
B．"是吗？那你的病可能很严重吧。"
C．"我只负责采血，有事问医师吧。"
D．"你觉得主要是哪些方面没有变化？"
E．"你的主管医师可是我们的骨干，要相信他。"

20. 患者，女性，45岁。患子宫肌瘤住院治疗。护士在收集资料时提出若干问题。正确的提问方法是
A．"您出现过括约肌痉挛的现象吗？"
B．"您服药后感觉好多了吧？"
C．"您怎么还躺在床上？"
D．"您一天喝1000ml水还是1500ml？"
E．"您用过青霉素吗？"

21. 患儿，女，3岁。因急性淋巴细胞白血病入院。在与患儿沟通时，护士始终采用半蹲姿势与其交谈。此种做法主要是应用了沟通技巧的
A．倾听
B．触摸
C．沉默
D．目光沟通
E．语言沟通

22. 某患者因"腹痛6小时"被家属送来急诊。患者意识模糊、面色苍白、脉搏细弱。诊断为急性胰腺炎伴休克收入重症监护室。家属急切地向重症监护室护士询问"他怎么样了？""他能活过来吗？"护士最恰当的回答是
A．"我们现在正在忙着抢救别的患者，完事以后医师会跟您交代情况。"
B．"您必须签知情同意书，办完入院手续我们才能开始治疗。"
C．"医师正在积极治疗您的家人，请配合我们，谢谢。"
D．"我们处理过很多这样的患者，病情不算重，放心。"
E．"你们家属送来这么晚，我们没法保证结果。"

23. 患者："我每天都要喝一点酒。"护士："请问您每天具体喝多少？"护士使用的沟通技巧是
A．叙述
B．重复
C．澄清
D．反映
E．反馈

24. 患者，女性，50岁。工人，高中文化，有听力障碍。护士在病室与其沟通时，**不妥**的方式是
A．核实信息

B．倾听时身体位置与患者同高
C．用手势和表情加强信息传递
D．提高讲话声音与其交流
E．可适当使用文字交流

25．患者，男性，19岁。尿道损伤后出现排尿困难。护士遵医嘱为其置尿管。患者表情紧张问："会不会很疼呀？"下列回答较妥当的是
A．"放心，一点儿也不疼！"
B．"当然会疼，谁让你受伤了呢！"
C．"不太清楚。"
D．"为了治病，疼也得忍着！"
E．"会有一些疼痛，我会尽量帮你减轻痛苦。"

26．患者，女性，58岁。直肠癌晚期进行化疗，须定期检测血常规，护士再次采血时患者拒绝，并说："我太瘦了，血都快没了，不采了！"此时护士最适宜的回答是
A．"您怎么这么不听话啊？采血不是为你好吗？"
B．"那您找您的主治医师去吧！他若同意不化验就行。"
C．"不采就算了，反正您的血管也不好扎。"
D．"采血是为了检测您的病情，必须得采！"
E．"采血是为了更好地给您治疗，请您配合好吗？"

27．患者，男性，75岁。因脑出血进行手术已经有数小时。家属焦急地问病房护士："手术怎么还没有结束啊，我很担心！"此时最能安慰家属的回答是
A．"假如手术有问题，医师会通知您的。"
B．"这样的病情手术风险本来就很大，您就别催促了。"
C．"您的心情我很理解，我可以打电话了解情况后再告诉您。"
D．"这种手术的时间就是很长，您去手术室门口等着吧。"

E．"对不起，我不清楚手术的情况。"

28．患者，男性，59岁。糖尿病。入院时，护士说："您好！我是您的责任护士。"这属于
A．招呼用语
B．介绍用语
C．电话用语
D．安慰用语
E．迎送用语

29．患者，男性，得知自己患上淋巴瘤后情绪易怒，且有时会拒绝治疗。此时，护士与他沟通时应避免的行为是
A．为他提供发泄的机会
B．倾听了解他的感受
C．当拒绝治疗时对他进行批评
D．及时满足他的合理需求
E．对他的不合理行为表示理解

（30～31题共用题干）

患儿男，4岁。因不规则发热，出血，肝、脾、淋巴结大等入院治疗。

30．护士在护理患儿的过程中，体现护士照顾角色的行为是
A．对患儿和其陪护的母亲进行健康教育
B．与患儿的母亲共同制订护理计划
C．做好病区内物品的管理
D．帮助照顾患儿的饮食起居
E．做好入院介绍

31．在为患儿治疗时，最容易让患儿接受的言语技巧是
A．问候式语言
B．夸赞式语言
C．言他式语言
D．关心式语言
E．安慰性谎言

（32～33题共用题干）

患者，男性，65岁，农民，小学文化。

胃癌术后第1天，护士就减轻术后疼痛的方法与其进行交谈时，恰逢患者的亲属来探望。此时患者感到伤口阵阵疼痛，略显烦躁，导致难以继续。

32. 影响此次护患沟通的隐秘因素是
A．患者性别
B．患者情绪烦躁
C．患者伤口疼痛
D．患者亲属在场
E．患者文化程度

33. 导致此次交谈困难的最主要的生理因素是患者
A．高龄、身体衰弱
B．伤口疼痛
C．情绪烦躁
D．饥饿
E．无法起床活动

答案与解析

1. A。护患沟通时提问首先应遵循的原则是中心性原则，不管怎么沟通，都不能离开沟通的主要问题。

2. D。开放式提问：患者可以围绕所提问题展开，谈话内容广泛，护士可收集的内容多。D项属于开放式提问，其余选项均是封闭式提问。

3. C。在倾听时应保持目光接触，耐心倾听，姿势投入，保持适当的沟通距离。

4. A。开放式提问是指所问问题的回答没有范围限制，只有A是，其他都不是。

5. B。澄清是指将对方一些模棱两可、含糊不清或不完整的陈述讲清楚，以获得更具体、更明确的信息。只有B需要了解更具体的信息。

6. B。开放式提问是指所问问题的回答没有范围限制。

7. D。移情是通过换位思考与倾听，表达对患者的理解。

8. B。提问时应注意提的问题要适当，不应一次提出所有的问题，A错误；问题要符合患者的职业、年龄和文化程度，B正确；应多使用简洁易懂的语言，C、D错误；闭合式提问不利于了解患者的更多的想法，E错误。

9. E。护患沟通的原则，有尊重性、目标性、规范性、治疗性、情感性、艺术性，其中尊重性是首要原则。在与患者的沟通过程中，护士应将对患者的尊重、恭敬、友好置于第一位，切记不可伤害患者的尊严，更不能侮辱患者的人格。

10. A。护士穿刺失败，患者因此生气。此种情况下，为缓和护患矛盾，护士应解释道歉并请求得到谅解，如患者同意方可进行第二次穿刺。

11. C。患者出入院时，护士的话语属于迎送用语。

12. C。患者目前心情焦虑是由于慢性胃炎病情反复，病程迁延造成的，C选项中的"癌变"可能会加重患者的焦虑。

13. C。抢救时，应取得患者家属的理解和配合，请患者家属离开抢救现场。

14. B。患者情绪激动时、患者思考和回忆时或者对患者的意见有异议时，应使用沉默技巧。

15. D。患儿想念父母，护士应陪患儿说话，疏导患儿心理。

16. C。护患沟通过程中，当患者表示不相信护士操作水平时，护士应该表示理解并告诉患者自己会尽力。

17. E。采用排除法，E最不恰当。

18. B。采用排除法，B不符合护士用语。

19. D。A、B、C、E回答均不利于沟通的进行，只有D最合适。

20. E。护士在想要获取所需要的信息时可采用闭合时提问，以将问题限制在特定范围内，E正确。B、D应采用开放式提问。A、C不符合护患沟通语言的规范性。

21．D。护士注视患者时，最好是平视，以显示护士对患者的尊重和与护患之间的平等关系。在与患儿交谈时，可采取半蹲位或坐位。

22．C。A、B、D、E 说法肯定是不对的，只有 C 最恰当。

23．C。澄清是指将对方一些模棱两可、含糊不清或不完整的陈述讲清楚，以获得更具体、更明确的信息。

24．D。护士在与患者沟通过程中要考虑患者的生理、心理因素，根据其生理、心理状况选择适宜的沟通方式。A、B、C、E 均有利于沟通。

25．E。护患语言沟通应做到规范性、科学性。

26．E。护士同患者沟通时候应该有礼貌，不能言辞过激，因此 E 的说法是最适宜的回答。其他选项的说法带有责备和强制意味，不利于保持良好的护患关系。

27．C。患者在进行手术，家属对于手术室和手术的过程都是未知的，看到患者长时间没有出来难免会担心，因此护士在与患者家属沟通的时候应该对家属表示理解并且给予帮助。

28．B。护士的日常用语可分为招呼用语，介绍用语，安慰用语，迎送用语，电话用语。护士工作用语的基本要求为规范性，情感性，保密性。本题中该责任护士在入院时向患者做自我介绍，属于介绍用语。

29．C。患者处于愤怒期，应认真倾听患者的倾诉，允许患者以发怒、抱怨、不合作行为来宣泄其内心的不满、恐惧，同时预防意外事故。

30．D。既然是照顾者，那当然是帮助照顾患儿的饮食起居了。

31．B。患儿最容易接受的是夸赞式语言。

32．D。患者伤口疼痛是影响护患沟通的主要和直接因素，而隐秘因素为患者家属探望，由于家属探望使得患者更加对护士的宣教丧失耐心，更显烦躁。

33．B。情绪烦躁为情绪因素，其他选项为生理因素。由题干可知患者因为伤口疼痛导致交谈无法继续进行，因此疼痛是目前患者最主要的生理因素。

四、护理工作中的非语言沟通

1．护士的面部表情应根据不同的环境和需要而不同，下面讲述**不妥**的是

A．在面对患者时，表现真诚和友好

B．面对生命垂危的患者，表情凝重

C．在任何情况下都不能表现出不满或气愤

D．而对疼痛的患者应微笑

E．对疾病缠身的患者表现出关注和抚慰

2．使用呼吸机的患者常常用手势和表情与护士传递交流信息，此时的非语言行为对语言具有

A．补充作用

B．替代作用

C．驳斥作用

D．调整作用

E．修饰作用

3．患者，女性，58 岁。因支气管哮喘发作入院治疗。护士向患者说明服药注意事项时，应采用的距离是

A．0～40cm

B．50～120cm

C．130～250cm

D．260～390cm

E．400cm 以上

4．患儿，2 岁。因急性上呼吸道感染收入院，护士选择头皮静脉穿刺为患儿输液，此时护士与患儿的人际距离是

A．亲密距离

B．个人距离

C．社会距离

D．公众距离

E．心理距离

5. 患者，男性，28岁。主诉腹痛、腹泻2天，以急性胃肠炎收入院，护士遵医嘱为其进行静脉输液，操作过程中护士运用的主要非语言沟通形式是
A．触摸
B．眼神
C．仪表
D．手势
E．表情

答案与解析

1．D。面对疼痛的患者保持微笑，容易让患者误解，护士微笑应适度、适宜。
2．B。非语言沟通可以代替语言沟通传递信息。
3．B。个人距离为0.45~1.2m，护士常在这种距离范围内对患者进行健康教育、心理咨询等。
4．A。亲密距离：0~45cm，是一种允许存在身体接触的距离，护士在进行临床操作时需和患者保持亲密距离。
5．A。输液过程中护士与患者进行沟通的主要形式是触摸。

五、护理工作中礼仪要求

1．关于护士在工作中坐姿的叙述，**错误**的是
A．坐在椅子的前部1/2~1/3处
B．上半身挺直，抬头
C．两膝并拢，两足并拢
D．双手交叉相握于腹前
E．目视前方，下颌微收

2．患者，男性，79岁。因患ARDS入住ICU。病情缓解后，患者对护士说："我见不到孩子、老伴，心里不舒服。"这表明该患者存在
A．生理需要
B．安全需要
C．爱与归属的需要
D．尊敬与被尊敬的需要
E．自我实现的需要

3．值班护士在听到呼叫器传来呼救："×床的患者突然昏迷了"。此时护士去病室的行姿应为
A．慢步走
B．快步走
C．跑步
D．小跑步
E．快速跑步

答案与解析

1．D。站姿时双手交叉相握于腹前，坐姿时双手掌心向下，叠放于大腿之上即可。
2．C。根据题干信息，该患者缺乏情感上的需要，即爱与归属的需要。
3．B。护士的走姿应步幅适中、匀速前进，不应跑，在抢救患者时应快步走。